OCULAR ANATOMY

새용어

눈의 해부학

김진숙 · 신진아 · 이옥진

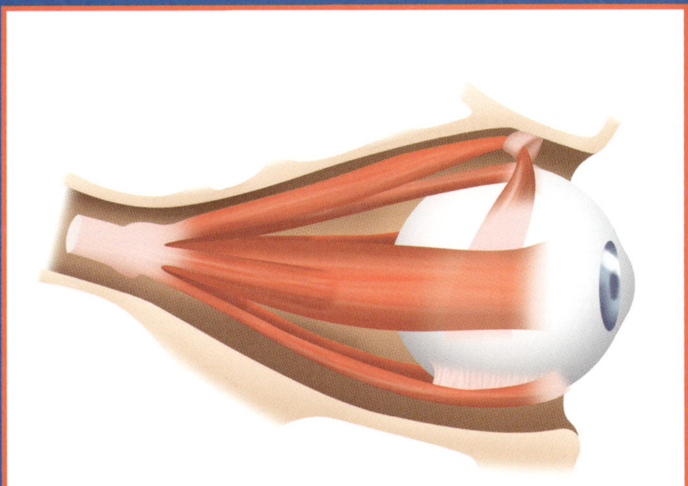

청구문화사

머리말

우리나라에 안경광학과가 처음 개설(1984년)된 지 어느덧 30년에 이르면서 2011년 현재 49개 대학에 안경광학과가 개설되어 예비안경사를 양성하고 있습니다. 그간 양적으로도, 질적으로도 큰 발전을 이루었고 사회적으로 안경사에 대한 인식의 변화도 있었습니다.

2011년도 '전국 성인 안경사용률 조사'(대한안경사협회, 한국갤럽 공동조사)에 따르면 성인 안경사용률은 53.8%로 성인 2명 중 1명은 안경을 사용하고 있는 것으로 조사되었습니다. 최초의 조사가 이루어졌던 1987년(24.1%)과 비교한다면 안경사용률은 해마다 꾸준히 증가한다고 할 수 있으며 앞으로도 증가추세가 지속될 것으로 보입니다. 이러한 사회적 분위기는 보다 전문적이고 실력있는 안경사를 요구하게 되었고 결국 대학의 교육은 국민의 눈 건강을 책임질 수 있는 전문인 양성에 더욱 더 주력하여야 할 때입니다.

그간 안경사 양성에 관련된 수많은 서적들이 출간되었고 학문적 발전도 이루었으나 전문적인 안경사 양성을 위해 '안경사국가시험'의 문항 증가 등의 변화 요인들이 있었기에 계속적으로 새로운 신간들이 만들어 지고 있습니다. 특히, 안경사양성의 기초가 되는 눈의 해부학, 눈의 생리학, 눈의 질환에 관한 부분들은 신용어로의 변화가 가장 컸기 때문에 새로운 교재의 필요성이 절실했습니다.

이에 저자들은 학생들을 지도한 다년간의 경험을 바탕으로 본 서적인 <눈의 해부학>을 만들게 되었습니다. 본 서적은 다음과 같은 점에 중요성을 두고 타 서적과 차별화하여 제작되었습니다.

첫째, 안경광학과 학생들이 변화된 '안경사 국가시험'에 대비할 수 있도록 교재의 모든 장(Chapter)마다 안경광학과 공통의 학습목표에 맞추어 학습목표를 제시하였습니다. 아울러 교재의 내용은 학습목표가 성취, 완성될 수 있도록 관련 내용을 빠짐없이 충실히 다루었습니다.

둘째, 변화된 신용어를 적극 적용하여 국가시험에 대비할 수 있도록 하였으며, 학생들의 편의를 위하여 교재의 모든 장(Chapter) 마다 '신용어 미리보기'를 제시하여 신용어와 구용어를 쉽게 찾아 볼 수 있도록 하였습니다.

셋째, 교재의 모든 장(Chapter) 끝부분에는 '이것만은 꼭 알아둡시다'를 두어 학습내용을 정리할 수 있도록 하였습니다.

넷째, 학생들의 학습 효과를 높이기 위해 그림을 적극 활용하였으며, 일부의 세밀한 설명은 아랫부분에 각주를 두어 추가로 설명하였습니다.

눈의 구조에 관한 해부학의 내용이 방대하고 복잡하여 조금 더 쉽게 제작하고자 하였으나 안경사의 전문성도 염두에 두고 제작하다보니 미비한 부분이 있을 것으로 생각됩니다. 이러한 점들은 앞으로 여러분의 지적과 조언을 받아 지속적으로 수정, 보완할 것을 약속드리겠습니다.

끝으로 출판을 맡아 애써주신 청구문화사 이상태 사장님과 편집과 교정에 성의를 다해주신 이헌숙 팀장님을 비롯한 임직원 여러분들께 깊은 감사를 드리며, 안경광학과 학생들에게 도움이 되었으면 하는 진정한 바램을 기원해봅니다.

2011년 8월

저자일동

목 차

눈의 해부학 기초편

눈의 해부학편

눈의 해부학 기초편

제1장 인체생물학의 기초

제2장 인체해부학의 기초

학습목표

- 동물세포의 구조와 기능을 설명할 수 있다.
- 인체의 기본 4조직을 설명할 수 있다.
- 신경계를 이해한다.

신용어미리보기

가돌림신경 : 외전신경
가로무늬근 : 횡문근
가지돌기 : 수상돌기
과립세포질세망 : 조면소포체
널힘줄 : 건막
뇌줄기 : 뇌간
눈꺼풀올림근 : 상안검거근
눈꺼풀틈새 : 안검열
눈돌림신경 : 동안신경
다리뇌 : 교, 교뇌
대뇌 겉질 : 대뇌 피질
대뇌가로틈새 : 대뇌횡열
대뇌세로틈새 : 대뇌종열
더부신경 : 부신경
도르래신경 : 활차신경
머리뼈공간 : 두개강
무과립세포질세망 : 활면소포체
민무늬근 : 평활근
뼈대근 : 골격근
사립체 : 미토콘드리아
사이뇌 : 간뇌
세포질세망 : 소포체
숨뇌 : 연수
신경원 : 뉴런
안뜰달팽이신경 : 내이신경
얼굴신경 : 안면신경
용해소체 : 리소좀
유리질 : 히알린
중간뇌 : 중뇌
핵소체 : 인
혀인두신경 : 설인신경
혀밑신경 : 설하신경
힘줄 : 건

제1장 인체생물학의 기초

사람의 눈(eye)은 지구에 도달한 빛이라는 형태의 환경자극을 받아들여 이를 분석하고 영상으로 해석하는 감각기관(sensory organ)으로서, 빛을 수용하고 수용한 빛 자극을 신경자극으로 변환시켜 대뇌로 전달하기에 적합한 구조를 가지고 있다. 이러한 눈의 구조는 먼저 인체를 구성하는 세포(cell), 조직(tissue), 기관(organ), 기관계(organ system) 등의 생물학적 지식을 갖추고 난 후에 자세히 알아보는 것이 눈의 구조와 기능을 이해하는데 도움이 된다. 그러므로 시기해부학의 기초편에서는 눈의 구조와 기능의 이해를 위한 인체생물학, 인체해부학의 기초 지식을 다루어 이후 빛에 대한 감각기관인 눈의 구조를 살펴보는데 도움을 주기로 한다.

1. 세포(Cell)

생물체의 구조적, 기능적 및 유전적 기본 단위를 세포라 한다. 생물의 종류에 따라 세포의 수는 다양하며 한 종류의 생물에 있어서도 위치와 기능에 따라 세포의 크기와 모양은 다양하다. 동물세포를 기준으로 세포의 구조와 기능을 살펴보자(그림 1-1).

1) 세포의 구조

세포는 세포막(cell membrane)과 세포질(cytoplasm) 그리고 핵(nucleus)의 3부분으로 구분할 수 있다(그림 1-2).

(1) 세포막(Cell membrane)

세포를 둘러싸고 있어 세포를 보호하고 외부와 경계를 이루는 막을 세포막이라 하며 단위막(unit membrane), 반투성막(semipermeable membrane)이라고도 한다. 세포막은 대략

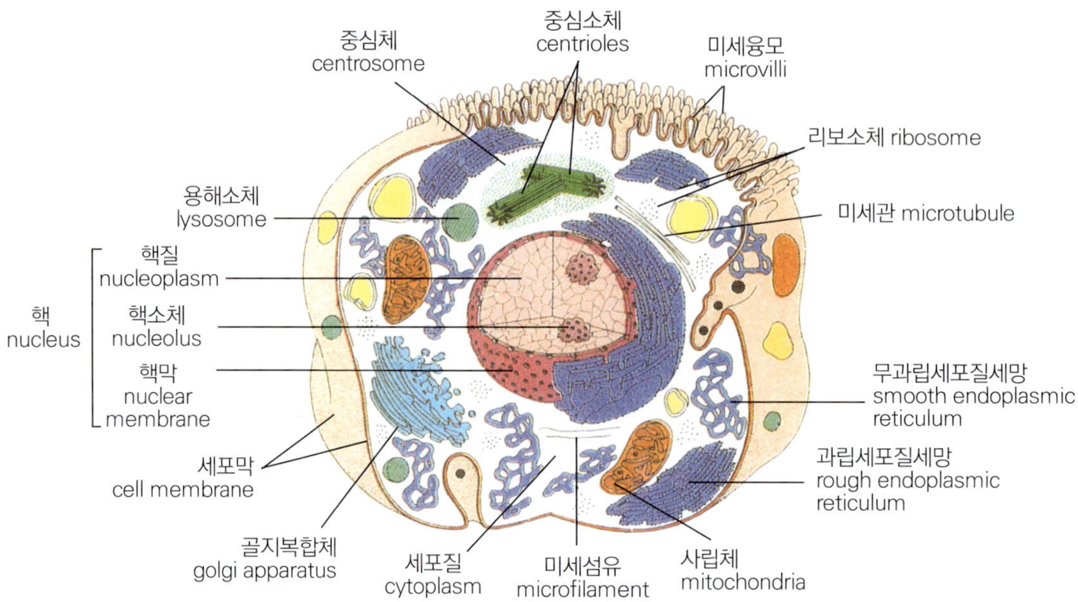

그림 1-1. 동물세포의 일반적 구조

- 세 포
  - 세포막
  - 세포질
    - 원형질
    - 세포소기관
      - 사립체
      - 리보소체
      - 세포질세망
      - 용해소체
      - 골지복합체
      - 중심체
  - 핵
    - 핵소체
    - 염색체

그림 1-2. 세포의 구분

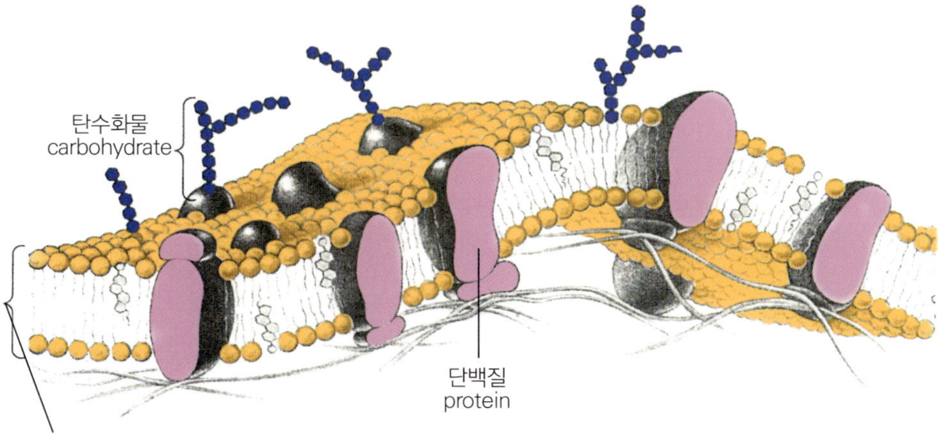

그림 1-3. 세포막의 구조

75~100Å 정도의 두께이며 2층의 인지질(phospholipid) 사이에 단백질(protein)이 완전 매몰되거나 부분적으로 박혀 있는 구조로서 세포막의 표면에는 탄수화물(carbohydrate)이 붙어 있다. 세포막의 단백질은 여러 가지 물질이 선택적으로 이동하는 통로가 된다(그림 1-3). 세포막에는 크기 7Å 정도의 수많은 막구멍(mem-branous pore)이 있으며, 전기적으로 하전되어 있어서 이온상태의 물질에 대한 투과성을 조절하게 된다.

세포막은 표면장력이 매우 낮으며 약간의 탄력성이 있어서 세포의 형태를 유지해 준다. 세포의 기능이 원활하게 수행되기 위해서는 혈액을 통해 운반된 물질들이 세포 내로 이동되어 세포소기관들의 물질대사가 정상적으로 수행되어야 하는데, 특히 세포막을 통한 물질수송이 세포의 기능에 매우 중요하다.

<세포막을 통한 물질수송>

세포막을 통한 물질의 수송에는 크게 세 가지 방법이 있다.

① **수동적 수송(passive transport)** : 세포막 안과 밖에서 에너지 공급 없이 농도나 압력의 경사에 의한 단순한 분자들의 이동으로 나타나며 확산, 삼투, 여과가 속한다.

- **확산**(diffusion) : 분자의 농도가 높은 곳에서 낮은 곳으로 이동하여 평형을 이루는 현상으로 인체에서 확산에 의한 물질이동의 대표적인 예는 O_2와 CO_2의 교환이 이루어지는 허파꽈리(alveoli)에서 볼 수 있다.
- **삼투**(osmosis) : 반투과성의 세포막을 사이에 두고 농도가 서로 다른 두 용액 사이에서 투과를 이루어 농도가 같아지려는 현상을 삼투라 한다. 원리는 확산과 같으나 확산이

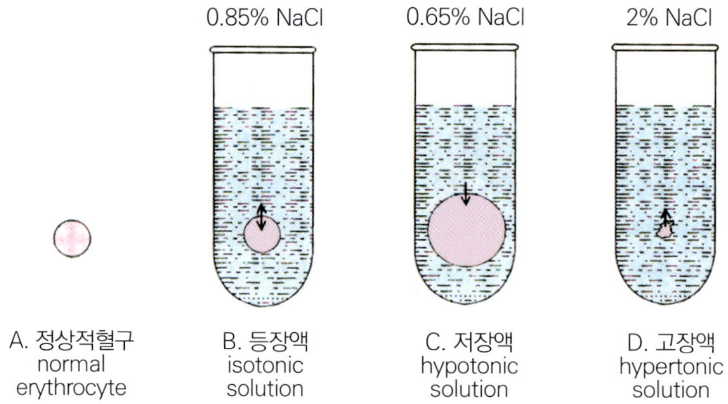

그림 1-4. 적혈구의 삼투현상

용질의 농도 차이에 의한 용질의 이동이라면, 삼투는 용매의 농도 차이에 의한 용매의 이동이다. 예로써 적혈구의 삼투현상을 들 수 있다(그림 1-4).

· 여과(filtration) : 막 안과 밖의 압력 차이에 의해 압력이 높은 곳에서 낮은 곳으로 물질이 이동하게 되는 현상을 여과라 한다. 대표적인 예는 신장의 사구체에서 볼 수 있다.

② 능동적 수송(active transport) : 운반체가 에너지를 소모하면서 농도 차이에 역행하여 분자나 이온을 운반하는 수송방법이다. 대표적인 예는 Na^+-K^+ 펌프가 있다.

· Na^+-K^+ 펌프(Na^+-K^+ pump) : 세포막을 경계로 세포안의 Na^+은 세포밖의 Na^+ 보다 14배나 낮고, K^+은 세포안보다 세포밖이 35배나 낮기 때문에 Na^+은 세포안으로 유입되고 K^+은 세포밖으로 이동할 것 같지만 세포안과 밖의 분포상태는 일정한 값을 유지한다. 이것은 확산으로 이동한 만큼 Na^+-K^+펌프에서 ATP(adenosine triphosphate)를 ADP(adenosine diphosphate)와 pi로 분해할 때 유리되는 에너지를 사용하여 농도 차이에 역행하면서 Na^+과 K^+을 낮은 농도에서 높은 농도로 끊임없이 나르기 때문이다[1]. Ca^{2+}과 수소, 당분, 아미노산도 같은 방법으로 운반되며 일반적으로 능동적 수송은 확산에 비해 속도가 빠른데 이는 막 안에 존재하는 운반체에 의해 운반되기 때문이다.

③ 생리적 수송(physiological transport) : 식세포작용, 음세포작용, 토세포작용이 속한다.

· 식세포작용(phagocytosis) : 백혈구(leukocyte)가 박테리아를 탐식하는 과정에서 발견되었다. 주로 고체물질 분자의 이동과정에서 볼 수 있다.

1) Na^+-K^+펌프는 농도구배에 역행하여 Na^+이온은 막 밖의 농도가 높아도 밖으로, K^+이온은 막 안의 농도가 높아도 안으로 이동시키는데 3개의 Na^+이온이 나갈 때 2개의 K^+이온이 들어오며 이때 에너지를 사용한다.

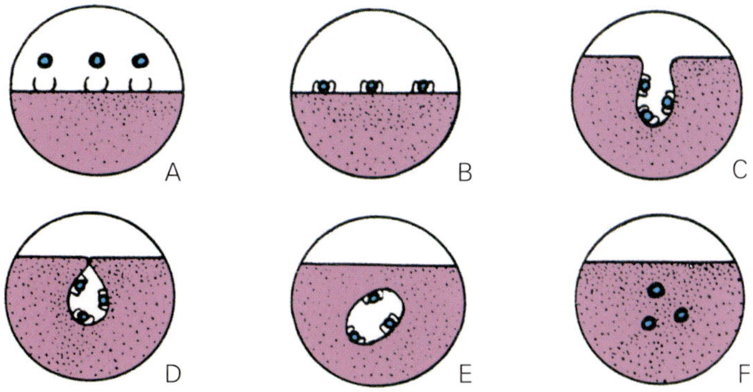

그림 1-5. 음세포작용(pinocytosis)의 순서

- 음세포작용(pinocytosis) : 주로 액체에 대한 이동방법으로 세포막의 함입에 의해 세포 안으로 거대분자를 끌어들이는 작용을 말한다(그림 1-5).
- 토세포작용(emeiocytosis) : 음세포작용과 반대로 세포 밖으로 물질을 내보내는 것을 토세포작용이라 하는데 여러 가지 분비세포에서 분비된 소화효소나 호르몬의 분비과정이 대표적인 예이다.

(2) 세포질(Cytoplasm)

세포질은 세포안의 핵과 세포막 사이의 기질로서 생명현상의 기본이 된다. 세포질은 물, 전해질(electrolyte), 단백질, 지질 그리고 탄수화물 등 여러 가지 물질로 구성되었는데, 물은 70%~85%를 차지하며 주로 세포질 안의 수분평형을 조절하고, 전해질은 세포의 대사작용을 촉진하는 기능을 맡고 있다. 세포 안의 대표적인 전해질로는 K^+, Mg^{2+}, Na^+, Cl^- 등이 있다. 단백질은 세포질의 기본물질과 기능적 단백질인 효소로 존재하는데 리보소체(ribosome)에서 생합성 된다. 지질(lipid)은 세포막 및 세포소기관의 막 등에 존재하며 동물의 조직에서 흔히 볼 수 있는 중성지방과 세포막에 주로 존재하는 인지질 그리고 콜레스테롤 등이 있다. 이들은 단백질과 결합하여 세포의 막구멍을 형성하며, 용해물질들 사이에서 경계를 만들어 물질의 투과성을 조절하기도 하고, 때로는 에너지원으로 쓰이기도 한다. 탄수화물은 에너지원으로 매우 중요하다. 탄수화물의 일부는 사립체안으로 들어가 산화를 통해 에너지를 방출하고, 이 에너지는 새로운 화합물의 생합성, 근육수축, 흥분전달물질의 합성 등에 주로 소모된다.

세포질에는 또한 각종 물질대사를 담당하는 공장에 해당되는 세포소기관(cell organelle)들이 존재하는데, 세포소기관의 구조와 기능은 다음과 같다(그림 Ⅰ-1-1).

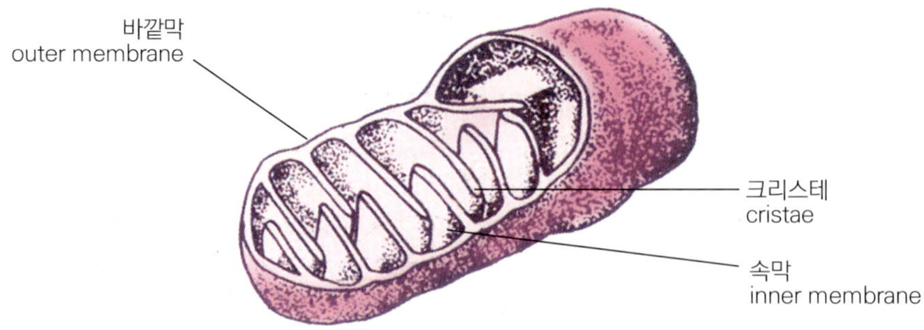

그림 1-6. 사립체의 구조

① 사립체(mitochondria)

사립체는 세포안의 호흡생리를 담당하며, 이화작용에 의해 에너지 생산을 담당한다. 전자현미경으로 보면 2중의 주머니모양이며 안쪽에는 액체기질을 가지고 있다. 이들은 속막과 바깥막을 가지며 사립체의 속막은 군데군데 내면으로 돌출하였는데 이를 크리스테(cristae) 구조라고 한다(그림 1-6). 사립체의 주요기능은 섭취된 영양물질을 산화시켜 에너지를 생산하는 것으로서 소화기와 호흡기를 통해 흡수된 영양물질(포도당, glucose)과 산소는 사립체의 산화효소에 부착하여 CO_2와 물을 형성하는데, 이 과정에서 유리된 에너지로 ATP라 부르는 생체에너지물질을 합성한다. 사립체에서 형성된 ATP[2]는 생체에너지로서 모든 생명활동에 쓰인다.

② 리보소체(ribosome)

과립세포질세망에 부착되어 있는 작은 구형의 RNA(ribonucleic acid)성 물질로서 핵 가까이에 존재하며 유전자(gene)의 정보에 따라 단백질의 생합성을 담당한다.

③ 세포질세망(endoplasmic reticulum)

세포질세망은 세포질 안에 가느다란 관과 주머니가 연결되어 그물모양으로 존재하며 주로 물질이동의 역할을 한다. 핵막 주변의 과립세포질세망(rough endoplasmic reticulum)은 리보소체를 부착하고 있으며 생합성된 단백질을 운반한다. 무과립세포질세망(smooth endoplasmic reticulum)은 리보소체가 부착되어 있지 않으며 주머니 안에는 많은 분비과립을 가지고 있어서, 지질과 스테로이드를 합성하거나 저장하는 역할을 한다.

---

2) ATP(adenosine triphosphate, 아데노신3인산)는 생명체의 주된 에너지원으로 인산기를 떨어뜨려 ADP(아데노신2인산)를 만드는 과정에서 7.3kcal/mol의 에너지를 방출한다. 이때 방출된 에너지를 인체의 각종 대사에 사용한다. 포도당 1분자는 산소가 충분하다면 보통 ATP 38분자를 만들 수 있다.

④ 용해소체(lysosome)

가수분해효소(hydrolytic enzyme)를 가지고 있어 주로 노폐물 등의 분해와 제거에 관여하여 세포내 방어 및 청소역할을 담당하는데, 백혈구와 대식세포(macrophage)에 발달되어 있다.

⑤ 골지복합체(Golgi apparatus)

세포의 형태에 따라 편평한 관, 주머니모양의 관, 주머니 모양 등 그 구조가 매우 다양하다. 핵 주변의 세포질세망과 연결되어 단백질, 탄수화물 등의 분비물질을 저장, 농축하였다가 세포 내로 분비한다.

⑥ 중심체(centrosome)

2개의 중심소체(centriole)로 구성되어 작은 원통형을 이루며 세포분열(cell division)에 관여한다. 유사분열(mitosis) 초기에 중심소체가 나타나 염색체(chromosome)를 양극으로 끌어오는 방추사(spindle fiber)를 만든다.

(3) 핵(Nucleus)

세포의 핵은 적혈구(erythrocyte)와 혈소판(thrombocyte)을 제외한 모든 세포에 존재한다. 생명활동의 중심이면서 세포의 조절중추로서 유전자라고 부르는 DNA (deoxyribonucleic acid)를 함유하고 있다. 핵은 핵구멍을 갖는 핵막으로 싸여 있으며 핵질(nucleoplasm)과 핵소체(nucleolus) 및 염색체(chromosome)로 구성된다.

① 핵소체(nucleolus)

핵 안에서 엷게 염색되는 둥근 모양의 핵소체는 다른 소기관들과는 달리 막이 없으며 주로 RNA로 구성되어 있고 이 RNA는 세포질로 나가 단백질합성에 관여한다.

② 염색체(chromosome)

핵질에는 염기성 색소에 진하게 염색되는 그물 모양의 구조가 있는데, 이를 염색체라 하며 전자현미경으로 보면 실 모양의 염색사가 털실뭉치처럼 엉켜있는 과립의 응결상태로 보인다. 염색체는 주로 히스톤 단백질과 DNA로 구성되며, 유사분열시에 뚜렷하다. DNA는 생물의 생명활동을 유지하는데 필요한 단백질 합성에 대한 정보를 저장하고 있다. 사람 세포의 핵에는 23쌍(46개)의 염색체가 있다.

2. 조직(Tissue)

세포는 단세포동물의 경우 단독으로 유리된 생활을 하기도 하지만, 대다수인 다세포 동물의 경우에는 많은 세포가 일정한 규칙을 가지고 배열되어 고유의 기능을 나타내게 된다. 세포들의 모임이 세포간질과 더불어 집합체를 형성하여 고유 기능을 갖게 될 때 이를 조직이라고 한다. 조직은 기능에 따라 상피조직(epithelial tissue), 결합조직(connective tissue), 근육조직(muscular tissue) 그리고 신경조직(nervous tissue)의 4가지로 분류하는데 이를 인체의 기본 4조직이라 한다.

인체의 기본 4조직

· 상피조직 : 보호, 분비, 흡수, 감각
· 결합조직 : 연결, 지지, 방어, 수송
· 근육조직 : 운동, 열의 발생
· 신경조직 : 감각, 전도, 조절, 운동

1) 상피조직(Epithelial tissue)

상피조직은 전신에 널리 분포하고 있으며 단층 또는 여러 층의 형태를 갖는 조직으로 기능에 따라 보호상피(covering epithelium), 샘상피(glandular epithelium, 선상피), 또는 감각상피(sensory epithelium) 등으로 구별된다. 상피조직을 구성하는 세포의 모양에 따라 편평(squamous), 입방(cuboidal), 원주(columnar) 또는 모양이 변하는 이행(transitional) 상피조직으로 불리기도 한다. 상피조직은 방어, 분비, 흡수, 감각, 생식세포생산 등 다양한 기능을 가지며 오래된 상피세포는 탈락되고 세포분열에 의해 새로운 세포로 교체된다.

주요 상피조직은 다음과 같다.

(1) 보호상피(Covering epithelium)

보호상피는 몸표면(body surface)과 소화기관 등의 내벽을 덮는 조직으로서 단층상피와 중층상피로 구분되며, 세포의 모양에 따라 편평, 입방, 원주, 이행상피로 구분된다(그림 1-7).

· 편평상피 : 가슴막, 심장막, 배막, 각막상피(중층), 각막내피(단층), 식도, 성대, 피부 등
· 입방상피 : 외분비선, 선의 도관, 땀샘의 도관 등
· 원주상피 : 결막상피, 위의 점막상피, 코안 점막상피, 기관지 상피 등
· 이행상피[3] : 콩팥깔대기(신우), 요관, 방광

3) 장력(tension)이 증가함에 따라 변화하는 특수한 상피. 방광이나 요도의 내피는 뇨가 가득 채워져서 방광이 늘어났을 때는 중층편평상피 같이 되고 쭈그러졌을 때는 중층원주상피 같은 형태로 된다.

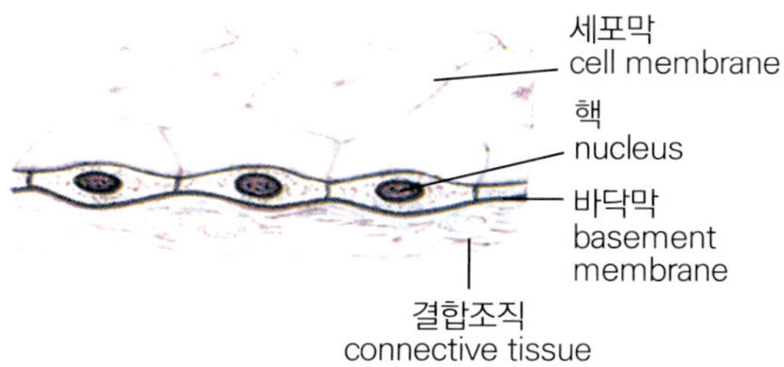

[A] 단층편평상피

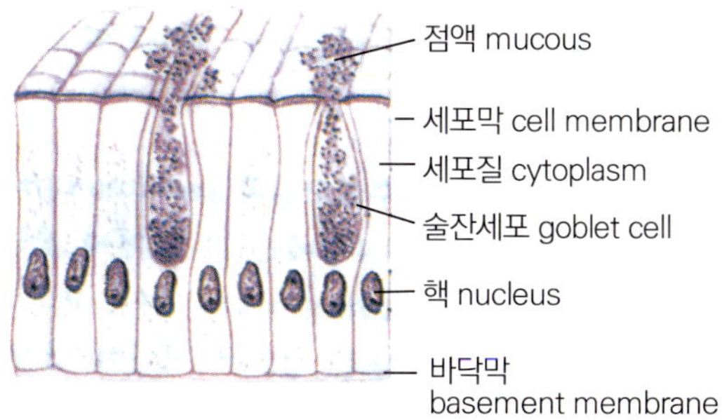

[B] 단층원주상피

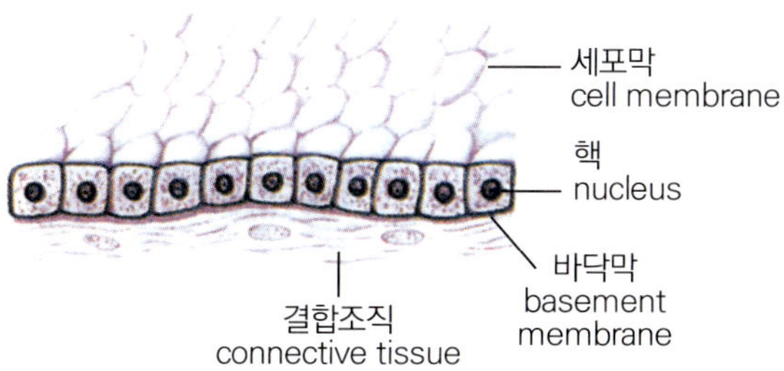

[C] 단층입방상피

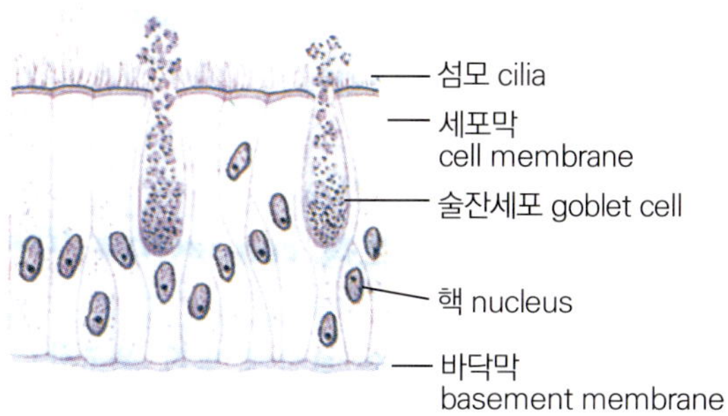

[D] 위중층원주 섬모상피

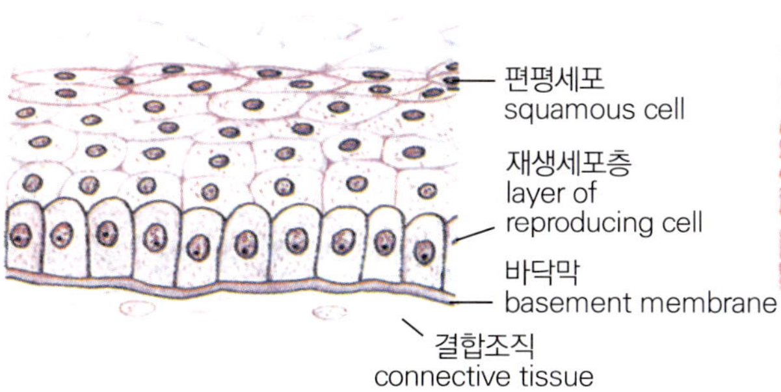

[E] 중층편평상피

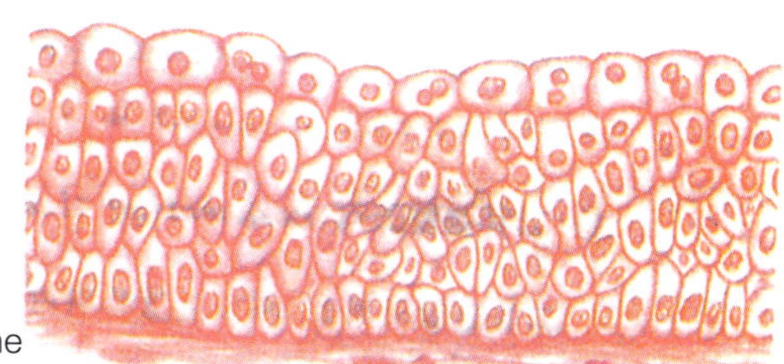

[F] 이행상피

그림 1-7. 상피조직의 종류

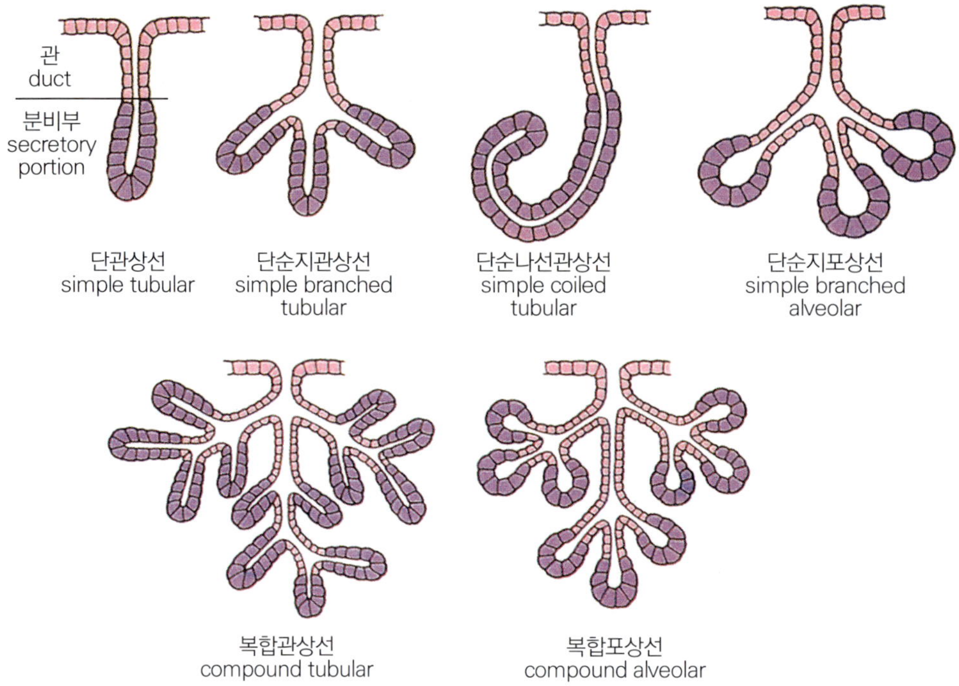

그림 1-8. 외분비선의 종류

(2) 샘상피(Glandular epithelium, 선상피)

분비기능을 갖는 세포의 집단으로 분비관이 없는 내분비선(endocrine gland)과 분비관을 따라 분비하는 외분비선(exocrine gland)으로 구성된다. 외분비선은 선세포의 수에 따라 단세포선(unicellular gland, 예: 술잔세포)과 다세포선(multicellular gland, 예: 침샘)으로 구분된다(그림 1-8). 또한 분비물의 성분에 따라 점액선, 장액선, 혼합선[4]으로 분류하기도 한다. 그 외에 분비관의 형태에 따라 관상선, 포상선 등으로 분류하기도 한다.

(3) 감각상피(Sensory epithelium)

특수하게 분화된 상피로서, 외부의 자극을 받아들여 신경조직에 전달하는 역할을 수행한다. 주로 눈의 망막(retina), 내이의 코르티 기관(Corti's organ), 혀의 미뢰(taste bud) 등에 존재하며, 수용체에 의해 자극을 수용한다.

4) 점성이 높은 분비물을 분비하는 분비샘을 점액선(배상세포, 식도의 분비선)이라고 하며 물과 같이 맑은 분비물을 분비하는 분비샘을 장액선이라 한다. 장액선에는 귀밑샘, 눈물샘, 땀샘 등이 있다. 두 가지 분비물을 모두 분비하는 분비샘은 혼합선인데 턱밑샘, 혀밑샘 등이 속한다.

2) 결합조직(Connective tissue)

조직이나 기관들 사이를 상호 연결하거나 결합시켜 몸을 지탱하도록 하는 조직으로 인체에서 가장 많은 양을 차지하는 조직이다. 일명 지지조직(supporting tissue)이라고도 하며 지지, 보호, 결합의 기능과 함께 몸의 각 부위를 구분하는 기능을 가진다.

결합조직은 세포와 세포사이물질(세포간질)로 구성된다. 결합조직의 세포는 형태가 다양한데, 그 중 몇몇은 비교적 고정된 수로 존재하여 상주세포(resident cell)라고 불리며 섬유아세포(fibroblast), 대식세포(macrophage), 비만세포(mast cell) 등이 해당된다.

세포사이물질은 거칠고 강한 아교섬유(collagenous fiber), 미세한 세망섬유(reticular fiber) 또는 탄력을 갖는 탄력섬유(elastic fiber) 중의 하나 또는 결합된 상태로 구성된다. 세포사이물질은 양적으로 다양하며 부위에 따라 뼈처럼 단단하기도 하고 부드럽기도 하며 유리질(hyaluronic acid, 히알린)을 포함하면 점착성을 갖기도 한다.

결합조직은 조직을 구성하는 기질의 성격에 따라 세망(망상), 소성, 치밀, 지방, 뼈, 연골, 혈액조직 등으로 분류할 수 있다. 이들 중 세망, 소성, 지방, 그리고 치밀결합조직을 고유결합조직이라 하며(그림 1-9), 뼈조직 그리고 연골이나 혈액 등은 일종의 변형된 특수결합조직(변형결합조직)이라 한다.

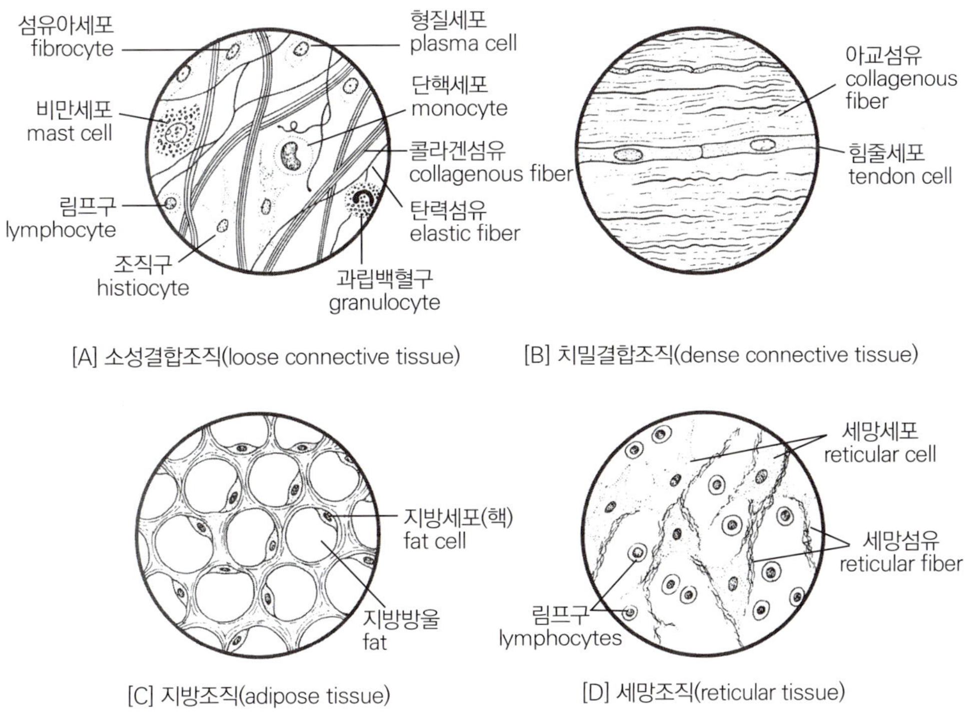

그림 1-9. 결합조직의 종류

(1) 고유결합조직

· 소성결합조직(loose connective tissue) : 대부분의 결합조직
· 치밀결합조직(dense connective tissue) : 힘줄, 널힘줄, 인대, 골막, 신경집
· 세망조직(reticular tissue) : 골수, 폐, 신장, 편도, 림프절
· 지방조직(adipose tissue) : 피하지방

(2) 특수결합조직

· 연골(cartilage) : 유리연골(후두, 기관, 관절연골), 탄력연골(귓바퀴), 섬유연골(추간원반)
· 뼈조직(bone, 골조직)
· 혈액조직(blood) : 혈액, 림프

3) 근육조직(Muscular tissue)

근육조직이란 신경의 지배 하에 수축하거나 이완하여 운동을 가능하게 하는 조직으로, 근섬유(muscle fiber)의 다발로 구성되었으며 근섬유는 미세한 근원섬유(myofibrils)로 이루어진다(그림 1-10). 근원섬유는 액틴(actin)과 미오신(myosin)단백질이 주성분이고 이들의 작용에 따라 근육의 수축이 이루어진다.

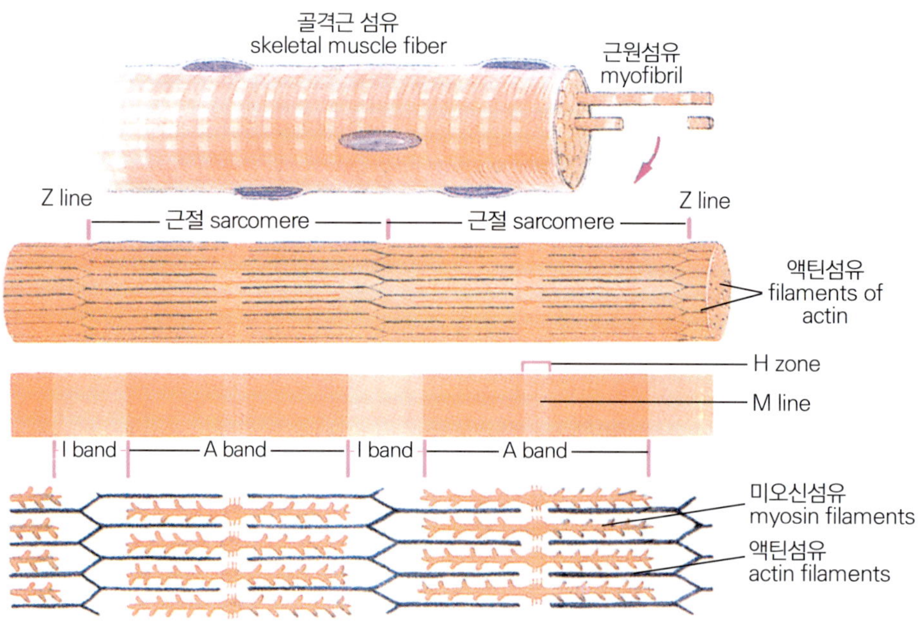

그림 1-10. 근육의 미세구조(골격근)

근육조직은 위치에 따라 뼈대근, 내장근, 심장근으로 나뉘며 현미경적 구조에 따라 가로무늬근과 민무늬근으로, 신경조절에 따라서는 수의근과 불수의근으로 구분한다.

(1) 근육의 종류

- **뼈대근(skeletal muscle)** : 힘줄(tendon)로 뼈에 부착되어 있으며 가로무늬가 있다. 중추신경(뇌신경)의 지배를 받아 의지대로 움직이는 수의적 운동(voluntary movement)을 한다.
- **내장근(visceral muscle)** : 혈관, 내장기관 등의 벽을 구성하며 자율신경의 지배를 받는 불수의적 운동(involuntary movement)을 한다.
- **심장근(cardiac muscle)** : 심장벽을 구성하고 자율신경의 지배를 받는 불수의근이나 가로무늬근으로 평생 동안 수축과 이완의 반복운동을 한다.

이들의 관계를 보면 뼈대근은 수의근이며 가로무늬근이고, 내장근은 불수의근이면서 동시에 민무늬근이다. 그러나 심장근만은 기능적으로는 불수의근이지만 형태적으로는 가로무늬근으로 되어있어서 골격근, 내장근과 구별하여 분류한다.

일반적으로 근육은 자체로서는 전혀 운동성이 없고, 신경의 지배에 따라서만 수축과 이완을 하는데 이를 근육의 신경지배[5]라고 한다. 근육의 수축은 근형질의 약 20%를 차지하는 근단백들의 생합성과정으로서, 이러한 생합성과정에는 많은 에너지가 소모되며 이 과정에 필요한 에너지는 물질의 탈인산과정에서 얻어진다.

4) 신경조직(Nervous tissue)과 신경계(Nervous system)

(1) 신경조직의 구성과 기능

신경조직은 신경원(neuron)과 신경교세포(neuroglia)로 구성되며 신경자극을 전달하고 근육의 운동과 분비샘의 분비를 가능하게 한다. 신경원은 세포체(cell body)와 가지돌기(dendrite) 그리고 축삭(axon)으로 구성된다(그림 1-11). 세포체는 핵과 세포질로 구성되고 형태는 다양하다. 가지돌기는 세포질이 분화된 것으로 자극을 받아들여 세포체에 전달하는 부분이며 축삭은 세포체에서 받은 자극을 다음 신경원 쪽으로 전달하는 섬유이다. 신경원과 신경원의 연접부위(synapse, 시냅스)는 신경전달물질이 분비되어 자극을 전달한다.

---

5) 신경과 근육의 연접 부위에서는 흥분된 신경의 종말단추로부터 전달물질(acetylcholin)이 분비되고 이 전달물질은 근막에 작용하여 근막에 부착된 양이온(Ca^{++}, Mg^{++})들을 근육세포인 근섬유의 근형질(myoplasm) 속으로 유리시킨다. 이들 유리양이온들은 근형질 내의 수축억제성 근단백(troponin)과 작용하여 불활성화 시키며, 나머지 수축성 근단백들(actin, myosin)은 자체로 합성하여 수축단백(actomyosin)을 형성하며 수축을 일으킨다. 신경말단의 전달물질은 근종판 내의 효소(acetylcholin esterase)에 의해 곧바로 분해되어(acetate, cholin) 신경말단의 액포(vesicle)로 재흡수 된다. 이러한 과정을 통해 전달물질은 완전히 소실되고 수축되었던 근육은 곧바로 이완하게 된다. 이와 같이 근육의 수축과 이완에 신경이 관여하는 것을 근육의 신경지배(innervation)라고 한다.

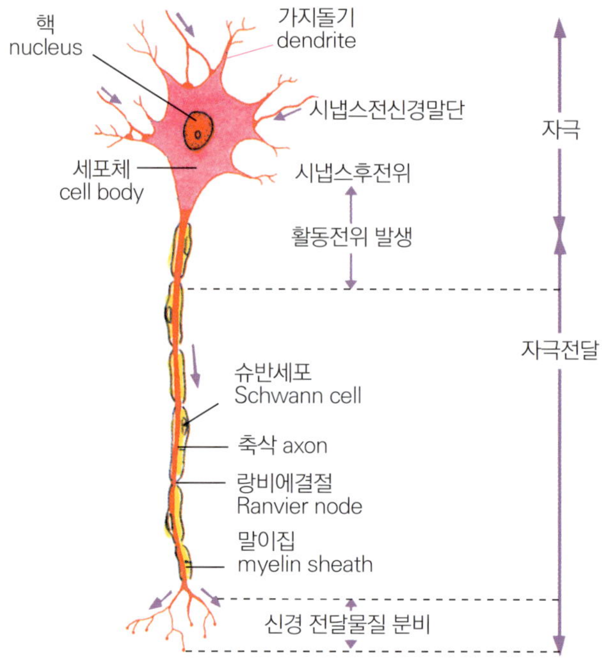

그림 1-11. 신경원의 구조

(2) 신경조직의 종류

축삭의 겉이 절연물질인 말이집(myelin sheath, 수초)으로 싸여 있는 상태에 따라 유수신경(myelinated nerve fiber)과 무수신경(unmyelinated nerve fiber)으로 나뉘는데, 유수신경은 말이집에 싸여 있어 측면 전도를 막아 주며(한방향성 전도) 전달 속도가 빠르다. 무수신경은 말이집에 싸여 있지 않으며 유수신경보다는 전달속도가 느리다. 일부 말초신경에서는 슈반세포(Schwann cell)가 싸고 있어 축삭의 재생기능을 갖기도 한다.

3. 신경계(Nervous system)

인체의 조직들은 모여 기관(organ)을 형성하고 몇 개의 기관이 모여 기관계(organ system)를 형성하며 여러 개의 기관계가 모여 하나의 개체를 이룬다. 인체를 이루는 기관계에는 호흡계(respiratory system), 순환계(circulatory system), 소화계(digestive system), 생식계(reproductive system), 배설계(excretory system), 골격계(skeletal system), 근육계(muscular system), 신경계(nervous system), 내분비계(endocrine system) 및 표피계(integumentary system) 등이 있다.

이 중 감각기관인 눈의 기능과 가장 밀접한 기관계는 신경계이다. 신경계는 뇌, 척수를 비롯한 기관들과 신경조직으로 구성되어 있다. 신경계는 체내·외의 모든 자극을 받아들여 중추(뇌, 척수)로 전달하고(구심성 신경) 중추에서는 그 자극에 알맞게 흥분을 일으키며, 이 흥분이 원심성신경을 통해 인체의 말단부에서 적절한 반응(response)을 일으켜 결국은 수시로 변화하는 체내·외의 환경변화에 적응(adaptation)하도록 한다. 우리 몸의 모든 활동이 정상적으로 조절되고 통제, 통합되고 있는 것은 신경계의 기능에 의한 것이다.

1) 신경계의 기능

- 감각기능(sensory function) : 체내·외 자극 인지
- 전도기능(conducting function) : 체내·외 자극 전달
- 조절기능(regulating function) : 신경말단의 신경전달물질을 통해 적절한 운동 유발
- 운동기능(motor function) : 운동신경을 통한 근육의 수축, 이완으로 움직임 가능

2) 신경계의 분류

신경계는 뇌와 척수로 이루어진 중추신경계(central nervous system)와 중추신경에 연결된 뇌신경, 척수신경, 자율신경으로 이루어진 말초신경계(peripheral nervous system)로 구분된다. 또한 흥분의 전도방향에 따라 원심성신경(efferent nerve)과 구심성신경(afferent nerve) 그리고 혼합신경(mixed nerve)으로 구분되기도 한다.

신경계

- 중추신경계(central nervous system) : 뇌(brain), 척수(spinal cord)
- 말초신경계(peripheral nervous system)
  - 체성신경계(somatic nervous system) : 뇌신경(cranial nerve), 척수신경(spinal nerve)
  - 자율신경계(autonomic nervous system) : 교감신경(sympathetic nervous system), 부교감신경(parasympathetic nervous system)

우리 몸의 신경계는 혈관계와 함께 잘 만들어진 네트워크 시스템으로서 우리 몸에 널리 분포하고 서로 연결되어 있어 자극을 효율적으로 전달하기 때문에 신경계의 내용은 매우 중요하다. 그러나 시기해부학에서 신경의 모든 부분을 다루기에는 너무나 광범위하기 때문에 특히 눈과 관련이 깊은 부분만 다루기도 한다. 즉, 중추신경 중에서는 뇌 부분을, 말초신경 중에서는 뇌신경(12쌍)과 자율신경을 중심으로 알아보기로 한다.

3) 뇌(Brain) - 중추신경계

뇌는 신경계의 중추로서 체내·외에서 받아들인 자극이 도달하는 곳이며, 정보에 따라 판단하고 지시한 반응을 뇌로부터 뻗어나가는 뇌신경을 통해 신체부위로 전달한다. 뇌는 머리뼈공간(두개강) 안을 채우고 있는데 가장 위에는 좌, 우측 2개의 대뇌반구(cerebral hemisphere)로 구성된 대뇌(cerebrum)가 있다. 그리고 대뇌 아래에 사이뇌(diencephalon), 중간뇌(mid brain)가 있고 그 아래에 다리뇌(pons)와 숨뇌(medulla oblongata)가 있어 뇌줄기(brain stem)를 이룬다. 소뇌(cerebellum)는 대뇌반구의 뒤쪽 아래에 위치하며 다리뇌에 의해서 다른 뇌와 연결된다(그림 1-12). 뇌는 척수와 함께 경질막(dura mater), 거미막(arachnoid), 연질막(pia mater)의 3중막인 수막(meninges)[6)]이라는 결합조직성 피막으로 싸여있다.

(1) 대뇌(Cerebrum)

뇌의 가장 넓은 공간을 차지하고 있는 대뇌는 대뇌세로틈새(longitudinal fissure)에 의해 좌, 우 대뇌반구로 구분되며 대뇌가로틈새(transverse fissure)에 의해 소뇌와 구분된다. 뇌의 겉은 회색질(gray matter)로 겉질(cerebral cortex)이라고 불리며 신경중추로 작용하고, 대뇌반구의 내부는 폭 넓은 백질(white matter)과 섬처럼 군데군데에 회백질의 기저핵(basal nucleus)이 존재한다. 또한 내부에는 매우 불규칙한 형태의 속이 텅빈 4개의 공간이 있는데 이것을 뇌실(ventricle)[7)]이라 하며 그 속에는 뇌와 척수에 존재하는 뇌척수액(cerebrospinal fluid)이 들어 있다.

대뇌에는 몇 개의 중요한 고랑(sulcus)이 있어 4개의 엽(lobe)으로 나눌 수 있다.

① 이마엽(frontal lobe, 전두엽) : 4엽 중 가장 크며 운동 기능, 행동과 감정, 사고, 기억저장, 후각에 관여한다.

② 마루엽(parietal lobe, 두정엽) : 이마엽 뒷부분으로 신체의 감각, 인지, 미각과 언어에 관여한다.

---

6) 수막(meninges)은 중추신경을 싸는 3중막으로 뇌를 싸고 있으면 뇌막, 척수를 싸면 척수막, 시신경을 싸고 있으면 시신경집이라고도 부른다.

7) 2개의 뇌실은 가쪽뇌실(측뇌실, lateral ventricle)의 형태로 대뇌의 공간에 존재하고 셋째 뇌실은 대뇌와 사이뇌 사이에, 넷째 뇌실은 숨뇌와 소뇌 사이에 존재한다.

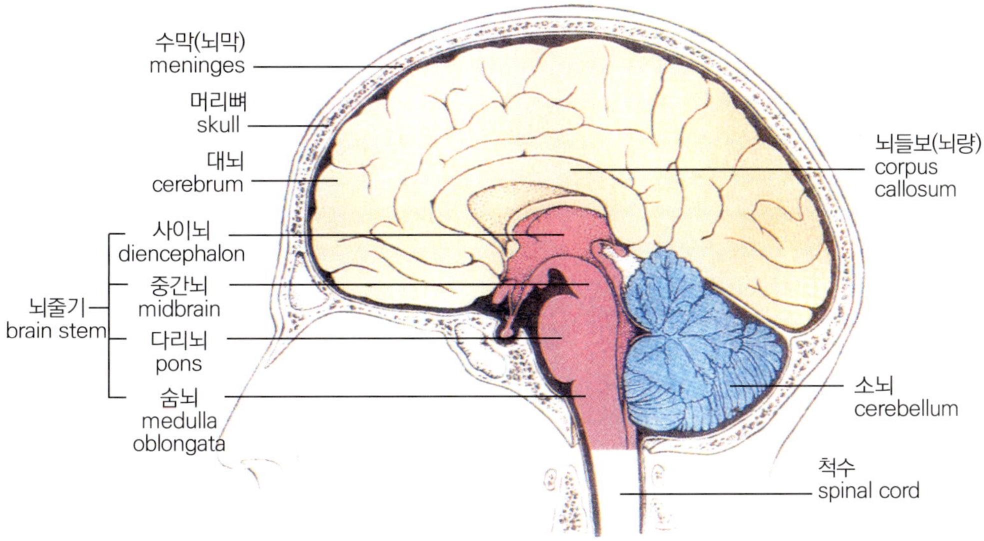

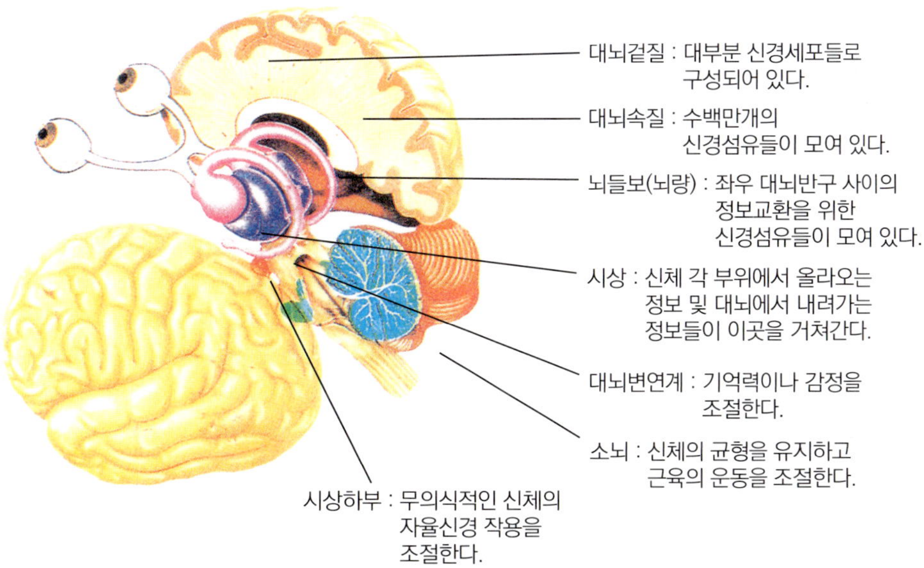

그림 1-12. 뇌의 구성과 부위별 기능

③ 관자엽(temporal lobe, 측두엽) : 청각, 미각, 언어이해, 감정조절에 관여한다.

④ 뒤통수엽(occipital lobe, 후두엽) : 대뇌의 뒷부분으로 시각의 중추이다.

(2) 사이뇌(Diencephalon)

사이뇌는 뇌를 절개해야만 볼 수 있으며, 시상(thalamus)과 시상상부(epithalamus), 시상하부(hypothalamus), 시상후부(metathalamus)로 구성된다. 시상은 자극을 받아 대뇌겉질에 전달하는 기능이 있으며 그 아래의 시상하부는 체온, 수분평형, 수면 등 내분비기능의 조절중추이며 주로 자율신경을 지배한다. 시상의 뒤 안쪽에 위치한 시상상부는 솔방울샘(송과체)

을 포함하며 화학감수체로 혈액내의 모든 물질의 농도를 감지와 후각에 관여한다. 뇌줄기 뒤쪽의 시상후부는 가쪽무릎체(외측슬상체)를 포함하며 안쪽무릎체(내측슬상체)는 청각에, 가쪽무릎체는 시각에 관여한다.

(3) 중간뇌(Mid brain)

대뇌와 사이뇌의 아래에 위치하며 뇌줄기의 윗부분에 해당된다. 소리나 광선에 대한 전달 중추로 작용하는 중간뇌덮개(사구체포함)와 피개(적색핵, 흑색질포함), 중간뇌수도관, 대뇌다리(cerebral peduncle) 등으로 구성되며 주로 운동신경을 지배한다.

(4) 소뇌(Cerebellum)

소뇌는 다리뇌와 숨뇌의 뒤쪽에 있으며 중앙에 소뇌벌레(충부)가 있고 양쪽에 소뇌반구로 구성된다. 주요 기능은 수의근의 수축을 조절하며 평형을 유지시켜 주거나 근육의 수축정도를 조절한다.

(5) 다리뇌(Pons)

다리뇌는 중간뇌와 숨뇌 사이에서 튀어나온 부분으로 많은 가로, 세로의 신경섬유로 구성되어 있으며 세로신경섬유는 척수와 뇌를 연결시키고 가로신경섬유는 소뇌와 대뇌 사이를 연결해 준다.

(6) 숨뇌(Medulla oblongata)

교와 척수 사이에 존재한다. 겉은 많은 신경섬유로 둘러싸여 흰색으로 보이지만 내부는 세포체로 구성되어 회백질이다. 호흡, 심장, 혈관, 삼킴, 구토, 발한, 중독, 침 및 위액분비의 중추 등 생리반사(physiologic reflex)의 중추로 작용한다.

4) 뇌신경(Cranial nerves) - 말초신경계

뇌신경은 좌우 한 쌍씩 모두 12쌍으로 처음의 4쌍은 뇌의 앞부분(2쌍은 대뇌, 2쌍은 중뇌)에서 시작되고, 다음 4쌍은 다리뇌에서, 그리고 나머지 4쌍은 숨뇌에서 시작된다. 뇌신경은 반드시 순서에 따라 번호를 부르도록 한다. 이들 뇌신경 중 제1, 2, 8번 뇌신경은 감각신경(sensory nerve)이고 제3, 4, 6, 11, 12번 뇌신경은 운동신경(motor nerve)이며 제5, 7, 9, 10번 뇌신경은 혼합신경(mixed nerve)이다. 뇌의 아랫면에서 바라 본 뇌신경의 시작부위는 그림 1-13과 같으며 뇌신경의 기능과 주요특징은 표 1-1과 같다. 또한 이들 12쌍의 뇌신경은 외상 등의 장애가 일어나면 증상이 발생하는데 그 내용을 요약하면 다음과 같다.

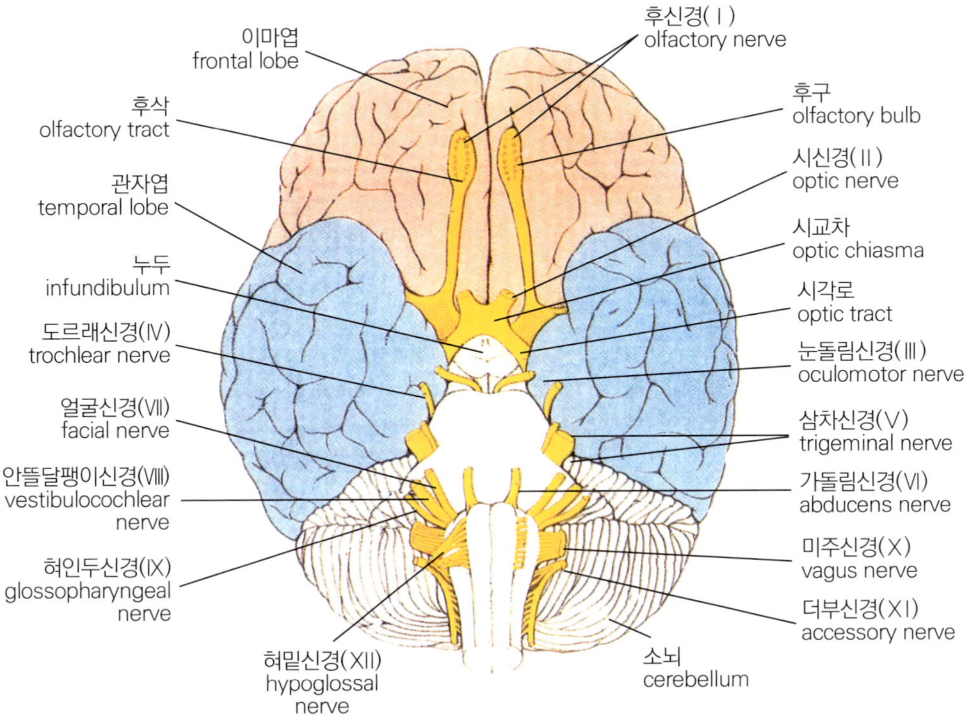

그림 1-13. 뇌의 아래면에서 본 뇌신경

뇌신경의 장애의 증상

- 후신경 : 후각의 상실
- 시신경 : 시각의 상실
- 눈돌림신경 : 눈꺼풀처짐증, 동공산대, 눈알운동 이상
- 도르래신경 : 눈알운동 이상, 눈알하외전 운동 불가
- 삼차신경 : 얼굴과 입안의 지각마비, 씹기근육 마비
- 가돌림신경 : 눈알 가쪽돌림 불가
- 얼굴신경 : 표정근 마비, 침분비와 미각장애, 폐검장애
- 안뜰달팽이신경 : 청각, 평형감각 이상
- 혀인두신경 : 삼킴곤란, 혀근육 주위 지각 및 미각마비
- 미주신경 : 삼킴, 발성장애, 위장운동장애
- 더부신경 : 머리회전, 어깨거상운동 장애
- 혀밑신경 : 혀의 운동마비

표 1-1. 뇌신경의 주요 기능과 특징

번호	이름	구성	기능	경로	중추	분포
1	후신경	감각	후각	벌집뼈의 벌집체판	후각피질	위콧길의 후각세포
2	시신경	감각	시각	시신경구멍	대뇌뒤통수엽	망막
3	눈돌림신경	운동	눈알운동	위안와틈새	중간뇌	위곧은근, 아래곧은근, 안쪽곧은근, 아래빗근,
			조절			섬모체근
			축동			동공조임근
			눈꺼풀운동			눈꺼풀올림근
4	도르래신경	운동	내회선/내림, 가쪽돌림	위안와틈새	중간뇌	위빗근
5	삼차신경					
	눈신경	감각	자극감수	위안와틈새		각막, 윗눈꺼풀, 결막, 앞이마, 코점막
	위턱신경	감각	자극감수	정원공	다리뇌	아래눈꺼풀, 위턱피부, 윗니열, 윗입술, 위턱굴
	아래턱 신경	감각 운동	자극감수, 저작운동	난원공		뺨, 아래턱피부, 아랫니열 턱관절, 씹기근육
6	가돌림신경	운동	가쪽돌림	위안와틈새	다리뇌	가쪽곧은근
7	얼굴신경	운동	얼굴표정, 폐검	속귀길		얼굴근육, 눈둘레근
		감각	맛 감각(혀앞쪽 2/3)		다리뇌	입안
		분비	침 분비			턱밑샘, 혀밑샘
8	안뜰달팽이신경					
	안뜰신경	감각	평형감각	속귀길	다리뇌	반고리관, 안뜰기관
	달팽이신경	감각	청각	속귀길		달팽이관
9	혀인두신경	운동	삼킴운동	목정맥구멍	숨뇌	경상 인두근
		분비	맛감각(혀뒤쪽 1/3)			귀밑샘
		감각	침분비			혀
10	미주신경	혼합	심박, 호흡, 내장의 감각, 분비 등	목정맥구멍	숨뇌	(감각) 혀, 인두 (운동) 인두근, 후두근 가슴, 배의 기관에 분포
11	더부신경	운동	삼킴, 발성 운동	목정맥구멍	숨뇌	(뇌) 물렁입천장, 인두 (척수)등세모근, 목빗근
12	혀밑신경	운동	혀의 운동	혀밑신경관	숨뇌	혀의 근육

5) 자율신경계(Autonomic nervous system)

내장, 혈관, 피부 등에 분포하는 민무늬근의 운동과 샘의 분비 기능을 지배하는 신경계를 자율신경계라 한다. 민무늬근 및 샘에 분포하기는 하나 대부분은 무의식 상태(불수의적)에서 지배하며, 각종 음식물의 소화, 흡수, 중화, 배설 등을 자동적으로 유지하게 하는 신경계로서 중요하다.

자율신경계는 부위에 따라 교감신경과 부교감신경으로 구분하는데, 교감신경은 신체가 위급하고 긴급한 상황에 대처하도록 몸의 상태를 긴장상태로 만드는 기능을 수행하며 부교감신경은 몸을 편안하고 안락한 상태로 유지시키면서 물질대사를 원활히 하여 에너지를 축적하는 기능을 수행하여 길항적(antagonist)으로 작용한다. 대부분의 장기는 두 가지 신경섬유를 받고 있다.

자율신경에서는 중추신경계부터 신경절까지 존재하는 신경세포를 절이전신경원(preganglionic neuron)이라 하고 신경절에서 말단 조직, 기관에 존재하는 신경세포를 절이후신경원(postganglionic neuron)이라 하며 이 세포들에서 시작된 축삭을 각각 절이전섬유와 절이후섬유라고 한다. 교감신경의 절이후섬유 말단에서는 노르에피네플린(norepinephrine)이 분비되고, 부교감신경의 절이후섬유 말단에서는 아세틸콜린(acetylcholine)이 신경전달물질로 분비된다.

자율신경계는 또한 구심성 및 원심성으로 나누기도 한다. 구심성은 말단부위에서 시상이나 시상하부의 자율신경중추로 전달하며 원심성은 이들 중추로부터의 흥분을 말단기관으로 전한다.

(1) 교감신경(Sympathetic nerve)

척수의 측각과 가슴부위 및 허리부위에서 시작되므로 일명 흉요부신경(thoracolumbar nerve)이라고도 한다. 교감신경의 기능은 다음과 같다.

· 심장의 수축력을 증대시키고 심장박동을 증가시킨다.
· 혈압을 상승시키고 혈관 민무늬근을 수축시킨다.
· 동공을 산대시키고 초점을 흐리게 한다.
· 기관지를 확장시키고 호흡수와 깊이를 증가시킨다.
· 소화기의 외분비선을 억제시켜 효소의 분비를 억제하며 소화관의 연동운동을 억제한다.
· 췌장액 및 인슐린 분비의 억제로 혈당을 증가시켜 빠른 신체반응의 에너지를 공급한다.
· 피부의 털뿌리(입모근)를 수축시킨다.

(2) 부교감신경(Parasympathetic nerve)

부교감신경은 뇌 및 척수의 엉치등뼈에서 시작하여 뇌천골부신경(craniosacral nerve)이라고도 부른다. 신경절은 없으며 대부분의 신경섬유는 뇌신경속에 포함되나 일부는 척수신경과 함께 주행한다. 부교감신경과 함께 주행하는 뇌신경은 눈돌림신경, 얼굴신경, 혀인두신경, 미주신경 등 4종류가 있다. 부교감신경의 기능은 교감신경과 길항적 관계에 있다.

(3) 눈과 자율신경의 관계

자율신경은 눈에 있어서도 중요하게 작용하여 우리가 의식하지 않아도 일정한 반응을 유발하며 주요내용은 다음과 같다.

① 동공조임근과 동공확대근 : 동공조임근에는 부교감신경이 분포하여 동공(pupil)을 축동시키며, 동공확대근에는 교감신경이 분포하여 동공을 산대시킨다.

② 섬모체근 : 부교감신경은 섬모체근(ciliary muscle)을 수축시켜 수정체를 두껍게 만들고 이로 인해 빛의 굴절력을 증가시켜 준다.

③ 눈물샘 : 얼굴신경의 눈물샘핵에서 시작된 부교감성 분비운동신경이 눈물샘신경(lacrimal nerve)을 통해 눈물샘에 분포되어 있어 부교감신경이 작용하면 눈물의 분비가 촉진되고 교감신경이 흥분하면 눈물샘동맥(lacrimal artery)을 수축시켜 눈물의 분비를 억제한다.

④ 윗눈꺼풀 : 눈꺼풀올림근은 대부분 눈돌림신경의 지배를 받는 뼈대근이나 눈꺼풀판근(Müller근)은 윗목교감신경절로부터 오는 교감신경절이후섬유의 지배를 받는 민무늬근으로 구성되어 눈꺼풀틈새를 넓혀준다.

이것만은 꼭 알아둡시다.

1. 동물세포의 구조와 기능
 1) 세포막 : 반투성막(단위막), 물질수송(수동적수송, 능동적수송, 생리적수송)
 2) 세포질 : 세포의 기질, 세포소기관 함유
  ① 사립체 - 이화작용에 의한 에너지 생산
  ② 리보소체 - 단백질생합성
  ③ 세포질세망 - 물질의 저장 및 이동통로
  ④ 용해소체 - 가수분해효소로 물질분해와 제거
  ⑤ 골지복합체 - 분비물질의 저장 및 분비
  ⑥ 중심체 - 세포분열에 관여
 3) 핵 : 핵소체, 염색체로 구성, 유전자(DNA) 함유

2. 인체의 기본 4조직
 1) 상피조직 : 보호, 분비, 흡수, 감각
 2) 결합조직 : 연결, 지지, 방어, 수송
 3) 근육조직 : 운동, 열의 발생
 4) 신경조직 : 감각, 전도, 조절, 운동

3. 인체의 신경계
 1) 중추신경계 : 뇌(대뇌, 사이뇌, 중간뇌, 다리뇌, 숨뇌, 소뇌), 척수
 2) 말초신경계
  - 체성신경계 : 뇌신경(12쌍), 척수신경
  - 자율신경계 : 교감신경, 부교감신경

학습목표

- 해부학적 자세를 이해한다.
- 인체의 면을 이해한다.
- 해부학적 기초용어를 이해한다.

신용어미리보기

가슴막공간 : 흉막강
가슴안 : 흉강
가시 : 극
가쪽 : 외측
거친면 : 조면
고랑 : 구
골반안 : 골반강
관절융기 : 과
구멍 : 공
굴 : 동
굽힘 : 굴곡
길 : 도
꼬리쪽 : 미측
내밈 : 전인
돌림 : 회전
뒤 : 후
뒤당김 : 후인
뒤집힘 : 외반
뒤침 : 회외
등쪽 : 배측
머리뼈공간 : 두개강
머리쪽 : 두측
먼쪽 : 원위
모음 : 내전
몸쪽 : 근위
바깥 : 외
발등굽힘 : 배(측)굴곡
배벽 : 복벽
배안 : 복강
배쪽 : 복측
배측체강 : 등쪽공간
벌림 : 외전
벌집모양 : 봉소
복측체강 : 배쪽공간
속 : 내
심장막공간 : 심막강
아래 : 하
안쪽 : 내측
안쪽번짐 : 내반
앞 : 전
엎침 : 회내
오목 : 와
위 : 상
틈새 : 열
팔다리 : 사지
패임 : 절흔
폄 : 신전
휘돌림 : 회선

제2장 인체해부학의 기초

해부학(Anatomy)이란 생물학(Biology)의 한 분야로 세포학, 조직학과 더불어 생물의 구조를 연구하는 형태학(Morphology)을 의미하는데, Anatomy는 그리스어 ana(apart)와 tome(cutting)의 복합어이다. 또한, 생리학(Physiology)은 physio(nature)와 logy(science)의 복합어로써 생물의 모든 현상을 기능적인 면에서 연구하는 학문이다. 결국 인체해부생리학이란 인체의 구조와 기능을 종합적으로 연구하는 생명과학의 한 분야라고 할 수 있으며 이 중에서 눈의 구조를 다루는 학문을 눈의 해부학(Ocular Anatomy, 시기해부학), 눈의 기능을 다루는 학문을 눈의 생리학(Ocular Phygiology, 시기생리학)이라 한다.

1. 해부학 기초용어

1) 해부학적 자세(Anatomic position)

인체는 외형상 머리(head), 목(neck), 몸통(trunk)과 팔다리(extremity)의 4부위로 나눈다. 인체의 구조를 설명하려면 각 기관들 사이의 상호 위치나 방향, 형태 등을 정확하게 기술하여야 하며 약정된 용어를 사용해야 한다. 이러한 용어들은 해부학적 자세에 기준을 두는데, 사람이 반듯하게 선 상태에서 얼굴과 눈은 정면을 바라보면서 양팔을 늘어뜨려 손바닥이 앞을 향하고 두 발은 뒤꿈치가 맞닿은 상태를 해부학적 자세라 한다(그림 2-1).

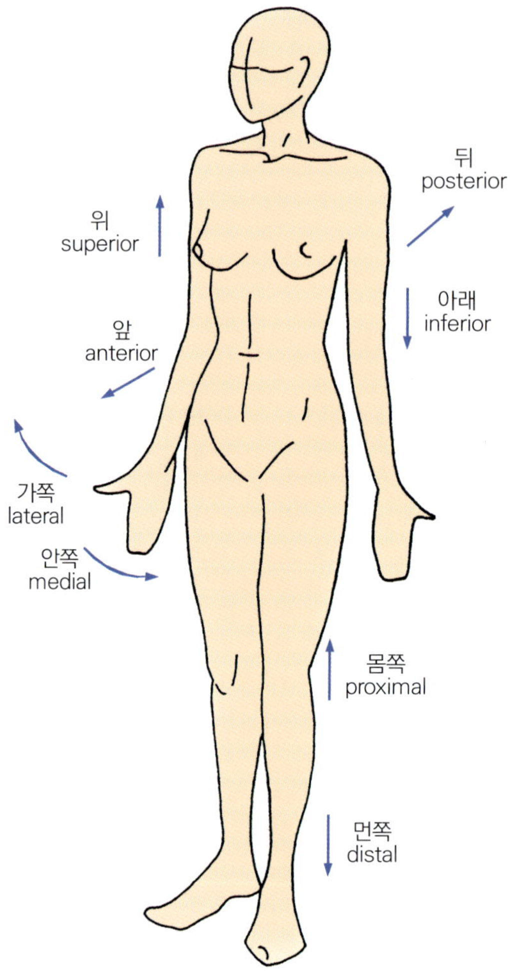

그림 2-1. 해부학적 자세

2) 인체의 면(Human plane)

해부학적 자세에서 각 기관들의 위치나 방향을 좀 더 명확히 표시하기 위해, 인체를 몇 개의 면으로 분리시켜 이때 생기는 단면을 관찰해야 한다. 이러한 단면을 인체의 면이라 한다. 체내의 많은 기관들 상호간에 공간적인 관계를 관찰하기 위해, 편의상 수직면과 수평면의 가상적인 면으로 분리한다(그림 2-2).

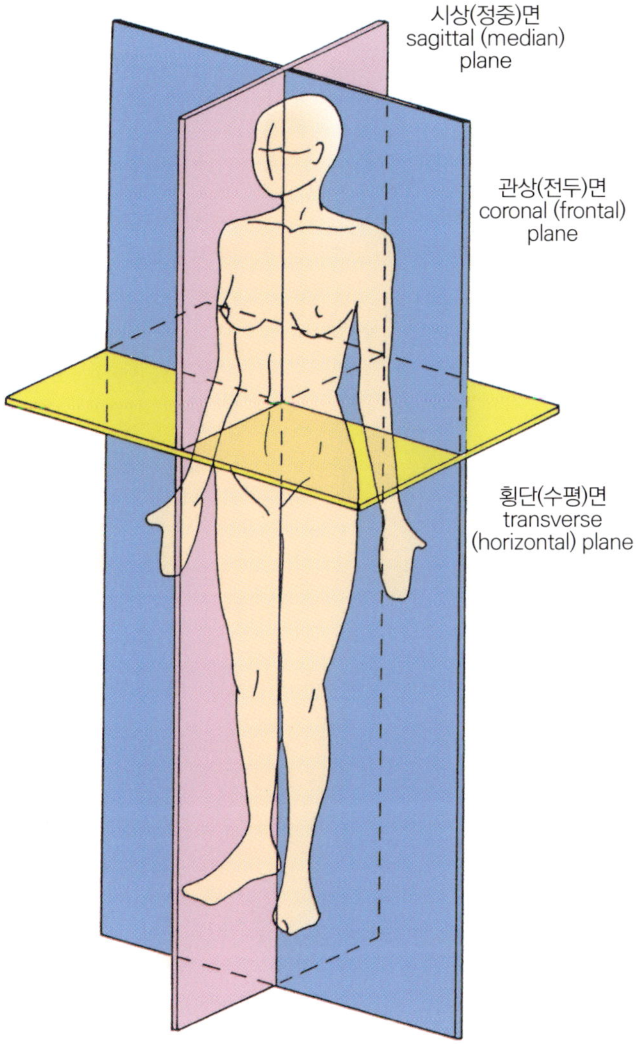

그림 2-2. 인체의 면

(1) 수직면(Vertical plane)

① **정중면(median plane)** : 정중시상면(midsagittal plane)이라고도 하며, 인체나 어떤 기관을 좌·우 대칭으로 나누는 정중수직면을 말한다.

② **시상면(sagittal plane) :** 정중면에 평행한 수직면으로, 인체나 기관을 좌·우로 나눈다.

③ **관상면(coronal plane) :** 이마에 평행한 면으로 인체나 기관을 앞·뒤로 나누는 수직면을 말하는데, 전두면(frontal plane)이라고도 한다.

(2) 수평면(Horizontal plane)

인체나 기관을 위와 아래로 나누는 가상적인 면으로, 횡단면(transverse plane)이라고도 한다.

3) 해부학적 기초용어

(1) 방향(Direction)을 나타내는 용어

인체의 위치나 방향에 대한 기본적 용어들을 상대적으로 간추려 보면 다음과 같다(그림 2-1).

① 안쪽 - 가쪽(medial - lateral) : 정중면 기준으로 정중면에 가까운 쪽을 안쪽, 먼 쪽을 가쪽이라고 한다.

② 앞 - 뒤(anterior - posterior) : 관상면 기준으로 앞과 뒤를 의미하며, 앞은 배쪽(ventral), 뒤는 등쪽(dorsal)이라 부르기도 한다.

③ 위 - 아래(superior - inferior) : 수평면 기준으로 위와 아래를 의미한다.

④ 속 - 바깥(internal - external) : 몸이나 기관의 벽(막)에 기준을 두고 안과 바깥을 말한다.

⑤ 몸쪽 - 먼쪽(proximal - distal) : 몸통에 기준을 두고 몸통에 가까운 쪽을 몸쪽, 먼 쪽을 먼쪽이라 한다. 그러나 동일 기관 내에서 사용될 때는 몸쪽이 그 기관의 시작점에 가깝다는 뜻이 된다.

⑥ 배쪽 - 등쪽(ventral - dorsal) : 배(腹)쪽과 등(背)쪽으로 나눈다. 배쪽은 ventral외에 abdominal이란 용어를 사용하기도 한다.

⑦ 머리쪽 - 꼬리쪽(cranial - caudal) : 머리 쪽과 꼬리(다리)쪽을 가리키는 용어로 위·아래에 대한 동의어로 사용되기도 한다.

⑧ 얕은 - 깊은(superficial - deep) : 몸표면에 가깝고 먼 위치에 따라 가까운 쪽을 얕은 부분이라 하고, 먼쪽을 깊은 부분이라 한다.

(2) 움직임(Movement)을 나타내는 용어

관절의 운동에 따라 다음과 같은 상대적 용어들이 사용된다(그림 2-3).

① 굽힘 - 폄(flexion - extension) : 해부학적 자세를 기준으로 일정한 각도로 굽히는 것을 굽힘이라 하고, 굽힌 상태에서 펴는 것을 폄이라 한다.

② 모음 - 벌림(adduction - abduction) : 정중면을 기준으로 가까이 오는 것을 모음이라 하며, 멀어지는 것을 벌림이라 한다.

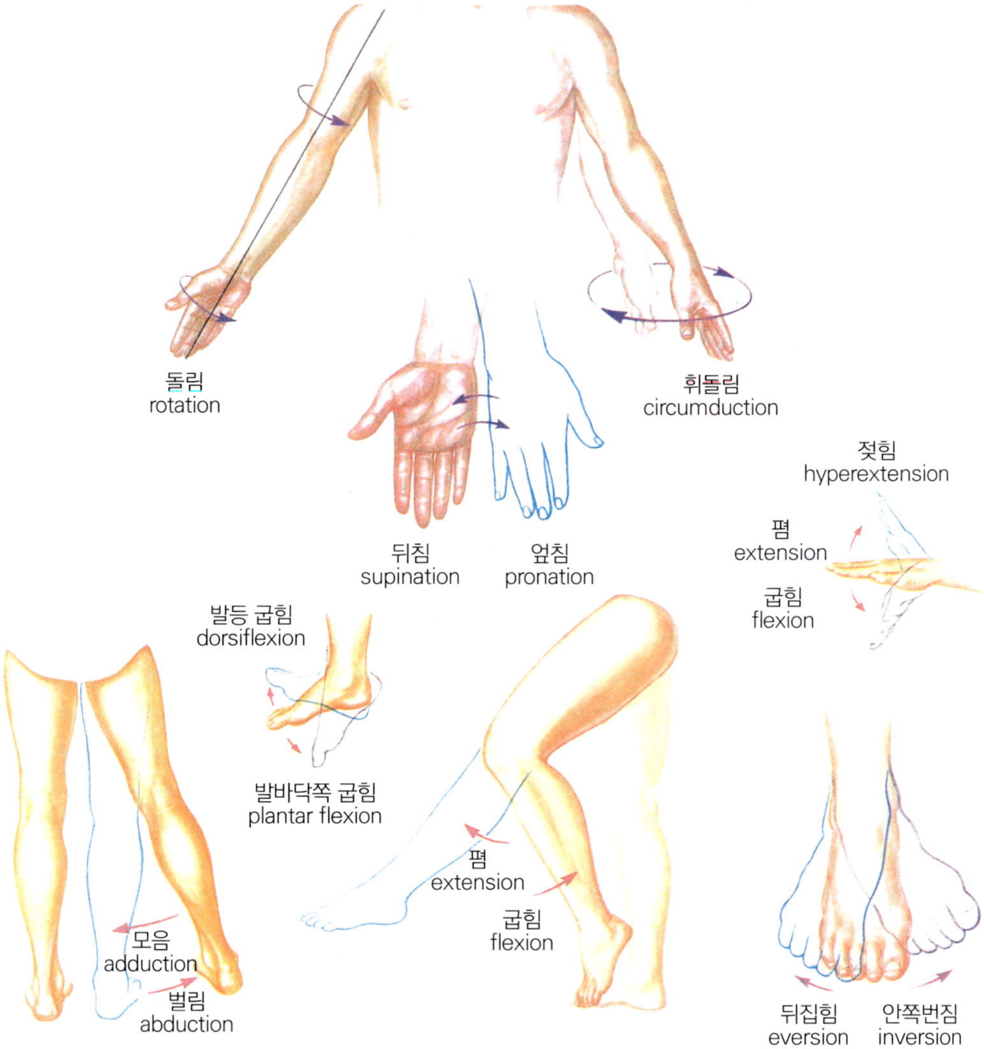

그림 2-3. 인체의 움직임을 나타내는 용어

③ 안쪽번짐 - 뒤집힘(inversion - eversion) : 발바닥(plantar)을 안과 밖으로 향하게 하는 운동으로 안쪽으로 향하는 것을 안쪽번짐이라 하며, 밖으로 향하게 하는 운동은 뒤집힘이라 한다.

④ 엎침 - 뒤침(pronation - supination) : 엎침이란 손등이 앞을 향하게 하는 운동을 말하며, 뒤침이란 손바닥이 앞을 향하게 하는 운동을 말한다.

⑤ 돌림 - 휘돌림(rotation - circumduction) : 장축을 중심으로 하여 일정하게 도는 운동을 돌림이라 하며, 원뿔이 되도록 돌리는 운동은 휘돌림이라 한다.

⑥ 발등굽힘 - 발바닥쪽 굽힘(dorsiflexion-plantar fiexion) : 발과 다리의 각도가 적어지는 발등 쪽으로의 굽힘과 발바닥 쪽으로의 굽힘을 말한다.

⑦ 내밈 - 뒤당김(protraction - retraction) : 앞쪽으로 움직이는 것을 내밈이라 하며, 뒤쪽으로 움직이는 것을 뒤당김이라 한다.

(3) 돌출(Projection)을 나타내는 용어

① 융기(eminence) : 끝이 무디게 돌출된 부분을 말한다.

② 돌기(process) : 끝이 표면 위로 심하게 돌출된 부분을 말한다.

③ 결절(tubercle) : 끝이 단단하고 거칠며 혹처럼 돌출된 부분을 말한다.

④ 가시(spine) : 날카롭게 돌출된 부분을 말한다.

⑤ 거친면(tuberosity) : 모래를 뿌려놓은 것처럼 면이 거칠어진 부분을 말한다. 대개는 근육의 부착점으로 작용한다.

⑥ 능선(crest) : 완만하고 길게 두드러진 부분을 말한다.

⑦ 유두(papillae) : 젖꼭지 모양으로 돌출된 부분을 말한다.

⑧ 관절융기(condyle) : 뼈끝의 뼈가 뭉쳐있는 부분을 말한다.

(4) 함몰(Depression)을 나타내는 용어

① 오목(fossa) : 우물처럼 깊게 패어있는 상태를 말한다.

② 패임(notch) : 칼로 베어놓은 듯한 웅덩이 상태를 말한다.

③ 고랑(groove) : 좁고 긴 도랑을 말한다.

④ 틈새(fissure) : 찢어진 듯이 벌어진 틈새를 말한다.

⑤ 구멍(foramen) : 어떤 면에 뚫린 구멍으로 혈관이나 신경의 통로가 된다.

⑥ 관(canal) : 구멍이 길게 이어진 상태를 말한다.

⑦ 길(meatus) : 관보다 더 큰 것을 말한다.

⑧ 굴(sinus) : 기관의 빈 공간으로 혈액 등이 차있는 공간 구조를 말한다.

⑨ 벌집모양(cell) : 벌집모양으로 된 작은 공간을 말한다.

4) 체강(Body cavity)

동물은 체벽과 내장과의 사이에 속이 텅 빈 밀폐된 공간을 갖게 된다. 이를 체강이라 하며, 인체의 각 기관들은 모두 공간 속에 위치하게 되고, 이들 공간의 내면은 상피성 장막(serosa)

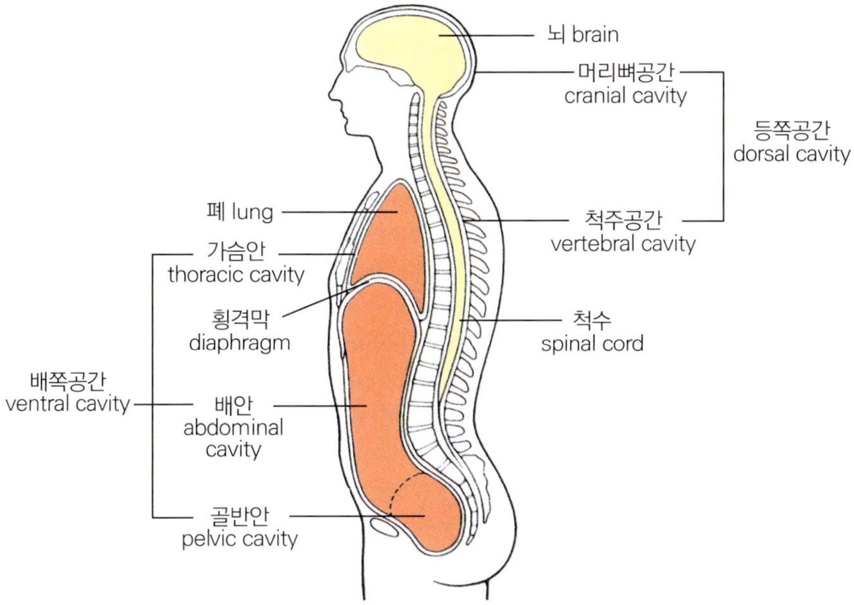

그림 2-4. 체강의 구조

으로 둘러 싸여 있다. 머리뼈공간과 척주공간의 내부에는 뇌척수막이 있으며, 가슴안에는 가슴막, 배안에는 배막이 위치하여 내부의 모든 장기를 둘러싸고 있다. 인체의 체강구조와 그 속에 있는 기관들을 나열하면 다음과 같다(그림 2-4).

(1) 등쪽 공간(Dorsal cavity)

① 머리뼈공간(cranial cavity) : 뇌

② 척주공간(vertebral cavity) : 척수

(2) 배쪽 공간(Ventral cavity)

① 가슴안(thoracic cavity) : 가슴막공간(pleural cavity) - 폐
심장막공간(pericardial cavity) - 심장

② 배안(abdominal cavity) : 소장, 대장의 대부분, 간, 담낭, 췌장, 비장, 부신, 신장

③ 골반안(pelvic cavity) : 방광, 직장, 정낭, 정관, 난소, 자궁, 요도, 질

가슴안과 배안은 횡경막(transverse diaphragm)을 경계로 하여 분리되어 있지만, 머리뼈공간과 척주공간은 연속된 구조이다.

5) 배벽(Abdominal wall)

배안을 싸는 배벽(abdominal wall)은 넓기 때문에, 편의상 4개나 9개의 부위로 나눈다(그림 2-5, 그림 2-6).

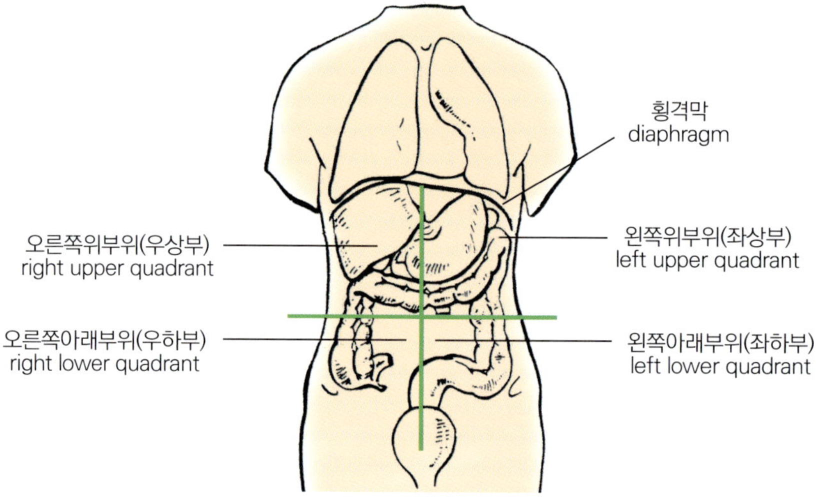

그림 2-5. 배벽의 4부위

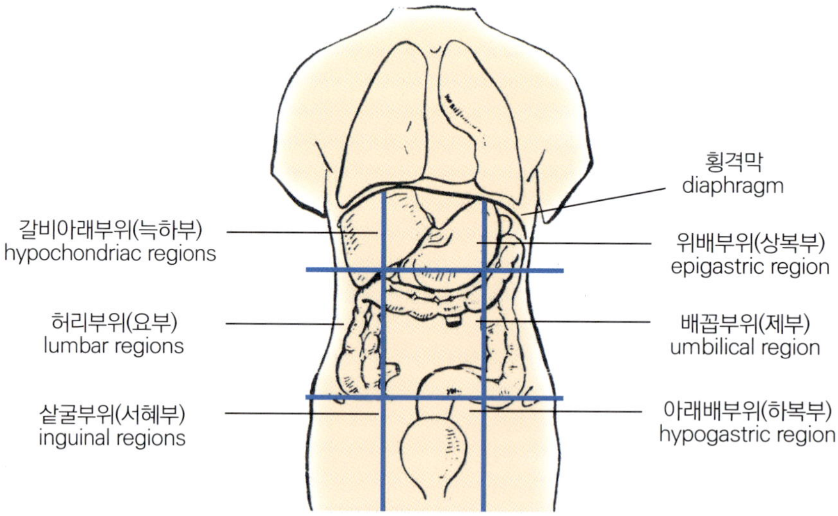

그림 2-6. 배벽의 9부위

이것만은 꼭 알아둡시다.

1. 인체해부학의 기초
 1) 해부학적 자세
  양팔을 늘어뜨려 손바닥이 앞을 향하고 두 발은 뒤꿈치가 맞닿은 상태를 해부학적 자세라 함.
 2) 인체의 면
  수직면(정중면, 시상면, 관상면), 수평면
 3) 해부학적 기초용어
  ① 기초용어 : 방향, 움직임, 돌출, 함몰 등
  ② 체강
   등쪽 공간(머리뼈공간, 척주공간), 배쪽 공간(가슴안, 배안, 골반안)
  ③ 배벽

눈의 해부학편

사람의 눈은 라틴어로 oculus, 그리스어로는 ophthalmos라 하는데 머리의 안와에 위치하며, 빛을 수용해 신경자극으로 바꾸는 눈알(eyeball, 눈알)과 눈알의 기능을 돕고 눈알을 보호하기 위한 눈의 부속기(accessory apparatus)로 이루어져 있다. 눈알은 눈알을 싸고 있는 막 구조와 그 안을 채우고 있는 눈의 내용물(internal ocular media)로 구성되어 있다.

눈알은 안와의 앞쪽에 치우쳐 위치하는데 안와의 눈알 주위는 지방조직과 결합조직이 눈알을 둘러싸고 있어 외부의 충격에 대해 보호작용을 한다. 눈알은 검은자위라 불리는 각막(cornea)과 흰자위라 불리는 공막(sclera)으로 덮여 있고 전후경이 약 24㎜이며 수직직경이 23㎜, 수평직경이 23.5㎜로 타원형에 가깝다. 눈알의 용적은 약 6.5㎖이며 무게는 약 7g 정도이다.

눈알 앞쪽 각막 중앙을 앞극(anterior pole)이라 하고 뒤쪽의 공막 중앙을 뒤극(posterior pole)이라 한다. 이들 앞극과 뒤극을 잇는 가상의 선을 안축(ocular axis)이라 하며 성인의 경우 대략 24㎜이다.

눈알은 각막, 공막으로 구성된 섬유막인 외막과 색소와 풍부한 혈관을 위주로 한 혈관막인 중막, 그리고 가장 안쪽을 둘러싼 신경막인 내막의 3중막으로 싸여있다. 눈알의 내부에는 투명한 방수(aqueous humor)와 수정체(lens), 유리체(vitreous body)가 들어 있어 눈알의 형태를 유지하고 망막에 빛이 도달할 수 있도록 빛을 통과시킨다. 눈알을 보호하고 그 기능을 도와주기 위한 기관으로는 안와(orbit), 외안근(extraocular muscle), 눈꺼풀(eyelids, 안검), 결막(conjunctiva), 눈물기관(lacrimal apparatus)이 있으며 이들을 총칭하여 눈의 부속기라고 한다.

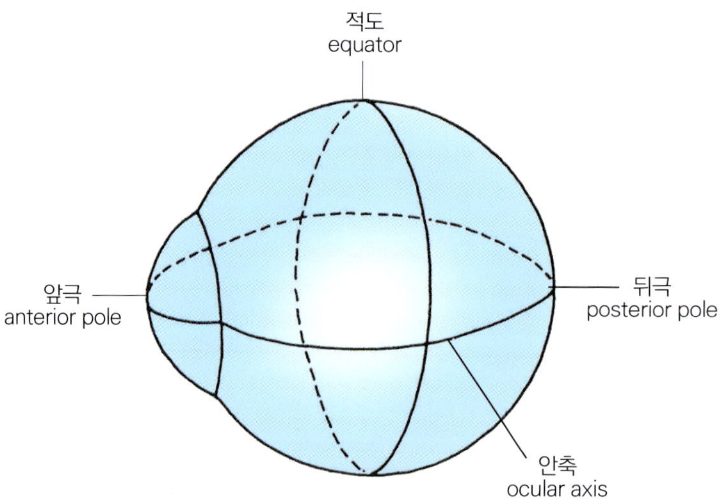

눈알의 극과 적도

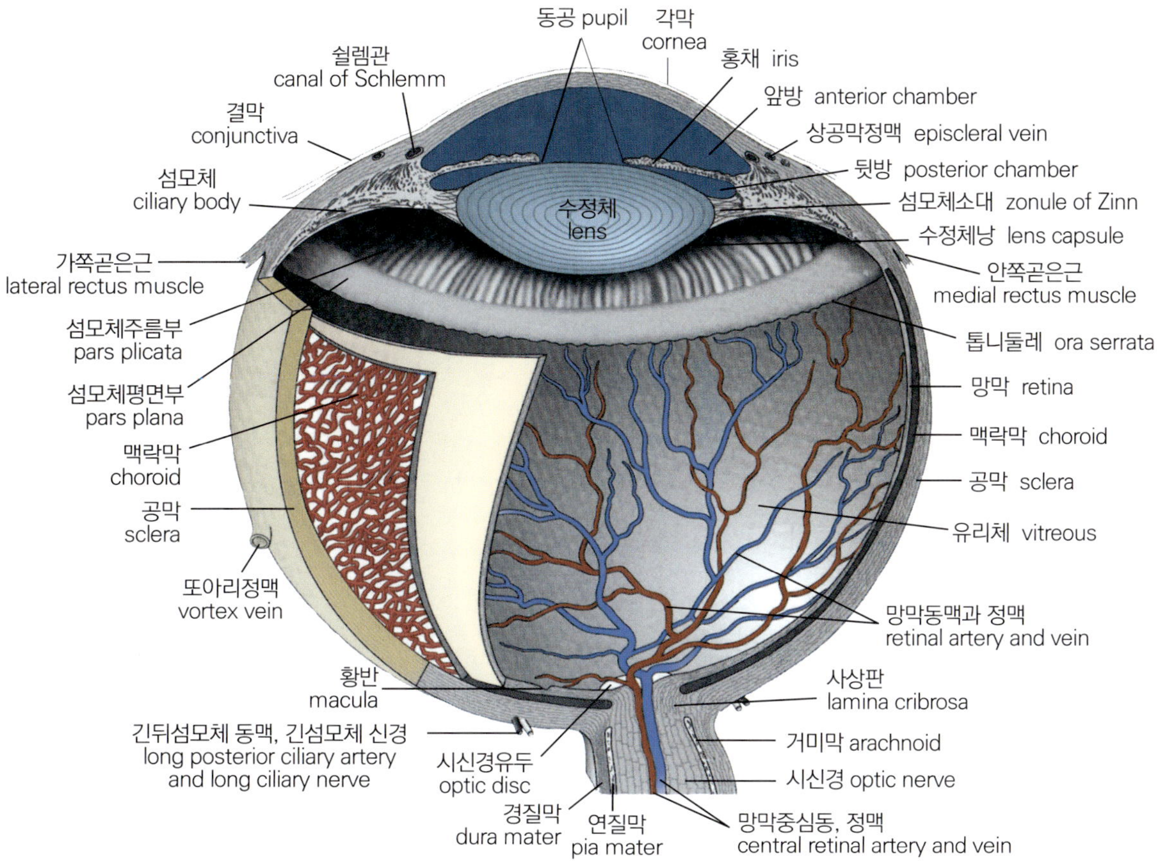

눈알의 구조(왼쪽 눈)

눈의 구조

- 눈
  - 눈알
    - 눈의 막구조
      - 외막 : 각막, 공막
      - 중막 : 홍채, 섬모체, 맥락막
      - 내막 : 망막
    - 눈의 내용물
      - 방수
      - 수정체
      - 유리체
  - 눈의 부속기
    - 안와
    - 눈꺼풀
    - 결막
    - 눈물기관
    - 외안근

I

눈의 막구조

눈은 눈알(eye ball)과 눈의 부속기(accessory apparatus)로 이루어졌고, 눈알은 막구조와 내용물로 구성되었다. 눈의 막구조는 3중막 구조로서 외막인 각막(cornea), 공막(sclera), 중막인 홍채(iris), 섬모체(ciliary body), 맥락막(choroid), 내막인 망막(retina)으로 이루어졌다.

학습목표

- 각막의 구조를 설명할 수 있다.
- 각막의 기능을 이해할 수 있다.
- 각막의 물질대사를 설명할 수 있다.
- 각막의 투명성을 설명할 수 있다.
- 각막의 혈관계를 설명할 수 있다.
- 각막의 신경을 설명할 수 있다.
- 각막의 변화를 설명할 수 있다.

신용어미리보기

각막가장자리 : 각막윤부
각막기질 : 각막실질
긴섬모체신경 : 장모양체신경
눈신경 : 안신경
눈알결막 : 구결막
말이집 : (미엘린)수초
바깥공막도랑 : 외공막구
바닥막 : 기저막
바닥세포: 기저세포
속공막도랑 : 내공막구
아교섬유 : 교원섬유
앞방 : 전안방
앞·뒤결막동맥 : 전·후결막동맥
집결관 : 수집관, 집합관
코섬모체신경 : 비모양체신경
흉터 : 반흔

제1장 각 막(Cornea)

각막(cornea)은 외막 앞쪽 1/6에 해당하는 투명한 막 구조로서 눈알을 보호하는 방어막의 역할과 빛을 일정하게 굴절시켜, 망막에 도달시키는 창(window)으로서의 역할을 수행한다. 흔히, 검은 눈동자(검은자위)라고 불리나 이것은 투명한 각막 뒤에 있는 홍채의 색이 보이기 때문이다(그림 Ⅰ-1-1).

1. 각막의 구조

각막은 빛을 통과시키는 투광체의 성격상 투명하고 혈관이 없는 무혈관구조이며 각막의 앞면은 눈물로 덮여 있고 뒷면은 방수에 접해 있다.

각막의 수평직경은 11.4~11.7㎜, 수직직경은 10.6~10.8㎜이며 앞면의 곡률반경은 7.8㎜, 뒷면의 곡률반경은 6.5㎜이다. 각막의 두께는 각막 중심부가 0.5㎜로 얇고 주변부가 0.7~1.0㎜

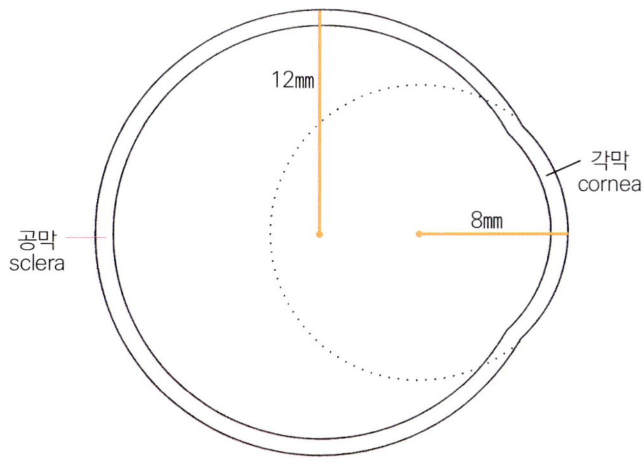

그림 Ⅰ-1-1. 눈알의 외막

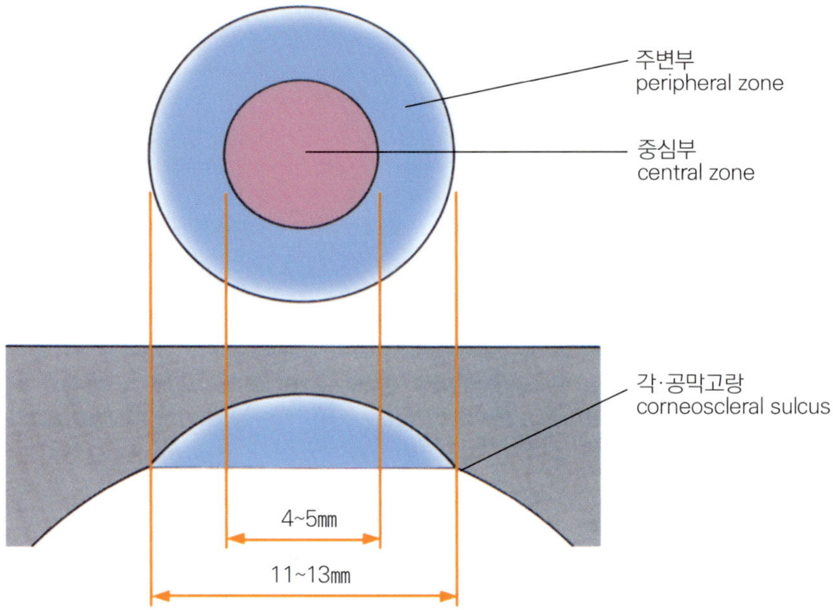

그림 Ⅰ-1-2. 각막 앞면과 수평단면

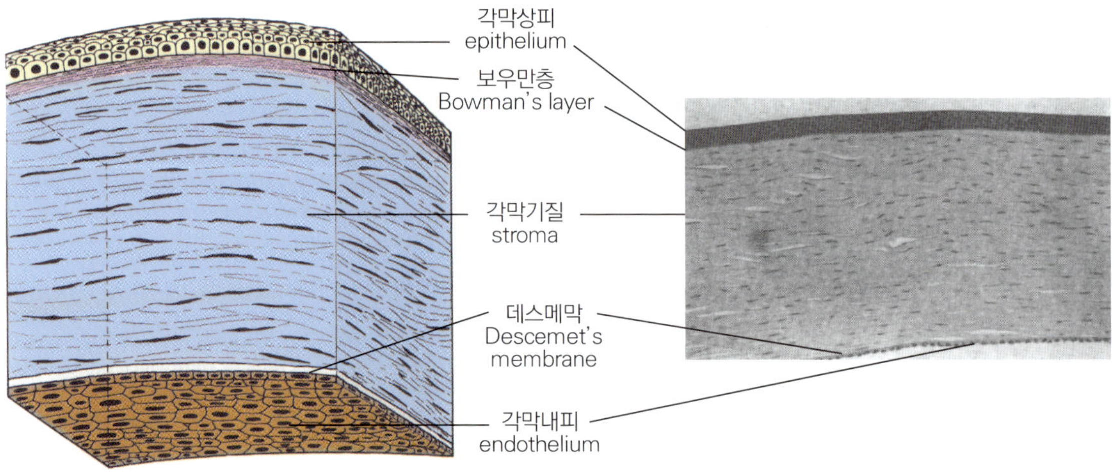

그림 Ⅰ-1-3. 각막의 층구조

으로 중심부보다 두껍다. 하루 중에는 오전이 비교적 두껍고, 낮이나 오후에는 얇아지는 경향이 있다.

각막은 중심부(central zone)와 주변부(peripheral zone)로 나누는데 각막의 주변부는 결막, 공막으로 연장된다(그림 Ⅰ-1-2).

각막은 바깥쪽으로부터 안쪽으로 5개 층으로 이루어져 있는데 각 층은 고유의 기능을 수행한다(그림 Ⅰ-1-3).

1) 각막의 층 구조

(1) 각막상피(Epithelium, 각막전상피)

각막의 가장 바깥층인 각막상피는 5~6층의 비각질화된 중층편평상피층으로 두께는 약 50~60㎛이며 외부로부터 각막기질을 보호하는 역할을 수행한다. 또한 눈물막과 함께 매끄러운 굴절면을 제공한다.

각막상피는 안쪽으로는 보우만층과 접하고 있으며 각막 주변부에서 눈알결막상피로 이행된다. 각막상피는 2층의 편평한 표면세포(superficial cell)층, 2~3층의 날개세포(wing cell)층, 그리고 1층의 바닥세포(basal cell)층으로 구성되었다(그림 Ⅰ-1-4, 그림 Ⅰ-1-5).

표면세포층은 2층의 불규칙한 육각형(다각형) 모양의 세포들로 각막표면을 매끄럽게 하며 친수성으로 눈물이 붙어 있을 수 있게 한다. 표면세포는 납작한 핵을 가졌고 세포소기관은 적은 편이며 세포들은 부착반(desmosome)으로 연결되어 눈물의 성분이 유입되는 것을 막는다. 표면에는 미세융모(microvilli)가 돌출되어 표면적을 넓히고 있으며 미세융모 위를 당단백질(glycoprotein, mucin)과 당지질(oligosaccharide)이 덮어 당질층(glycocalyx)을 이루게 된다. 이로 인해 각막상피세포의 표면이 친수성을 갖게 되며 눈물이 각막상피 위에 붙어 있도록 하여 눈물의 안정성에 기여한다(그림 Ⅰ-1-6). 오래된 표면세포는 세포 간 연결이 느슨해져 떨어져 나가게 되고 그 아래층으로부터 올라 온 새로운 표면세포로 대체되는데, 전자현미경으로 관찰하면 새로운 표면세포는 크기가 작고 밝은 색으로 보이는 반면 오래된 세포는 크기가 크고 어두운 색으로 구분된다.

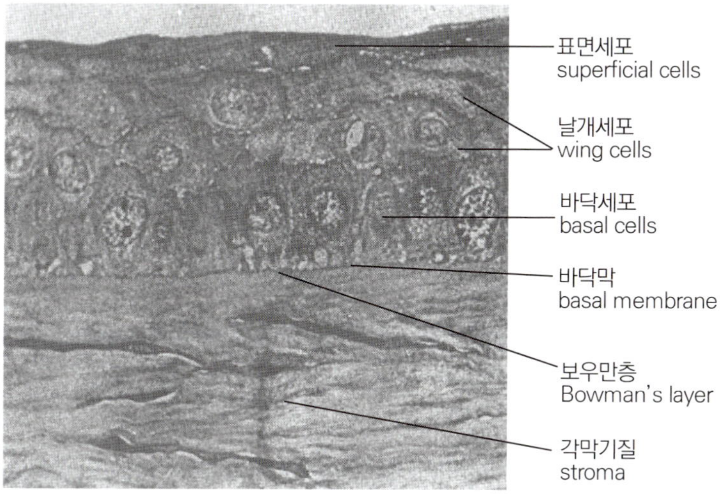

그림 Ⅰ-1-4. 각막 상피층

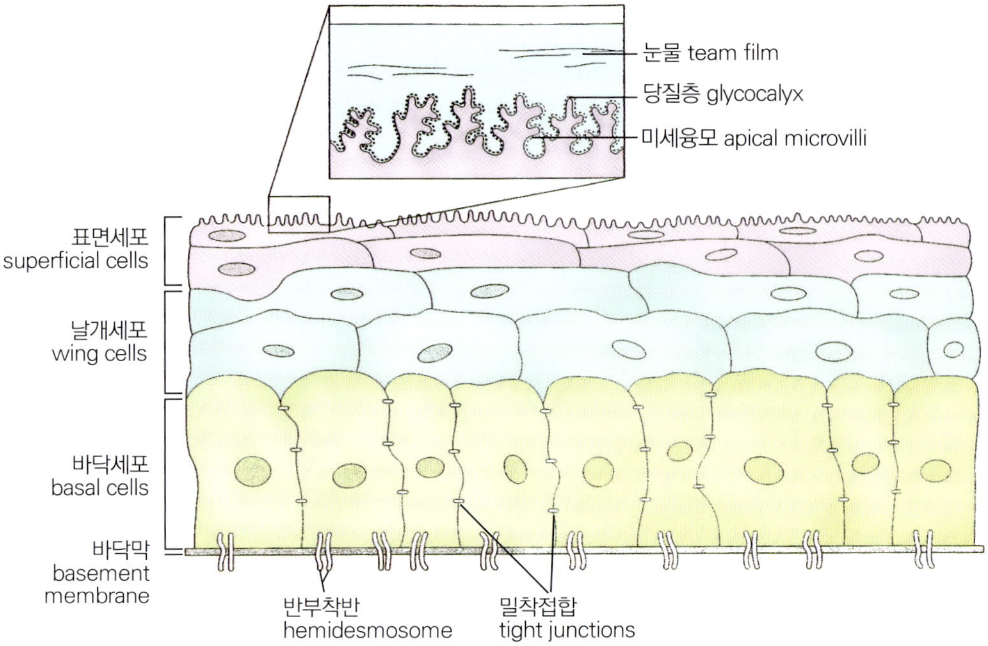

그림 Ⅰ-1-5. 각막상피층의 횡단면

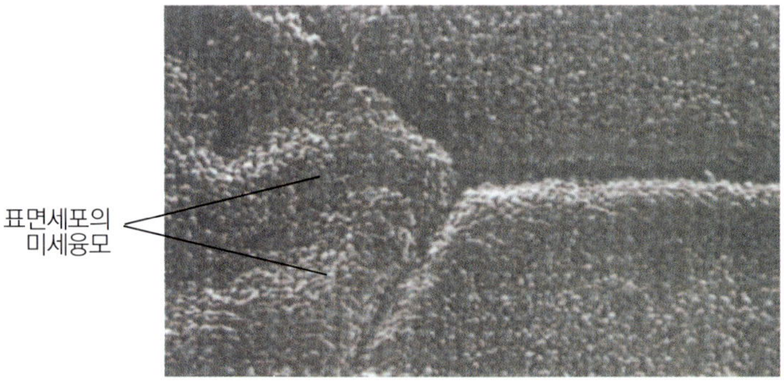

그림 Ⅰ-1-6. 각막상피(표면세포) 표면의 미세융모

각막상피의 중간층인 2~3층의 날개세포층은 표면세포에 비해 다면체에 가깝고 핵은 타원형에 가깝다. 세포 측면의 돌기모양이 날개와 흡사하다고 하여 이름이 지어진 날개세포는 부착반(desmosome)을 통해 옆의 다른 날개세포와 그리고 위쪽의 표면세포, 아래쪽의 바닥세포와 연결되어 있다.

제 1 장 · 각막

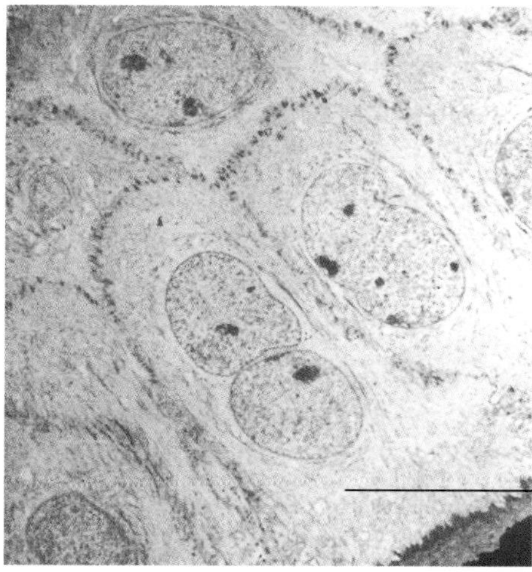

그림 Ⅰ-1-7. 각막상피의 바닥세포

각막상피의 가장 안쪽에는 바닥막(basal membrane) 위에 원기둥 모양의 바닥세포가 1층으로 놓여 있다(그림 Ⅰ-1-7). 각막가장자리의 줄기세포로부터 유래한 바닥세포는 직경이 8~10㎛, 높이가 18~20㎛이다. 바닥세포는 물질대사율이 높아서 유사분열에 의해 새로운 딸세포(daughter cell)를 만들고 이 세포는 표면 쪽으로 밀려 올라가게 되며 이 때 세포의 형태는 점차 편평해져 날개세포가 된다. 날개세포는 다시 표면세포가 되어 오래된 각막상피와 교체(turnover)되는데 약 7~14일이 소요되며 경미한 각막상피의 상처의 치유에는 24시간 미만이 걸린다. 각막 정점부위(중앙부위)는 물질대사율이 매우 낮기 때문에 상처를 입었을 경우에 각막가장자리로부터 이동한 세포에 의존한다(그러나 바닥세포가 손상되면 수개월이 걸릴 수도 있다).

각막상피는 바닥세포의 분열능력으로 비교적 재생이 잘 되기 때문에 외부의 손상에 의한 부종[1)]은 일시적이고 국소적[2)]이다.

(2) 보우만층(Bowman's layer, 전경계막)

각막기질(corneal stroma)의 변형된 구조로 단층의 투명한 아교섬유막(교원섬유막)이다. 상피와 각막기질 사이에 위치하며 상피와는 경계가 확실하나, 각막기질과는 경계가 명확치 못하다. 이 부위의 두께는 약 8~14㎛로 세포는 없고 아교섬유(교원섬유)의 배열은 다소 불규칙하나 정교하여 병원성 미생물에 저항성이 있는 것으로 보인다. 그러나 일단 파괴되면 재생되지 않고 흉터(scar tissue)가 남는다.

1) 부종(edema)이란 결합조직인 세포간질에 수분이 비정상적으로 많아져 부어오르는 현상을 말한다.
2) 전체 중 어느 한 부분을 일컫는 말. 예) 국소적 통증

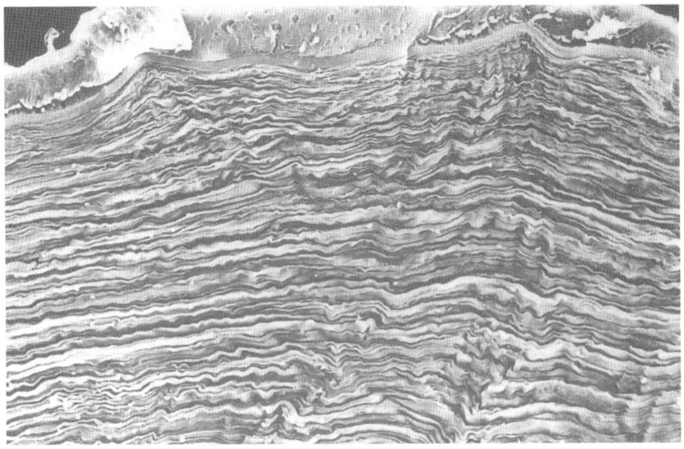

그림 Ⅰ-1-8. 각막 기질의 판상구조

(3) 각막기질(Corneal stroma, 각막실질, 각막간질)

아교섬유(collagen fiber)와 섬유아세포(fibroblast, keratocytes), 기질로 구성된 투명한 결합조직으로 각막두께의 약 90%를 차지하며 혈관은 없다. 아교섬유로 이루어진 200~250층의 판이 평행하게 놓여 있고 판과 판 사이는 친수성의 점액성 다당류[3]로 결합되어 있다(그림 Ⅰ-1-8). 규칙적인 판상섬유(lamella fiber)구조로서 상·하의 판을 구성하는 섬유들은 크기가 일정하고 주행방향도 일정하여 각막이 투명할 수 있는 근본 요인을 제공한다. 각막기질 부위에 상처발생 시에 재생은 어렵다.

(4) 데스메막(Descemet's membrane, 후경계막)

미세 아교섬유로 형성된 두께 2~10㎛의 얇고 투명한 탄력성 막으로 각막기질과 내피사이에 위치하는데 내피의 바닥막에 해당한다고 볼 수 있다(그림 Ⅰ-1-9). 데스메막은 각막내피세포의 분비에 의해 형성되므로 나이가 듦에 따라 두께가 증가한다(그림 Ⅰ-1-10). 데스메막은 외상이나 세균 등의 감염원에 내성이 좋으나 진균류(fungi)에는 방어능력이 약한 편이다.

각막내피세포가 과도한 세포의 기질을 분비하면 데스메막이 부분적으로 두꺼워지는데 이를 하살-헨레체(Hasal-Henle bodies)라 하며 주로 각막가장자리 주변에 생긴다(그림 Ⅰ-1-11). 데스메막은 각막가장자리 주변 쉬발베선(Schwalbe's line)에서 끝난다.

---

3) 외막구조의 점액성 다당류인 Glycosaminoglycan(GAGs)는 음전하를 띠고 있는 친수성 물질로서 교원섬유의 주변에 존재한다.

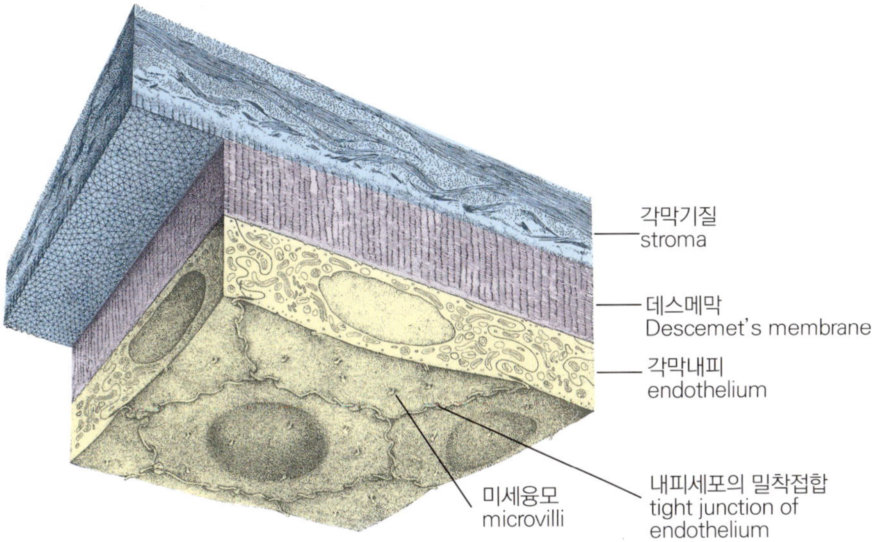

그림 Ⅰ-1-9. 각막 내부의 3차원적 모식도

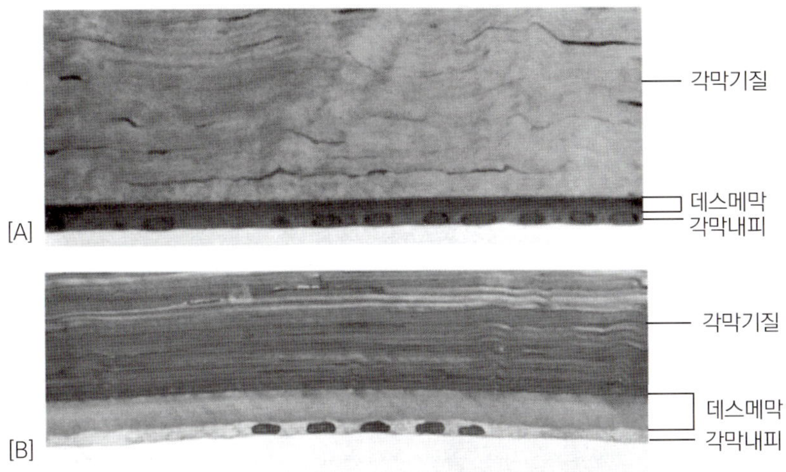

그림 Ⅰ-1-10. 연령에 따른 데스메막의 두께변화
[A] : 1~2세, [B] : 50세

(5) 각막내피(Endothelium)

각막의 가장 안쪽 층으로서 방수와 접하고 있다. 두께는 5㎛의 단층구조로 직경이 약 20㎛이고 표면이 6각형인 편평세포로 구성되어 있으며(약 500,000개, 그림 Ⅰ-1-12) 나이가 들어감에 따라 세포의 수는 감소하나 재생은 되지 않는다. 각막내피는 각막상피와 함께 각막의

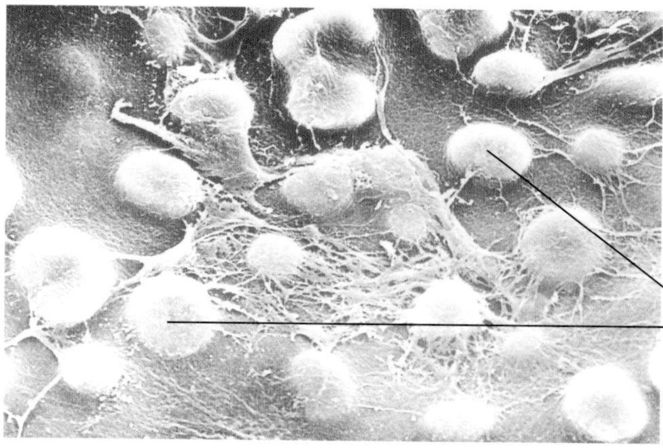

그림 Ⅰ-1-11. 각막 주변부의 하살-헨레체

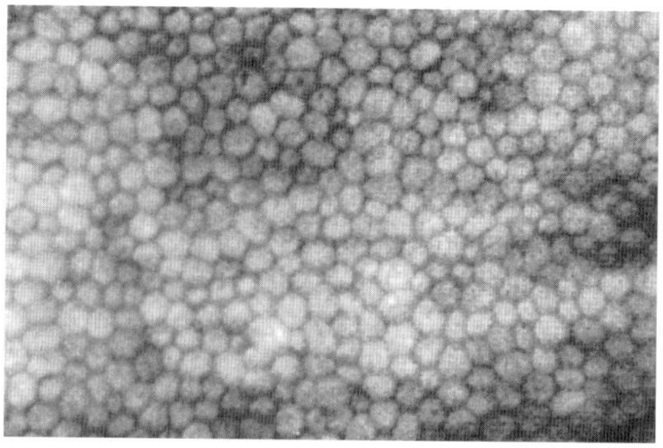

그림 Ⅰ-1-12. 모자이크상의 각막내피

탈수(dehydration) 및 부종의 주체로서 능동적 수송(Na^+-K^+ 펌프) 방법으로 수분 균형을 조절한다.

각막내피는 감염에 대한 저항성이 없고 세포 재생능력이 없기 때문에 내피의 손상은 곧 각막의 부종과 투명성 상실을 초래한다. 즉, 세포분열능력이 없고 재생되지 않기 때문에 외상이나 콘택트렌즈의 착용으로 내피세포가 손상되면 주변세포의 모양이 변형(pleomorphism) 되거나 크기가 변하여(polymorphism) 공간을 메우게 된다.

2. 각막의 기능

각막은 외막구조로서 눈알을 보호하는 역할과 빛을 일정하게 굴절시켜 망막에 도달시키는 굴절매체의 역할을 수행한다.

일반적으로 우리 눈의 굴절력은 각막의 굴절력과 수정체 굴절력의 합으로 나타내는데 이 중, 각막의 굴절력은 우리 눈이 갖는 전체 굴절력(57~62 Diopters)의 2/3에 달하는 42~43D의 굴절력을 가지기 때문에 제1굴절매체라고 한다. 각막의 굴절률은 1.376으로서 공기(1.0)에 비해 굴절률이 강한 편이다.

3. 각막의 물질대사

정상 각막은 비교적 탈수상태로서 수분이 약 78%이고, 나머지는 각막기질의 아교섬유이며, 그 외 극소량의 지질과 탄수화물이 내피나 상피에 존재한다. 눈물과 방수로 둘러싸여 있는 각막에 있어서는 각막상피와 내피의 수분제한이 절대적으로 필요하다.

각막의 상피와 내피의 막은 반투성막으로 지용성 물질을 잘 투과시키며 통과한 물질들, 특히 물과 이온 등은 단순한 삼투현상이 아닌 능동수송에 의해 이동한다. 이때 소모되는 에너지는 주로 내피세포에서 공급되는 것으로 알려져 있다.

각막상피와 내피는 기질에 비해 높은 물질대사율을 보이면서 에너지를 생산하여 각막의 적정 수분을 유지시키고 세포의 재생을 돕거나 각막 내 물질 수송을 담당하므로 각막의 물질대사에 따라 투명성이 유지된다. 물질대사를 위해 필요한 영양분(포도당)과 산소는 일반적으로 혈액에서 얻어지지만 각막은 무혈관 구조이므로 영양분은 앞방(anterior chamber)의 방수와 각막가장자리의 혈관, 눈물에서 얻고 산소는 눈물에 녹아들어 온 산소와 각막가장자리 혈관의 확산 등으로 얻는다.

각막 상피와 내피의 세포들은 에너지 대사과정을 거쳐 에너지를 생산하는데, 에너지대사과정 중 당분해과정(glycolysis)에서 영양분인 포도당(glucose)이 분해되어 피루브산(pyruvic acid)이 되고 다음 단계인 크렙스회로(Kreb's cycle)와 전자전달계에 들어가 에너지저장 상태인 ATP와 이산화탄소, 수분을 배출하게 된다.

산소의 공급여부에 따라 에너지 생산량에 차이를 보이는데 산소가 공급되지 않으면 한 분자의 포도당은 해당과정에서 2개의 ATP만을 얻고 피루브산은 젖산(lactate)이 되어 조직 내 축적되며 끝나게 된다. 산소가 공급되면 피루브산은 사립체로 들어가 크렙스회로와 전자전달계를 거쳐 36개의 ATP를 생산하여 해당과정에서 만든 2개의 ATP와 합하여 총 38개의 ATP를 효율적으로 생산할 수 있다. 따라서 각막의 물질대사에는 산소가 매우 중요하다.

정상인의 경우에도 수면 중에는 산소공급이 원활하지 않기 때문에 기상 후 일정시간 생리적인 각막부종(약 4%의 부종)이 초래될 수 있으나 시간이 지나면서 생리적인 부종은 사라지게 된다. 그러나 만일에 콘택트렌즈의 착용 등으로 산소공급이 장시간 차단되면 병적인 각막부종(corneal edema)이 초래되고 혈관신생[4]이 발생하여 각막혼탁을 초래할 수 있다.

1) 각막상피의 물질대사

각막상피세포의 에너지대사에 필요한 영양분은 포도당으로 대부분의 포도당은 방수에서 얻고 10% 정도만 각막가장자리혈관이나 눈물에서 얻는다. 상피세포는 글리코겐을 저장하고 있는데 포도당이 부족할 경우 사용하는 것으로 보인다.

상피세포의 대사에 필요한 산소는 눈을 떴을 때는 눈물에 녹아들어온 산소를 이용하며(눈물의 산소분압 155㎜Hg) 눈을 감고 있을 때는 눈꺼풀혈관에서 확산된 산소(산소분압 55㎜Hg)를[5] 이용한다.

각막상피세포는 각막의 다른 세포와는 다르게 분열능력이 있기 때문에 상피세포의 재생과 교체를 위해 다량의 아미노산도 요구된다. 아미노산의 공급은 눈물에는 아미노산의 양이 적고 눈물에서 상피 쪽으로의 통과가 어렵기 때문에 주로 방수에서 얻어 상피세포에 농축시키는 것으로 알려져 있다.

2) 각막내피의 물질대사

각막내피세포의 에너지대사에 필요한 포도당은 상피세포와 마찬가지로 방수로부터 얻으며 산소공급도 방수에서 얻는다. 방수에서 상피와 내피에 포도당을 공급하기 위해서는 각막기질 쪽으로 물을 빨아들이거나 내보내는 시스템이 필요한데 이는 내피의 기능 중 하나인 각막수화(corneal hydration)와 관련이 있다. 그러나 많은 양의 수분증가는 혼탁을 초래할 수 있으므로 각막내피펌프를[6] 가동하여 기질의 수분 양을 유지한다.

또한 각막내피에 존재하는 것으로 알려진 글루타티온(glutathione)은 독성산화물(toxic peroxides)을 제거하는 것으로 알려져 있다[7].

---

4) 주로 눈의 질환이나 콘택트렌즈의 장기 착용 등으로 각막의 산소공급이 매우 어려워지는 상황이 초래되면 각막주변부의 눈알결막혈관으로부터 무혈관구조인 각막 쪽으로 혈관이 자라 나와 산소공급을 하게 되는데 이를 혈관신생(neovascularization)이라고 한다. 그러나 산소공급이 호전되면 이 혈관은 필요하지 않게 되어 퇴화되지만 혈관벽의 흔적은 남아 빈혈관(ghost vessel)이 되고 오히려 각막혼탁의 원인이 된다.

5) 산소의 분압이 낮은 편이나 상피세포의 산소요구량(2~4㎕/㎠/hr)에는 충분하다고 알려져 있다.

6) 내피펌프는 내피 세포막의 이온 수송 경로를 통해 간질에서 앞방으로 Na^+, HCO_2^-와 같은 이온을 운반하고 삼투압 차에 의해 물이 앞방 쪽으로 빠져나가도록 하는 것이다.

7) 독성 과산화물들은 조직 내에 산소가 있을 때 빛 자극 등에 의해 형성되는데 글루타티온이 글루타티온과산화효소(glutathione peroxidase, 산화환원효소)로 작용하여 독성과산화수소를 환원시킨다.

4. 각막의 투명성

각막은 투명하여 입사광의 1% 미만을 반사한다. 다양한 성질을 가진 층들의 조합으로 이루어진 각막이 이와 같은 투명성을 갖는 것을 설명하는 것은 쉬운 일이 아니며 여러 가지 의견이 있으나 각막의 투명성은 각막의 균일한 구조와 각막의 무혈관성 그리고 조직의 상대적인 건조상태에 의한 것으로 알려져 있다.

건강한 각막은 고형성분 22%와 수분 78%의 균형을 이루고 있으며 각막내피의 경우 Na^+-K^+ 펌프작용에 의해 수분 함량을 조절하여 투명성을 유지하고 부종을 억제한다. 만일 내피에 상처가 생기거나 산소의 공급이 어려워지면 수분유입으로 각막부종을 초래하게 되고 투명성은 감소하게 된다.

5. 각막의 혈관계

각막에는 혈관계통이 없어서 각막에서 공막으로 이행하는 각막가장자리의 혈관망(앞섬모체동맥의 가지인 앞·뒤결막동맥), 눈물, 방수 등에서 단순 확산에 의해 산소와 영양을 공급받으며, 각막 세포의 대사산물 역시 이들 3가지 경로를 통해 배출한다.

6. 각막의 신경

각막에 분포하는 대부분의 감각신경섬유들은 삼차신경의 첫 번째 가지인 눈신경(ophthalmic nerve)의 코섬모체신경(nasociliary nerve)이다. 코섬모체신경은 다시 긴섬모체신경(long ciliary nerve)으로 나뉘고 공막을 관통하여 각막가장자리 주변에서 각막가장자리신경얼기(nerve plexus, 각막윤부신경총)를 형성한다. 70개 내지 80개의 신경분지는 각막가장자리에서 각막중심을 향해 방사상으로 놓여 상피세포 아래까지 도달하며 각막가장자리 주변에서는 말이집을 상실하여 무수신경섬유가 된다. 이러한 무수신경섬유들에 의해 외부로부터 오는 자극에 민감하게 작용하여 눈알을 보호하고, 상피의 조그만 손상에도 심한 통증을 느끼는데 각막의 중심부에서 더 심한 통증을 느낀다. 각막의 감각은 성별, 양안에 따른 차이 없이 동일하다.

7. 각막가장자리(Limbus, 각막윤부)

각막가장자리는 각막과 공막 연결부위의 폭 1~2㎜ 가량의 회색대를 말하며 기본구조는 각막과 유사하나 상피층이 약 10층으로 층수가 증가한 것과 기질에 혈관이 있는 점 등이 각막과 다르다.

각막가장자리의 상피는 눈알결막으로 이행된다. 기질과 인접한 보그트울타리조직(Vogt's palisades)이라는 방사상의 주름구조를 가지고 있어 넓은 표면적을 가진 바닥세포층이 혈관망이 있는 기질과 접촉함으로써 영양분을 흡수하고 혈관이 없는 눈알표면이나 인접한 조직으로 대사에 필요한 물질을 원활히 공급한다. 보우만층은 결막과 테논낭으로 연결되며 기질의 아교섬유 배열은 공막의 배열과 유사하다. 데스메막은 막의 변화가 일어나 기둥형의 그물 세공으로 되었고 내피는 단층의 세포로 구성되었다.

각막가장자리는 쉴렘관(Schlemm's canal)이라 부르는 타원형의 공막정맥굴(scleral sinus, 공막정맥동)의 외벽을 구성하여 앞방으로부터 방수를 배출하는데 매우 중요한 역할을 수행한다. 쉴렘관의 외부에는 25~30개의 작은 집결관(수집관, 집합관)들이 있어서 각막가장자리의 깊은공막정맥(deep vein)으로 합쳐진다.

각막가장자리의 외부 표면에는 바깥공막도랑(external scleral sulcus)이라 부르는 얕은 함몰부가 있고 내부에는 속공막도랑(internal scleral sulcus)이 있으며 섬유주망(trabecular meshwork)과 쉴렘관이 분포하여 방수의 유출통로로서 작용한다.

각막가장자리의 주변부 0.5㎜ 하방에는 각막으로 확장된 결막의 혈관들이 있다. 이 혈관들은 각막 주변부에 영양을 공급하며, 각막의 기질에 림프구를 제공하기도 하는데, 후에 상공막정맥(episcleral vein)으로 들어간다. 그러나 각막의 만성염증 시에는 각막실질로 침투하여 혈관신생을 하기도 한다.

8. 각막의 변화

제1굴절매체인 각막은 각막의 변화요인(만곡도, 표면상태, 투명성 등)에 따라 왜곡된 시력과 굴절이상, 시력장애 등을 초래할 수 있다. 각막의 만곡정도는 개인적으로 또는 나이에 따라 다양하다.

각막질환도 변화요인이 될 수 있는데, 각막은 외안부에 위치하기 때문에 감염 등에 의한 질환이 생기기 쉬우며 눈알결막과도 연결되어 있어서 결막염이 각막염으로 진행될 수 있다. 각막은 무혈관 조직이기 때문에 반응이 만성적으로 진행되지만, 세균 감염 시에는 혈액의 항체(antibody)공급의 부족으로 급속히 조직의 파괴를 수반하게 된다.

전 연령층에서 발생하는 일반적인 각막의 질환은 보통 이물감이나 눈부심(수명), 눈물흘림(유루), 시력감퇴, 눈의 통증 등의 증상이 나타나며 질환에 따라서는 각막부종이나 각막의 세포침윤 그리고 각막의 흉터(각막기질의 손상에 의한) 등으로 각막혼탁(corneal opacity)을 초래할 수 있다.

심각한 시력감퇴가 초래된 각막질환과 원추각막[8] 등은 각막수술인 각막이식(keratoplasty)으로 치료하며, 전체층각막이식 방법과 표층각막이식 방법이 있다. 최근에는 굴절이상을 교정하기 위한 굴절교정각막수술[9]도 많이 이루어지고 있는데 굴절교정레이저각막절제술(PRK), 각막절삭성형술(LASIK) 등이 대표적이다.

각막의 노인성 변화로는 광택 감소과 투명도의 감소를 들 수 있다. 또한 각막 수직경의 만곡 감소로 각막이 편평해지며, 순환장애에 의해 각막가장자리 내의 변성물의 침윤을 볼 수 있다. 또한 각막가장자리에 백색환이 생기는 노년환(arcus senilis, 노인환)[10]이 나타날 수 있다.

8) 원추각막(keratoconus)은 유전각막이상증에 속하는 질환으로 각막 중심부가 앞으로 돌출하여 원추형이 되는 질환이다. 초기에는 콘택트렌즈로 시력을 교정하지만 심해지면 전체층각막이식을 시행한다.

9) 굴절이상각막수술은 굴절이상을 각막수술로 교정하는 수술방법을 말하며 주로 근시를 대상으로 했으나 최근에는 원시, 난시 그리고 노안까지 수술 범위를 넓히고 있다. 근시 수술로는 엑시머레이저를 이용한 굴절교정레이저각막절제술(PRK)과 각막절삭성형술(LASIK), 레이저각막상피절삭성형술(LASEK) 등이 있다.

10) 노년환(arcus senilis, 노인환)은 지방질 변성에 의해 각막가장자리에 백색환이 생기는 각막변성증의 하나로 특별한 증상은 없다.

이것만은 꼭 알아둡시다.

1. 각막의 형태적 구조

눈알 앞부분 1/6, 투명한 무혈관 구조.

수평직경은 11.4~11.7㎜, 수직직경은 10.6~10.8㎜, 앞면의 곡률 반경은 7.8㎜, 뒷면의 곡률반경은 6.5㎜, 각막의 두께는 중심부가 0.5㎜, 주변부로는 0.7~1.0㎜.

2. 각막의 층 구조

1) 각막상피(Epithelium) : 표면세포, 날개세포, 바닥세포층으로 구성.
바닥세포의 세포분열로 재생가능. 부종은 일시적이고 국소적.

2) 보우만층(Bowman's layer) : 단층의 투명한 아교섬유막

3) 각막기질(Stroma, 각막실질) : 200~250층의 규칙적 판상구조. 각막두께의 90%

4) 데스메막(Descemet's membrane) : 내피의 바닥막

5) 각막내피(Endothelium) : 단층, 세포 재생 불가능, 손상 시 각막부종, 각막혼탁

3. 각막의 기능

눈알 보호, 제1굴절매체

4. 각막의 물질대사

각막상피와 내피는 에너지를 생산하여 각막의 적정 수분(78%)을 유지시키고 세포의 재생을 돕거나 각막 내 물질 수송을 담당하여 각막의 투명성 유지.

5. 각막의 투명성

각막의 균일한 구조, 각막의 무혈관성, 조직의 상대적인 건조상태에 의함.

6. 각막의 혈관계

각막은 무혈관 구조

포도당 공급 : 앞방의 방수, 각막가장자리 혈관, 눈물

산소 공급 : 눈물, 각막가장자리 혈관의 확산, 방수

7. 각막의 신경

감각신경인 눈신경의 분지(코섬모체신경 → 긴섬모체신경)가 분포

8. 각막가장자리(각막윤부)

각막과 공막 연결부위로 기질에 혈관존재.

9. 각막의 변화

각막의 노인성 변화 : 노년환 등

만곡도, 표면상태, 투명성, 질환 등의 변화요인에 따라 왜곡된 시력, 각막부종, 각막혼탁 초래

각막질환 주 증상 : 눈부심, 눈물흘림, 시력감퇴, 이물감, 눈의 통증 등

학습목표

- 공막의 구조를 설명할 수 있다.
- 공막의 기능을 이해할 수 있다.
- 공막의 혈관계를 설명할 수 있다.
- 공막의 신경을 설명할 수 있다.
- 공막의 변화를 설명할 수 있다.

신용어미리보기

각막가장자리 : 각막윤부, 윤부
공막돌기 : 공막극
긴섬모체신경 : 후모양체신경
눈신경 : 안신경
눈알결막 : 구결막
뒤섬모체동맥 : 후모양체동맥
또아리정맥 : 와정맥
시신경집 : 시신경초
앞섬모체동맥 : 전모양체동맥
짧은섬모체신경 : 단모양체신경
힘줄 : 건

제2장 공 막(Sclera)

각막과 함께 눈알의 외막에 속하는 공막(sclera)은 일반적으로 흰자위라 불리며, 눈알의 뒷편 5/6를 덮고 있는 불투명한 섬유성 보호막을 말한다. 각막과 마찬가지로 점액성 다당류 속에 아교섬유가 존재하지만, 아교섬유와 탄력섬유가 조밀하게 분포하고 아교섬유의 크기가 다양하며 섬유의 배열이 불규칙하여 공막은 흰색으로 보인다.

1. 공막의 구조

공막의 앞쪽은 각막가장자리에서 각막과 만나며, 뒤쪽으로는 시신경집(optic nerve sheath)과 연결되어 있다. 공막의 두께는 뒤극이 1㎜, 적도 부위는 약 0.5㎜ 정도이며, 곧은근(외안근의 일부)이 부착되는 부위가 0.3㎜로 가장 얇다. 공막이 노출된 앞부분은 눈알결막에 의해 덮여 있으며, 약간의 얕은 혈관을 볼 수 있다. 공막은 바깥쪽으로부터 안쪽으로 상공막, 공막기질, 공막갈색판의 3층으로 구성되었다(그림 Ⅰ-2-1).

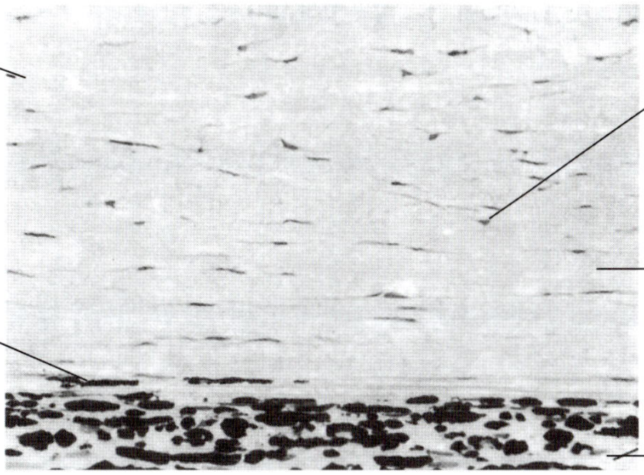

그림 Ⅰ-2-1. 공막의 층 구조

1) 공막의 층 구조

(1) 상공막(Episclera, 공막상판)

상공막은 공막의 가장 바깥층으로 다소 성긴 결합조직으로 구성되어 있으며, 혈관(상공막 혈관)이 존재한다. 각막가장자리 뒷부분부터 눈알 후방까지는 테논낭과 결합조직성 섬유로 연결되어 있고 시신경집 부위에서 융합되어 안압의 변화에 대하여 눈알의 모양을 일정하게 유지한다. 또한 외안근의 힘줄을 감싸 고정시켜 눈알운동이 원활히 이루어지도록 한다.

(2) 공막기질(Scleral stroma, 공막실질)

공막의 가운데 층인 공막기질은 치밀한 결합조직으로 공막 중 가장 두꺼우며 각막가장자리에서 각막기질과 연속된다. 각막기질과 성분은 유사하나 공막기질을 이루는 아교섬유는 직경이 25~230㎚로 다양하고 불규칙하게 얽혀 있으며 섬유아세포의 수는 각막에 비해 적고 탄력섬유를 함유하기도 한다. 아교섬유의 다양성과 불규칙한 배열, 그리고 수분함량 65~ 70%의 수화된 구조(hydrate structures)로 인해 불투명하다.

(3) 공막갈색판(Lamina fusca)

공막의 가장 안쪽 층으로 안으로는 맥락막과 접하는데 맥락막과 마찬가지로 멜라닌색소를 가지고 있어 갈색으로 보이며 눈알 안으로 들어오는 빛을 차단한다.

2) 공막의 구조물

(1) 공막돌기(Scleral spur, 공막극)

각막가장자리 부근의 쉴렘관 뒤쪽에 쐐기 모양으로 돌출한 공막부위로 섬모체(섬모체근의 세로섬유)가 부착되는 부위이다.

(2) 사상판(Lamina cribrosa)

공막에는 혈관, 신경, 림프관이 통과하기 위한 많은 구멍과 관들이 존재한다. 그 중 시신경의 통로가 되는 진입부위는 매우 얇아서 마치 체(sieve)모양의 둥근 형태를 이루면서 시신경섬유가 들어가는 많은 작은 구멍들이 뚫려 있는데 이를 사상판이라 한다.

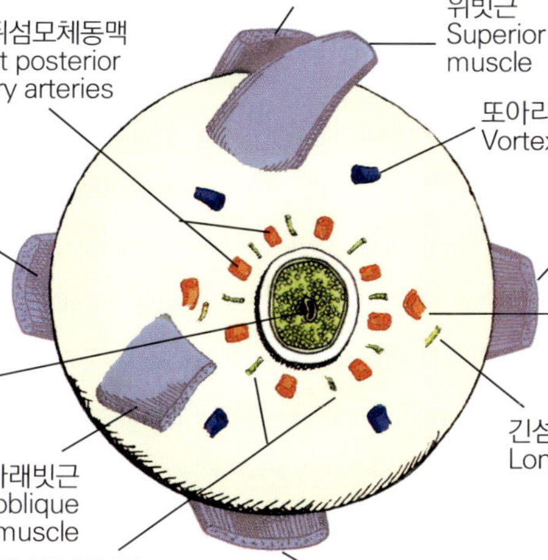

그림 Ⅰ-2-2. 공막의 뒷면

공막구조 중 가장 약한 곳으로 안압이 증가하면 사상판이 밖으로 돌출하고 시신경유두가 함몰한다[1].

(3) 천공(Emissaria)

공막에 존재하는 여러 개의 구멍을 의미하며 이 구멍으로 혈관, 신경, 림프관이 통과한다. 대표적으로 눈알의 적도면에는 또아리정맥(vortex vein)이 통과하는 구멍이 있다(그림 Ⅰ-2-2).

2. 공막의 기능

공막은 눈알을 보호하는 역할 뿐만 아니라, 탄력성이 적기 때문에 눈알 내부와 외부의 압력에 대해 눈알의 형태를 일정하게 유지시켜주는 기능을 수행한다. 또한 눈알운동을 일으키는 외안근에게 부착부위를 제공한다.

1) 진행성 시신경병증인 녹내장은 일반적으로 안압이 높은데, 안압이 높아지면 눈알 내용물이 눈알의 막구조(안구벽)을 미는 압력이 증가하고 이때, 공막 구조 중 가장 약한 사상판이 밀리면서 시신경유두부가 함몰된다. 시신경유두부의 함몰정도는 안압측정, 시야검사 등과 함께 녹내장 진단에 활용한다.

공막은 각막에 비해 그 구조가 일정치 못하고 수분의 함량이 풍부한 편이다. 공막의 불투명성은 탄수화물(GAGs)의 함유정도, 수분의 양, 아교섬유의 크기, 아교섬유의 배열과 관련이 있다고 알려져 있는데, GAGs는 각막의 1/4 정도를 가지고 있으며 공막구조는 정상적인 상태에서 거의 완전히 수화(hydration)되어 있어 각막에 비해 불투명하다. 이러한 공막의 불투명성은 빛의 분산(scattering)을 막아주는 기능을 한다.

3. 공막의 혈관계

공막은 물질대사가 활발하지 못한 부분이므로 혈액공급이 미약하다고 할 수 있다. 앞섬모체동맥(anterior ciliary artery)과 뒤섬모체동맥(posterior ciliary artery)이 인근 조직으로 향하기 위해 공막을 통과하지만 공막기질 자체의 모세혈관층은 없고 앞섬모체동맥으로부터 유래한 상공막혈관과 맥락막의 혈관분지에서 영양분을 얻는다.

4. 공막의 신경

공막의 후방에는 짧은섬모체신경 분지가, 나머지 부분에는 삼차신경 눈신경의 긴섬모체신경의 분지가 닿아있어 공막의 염증이나 손상 시에 쉽게 통증을 느낀다(그림 Ⅰ-2-2).

5. 공막의 변화

정상인도 신생아 시기에는 공막의 두께가 얇아 안쪽에 있는 맥락막 색소가 투사되면서 푸른색을 띠지만 성장에 따라 성인의 공막은 흰색, 그리고 노년기에는 지방의 축적으로 황색을 띠게 된다.

그러나 선천적으로 아교섬유의 이상이 발생하면 공막이 얇아지면서 푸르게 보이기도 하는데 이를 청색공막(blue sclerosis)라 하며 불완전뼈발생증, 마르팡증후군[2], 원추각막환자와 관련이 있는 것으로 알려져 있다. 간혹 간 질환자의 황달과 같은 경우는 공막이 황색을 띠기도 하는데 이는 대사산물(빌리루빈)이 공막을 덮고 있는 결막혈관에 증가했기 때문이다.

---

2) 청색공막과 관련이 있는 이 질환들은 유전성 결합조직 질환으로 분류된다. 불완전뼈발생증은 뼈, 공막, 인대, 피부, 내이가 침범되고 마르팡증후군은 뼈대, 심장, 눈이 침범되는 질환이다. 특히 마르팡증후군은 키가 크고 사지가 길며 손가락도 긴 것이 특징이어서 거미손가락증이라고도 하며 청색공막 외에도 수정체탈구, 녹내장, 망막박리와도 관련이 있는 것으로 알려져 있다.

일반적으로 공막은 눈알의 다른 부분에 비해 혈관이 적고 신진대사도 미약하기 때문에 염증과 질환은 적은 편이다. 공막의 염증질환으로는 상공막층에 염증이 국한된 상공막염(episcleritis)과 공막 깊숙이까지 염증이 파급된 공막염(scleritis)이 있다.

공막의 외상은 각막의 외상부위가 협착되는 것과는 달리 상처의 부위가 벌어지는 경향이 있고, 공막에 세포(상피, 내피)가 없고 혈관이 적어서 치유가 지연되는 경향이 있다. 따라서 외상부위는 맥락막이나 상공막의 세포들 또는 혈관들의 증식으로 채워지기도 한다.

이것만은 꼭 알아둡시다.

1. 공막의 형태학적 구조
 눈알 5/6를 감싼 불투명한 섬유막, 두께는 뒤극이 1㎜, 곧은근 부착부위가 0.3㎜.

2. 공막의 층 구조
 1) 상공막(Episclera) : 혈관(상공막혈관)이 존재
 2) 공막기질(Scleral stroma) : 다양한 크기의 아교섬유가 불규칙하게 배열
 3) 공막갈색판(Lamina fusca) : 멜라닌색소함유

3. 공막의 기능
 눈알의 형태 유지, 외안근에게 부착부위를 제공

4. 공막의 혈관계
 상공막혈관과 맥락막의 혈관분지에서 영양분을 얻음.

5. 공막의 신경
 감각신경인 짧은섬모체신경, 긴섬모체신경이 분포

6. 공막의 변화
 노인성 변화 : 공막 색변화(신생아는 푸른빛, 청년은 흰색, 노년은 황색)
 선천질환 : 청색공막
 관련 질환 : 상공막염, 공막염

학습목표

- 홍채의 구조를 설명할 수 있다.
- 홍채의 기능을 이해할 수 있다.
- 홍채의 혈관계를 설명할 수 있다.
- 홍채의 근육을 설명할 수 있다.
- 홍채의 신경을 설명할 수 있다.
- 동공의 형태와 크기 변화요인을 설명할 수 있다.
- 홍채의 변화를 설명할 수 있다.

신용어미리보기

동공가장자리 : 동공연
동공조임근 : 동공괄약근
동공확대근 : 동공산대근
또아리정맥 : 와정맥
뒷면상피 : 후면상피

뒷상피층 : 후상피층
뒷방 : 후안방
앞면상피 : 전면상피
앞방 : 전안방
앞방각 : 우각부

앞포도막염 : 전포도막염
잔고리 : 권축륜
홍채뿌리 : 홍채근부
홍채작은동맥고리 : 소홍채동맥륜
홍채큰동맥고리 : 대홍체동맥륜

제3장 홍 채(Iris)

중막은 외막과 내막 사이에 위치하며, 조직학적 특성상 혈관이 풍부한 막 구조이므로 혈관막(vascular membrane)이라 한다. 또한 혈관과 색소세포가 풍부하여 검붉은 색을 띄며 동그란 형태(spherical)의 포도처럼 생겼기 때문에 일명 포도막(uvea)이라 부르기도 한다. 중막은 홍채, 섬모체, 맥락막의 3부분으로 나뉘며 각각의 역할이 세분화되어 있다.

홍채(iris)는 중막의 가장 앞쪽에 위치하며 원형의 공간을 둘러싸서 동공(pupil)을 형성하고 근육(동공조임근, 동공확대근)으로 동공의 크기를 조절한다. 홍채는 동공의 주변부를 통해 들어오는 산란광을 흡수하여 초점 심도를 증가시켜 주는 조리개 기능을 가지며 색소를 가지고 있어서 눈의 색을 결정하기도 한다.

1. 홍채의 구조

홍채(iris)는 중막의 가장 앞쪽 부위로 수정체 앞에 놓여있기 때문에 앞방(anterior chamber)과 뒷방(posterior chamber)을 나누는 경계가 된다. 홍채는 직경이 12㎜, 두께가 0.5㎜인 둥근 판모양으로 그 중앙에 형성된 원형의 공간을 동공(pupil)이라 하는데 동공을 통해 빛을 통과시키며 앞방과 뒷방이 서로 연락되기도 한다.

홍채는 동공주변의 동공가장자리(pupillary margin)부위와 섬모체와 연접하는 홍채주변부인 홍채뿌리(iris root)부위로 나뉘는데 각막과 섬모체의 앞쪽 면 그리고 홍채뿌리로 둘러싸인 구석을 앞방각(chamber angle)이라 하며, 이곳에 방수가 배출되는 쉴렘관이 있다(그림 Ⅰ-3-1).

홍채의 두께는 동공가장자리에서 바깥쪽으로 약 2㎜ 되는 곳이 가장 두꺼우며 홍채뿌리가 가장 얇은 구조를 하고 있는데, 가장 두꺼운 부분은 홍채작은동맥고리(minor arterial circle of iris)에 의해 원형의 불규칙한 융기선이 나란히 보이기 때문으로 이곳을 잔고리(collarette)이라 한다(그림 Ⅰ-3-2).

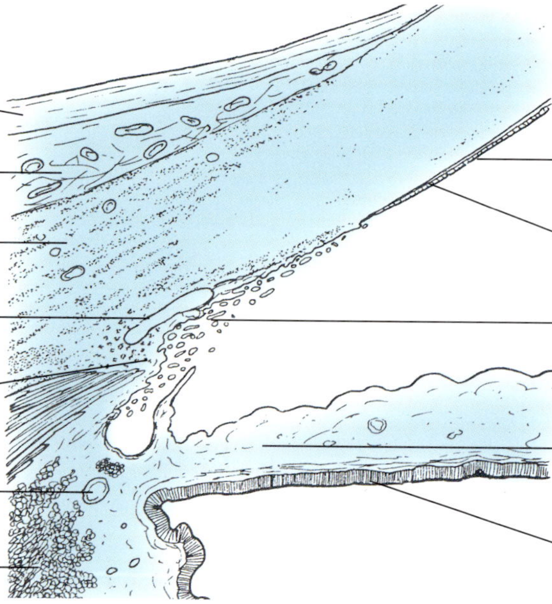

그림 I-3-1. 앞방각의 구조

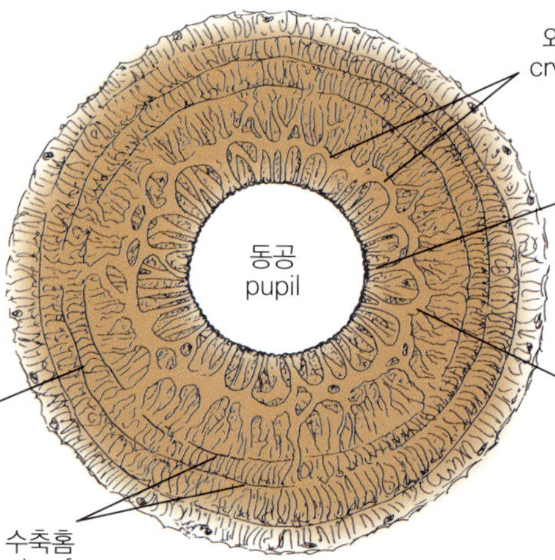

그림 I-3-2. 홍채 앞면과 잔고리

홍채의 앞면에는 부챗살 모양(방사상)의 많은 주름(홍채문리, relief)이 있어서 울퉁불퉁하며, 청색홍채에서 갈색홍채보다 더 뚜렷하게 나타난다(그림 I-3-2). 동공부터 잔고리 안쪽의 동공을 둘러싸는 부분을 동공부(pupillary zone)라고 하며 비교적 작은 원의 형태이고, 잔고리의 바깥쪽 홍채뿌리부분은 섬모체부(ciliary zone)라고 하는데 동공부보다 큰 원을 이루

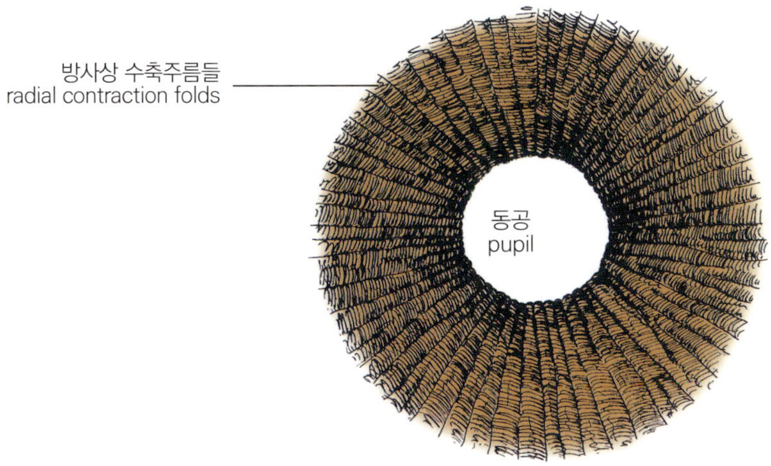

그림 Ⅰ-3-3. 홍채 뒷면

고 있고 많은 동심원 모양의 홈이 있다. 이 홈들은 동공이 확대될 때 홍채의 주름에 의해 더 깊어져 어둡게 보이는데 이를 수축홈(contraction furrow, 수축구)이라 한다. 홍채의 뒷면은 흑갈색으로 매끈한 편이나 부챗살 모양의 주름이 많다(그림 Ⅰ-3-3).

홍채의 동공가장자리에는 동공조임근(sphincter muscle)이 있으며, 홍채 주변부에는 동공확대근(dilator muscle)이 있어 동공의 크기를 조절한다.

홍채의 색은 인종별, 개인별로 차이가 심하며, 동일인에서도 그 색이 달라지기도 한다. 홍채 내의 색소 함량이 적으면 청색으로 보이고 많으면 갈색으로 보인다. 홍채의 색소는 태어날 때는 양이 적어서 장파장의 빛은 흡수하고 단파장의 빛은 반사하거나 분산시키기 때문에 유아(infant)들의 홍채는 비교적 푸른색으로 나타나지만 성장에 따라 색소가 증가한다. 홍채의 색은 유전되는데 갈색은 우성(dominant)이며, 청색은 열성(recessive)으로 유전된다.

1) 홍채의 층 구조

홍채는 앞쪽으로부터 뒤쪽으로 대략 4개의 층으로 구성된다(그림 Ⅰ-3-4).

(1) 앞경계층(Anterior border layer)

홍채기질의 색소세포(멜라닌세포)와 결합조직이 농축된 불연속적인 얇은 층으로 홍채의 앞면을 불규칙하게 덮고 있으며 혈관은 없다. 앞경계층은 홍채뿌리 가까이에서 끝나며 홍채 돌기가 되어 쉴렘관으로 이어진다.

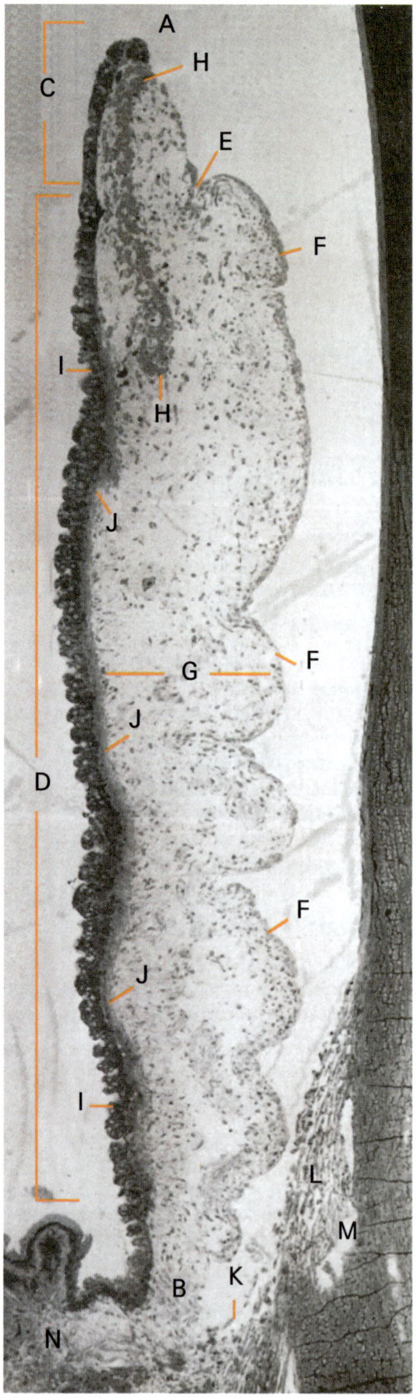

A : 동공
B : 홍채뿌리
C : 동공부
D : 섬모체부
E : 잔고리
F : 앞경계층
G : 홍채기질
H : 기질내 동공조임근
I : 뒷면상피
J : 앞면상피 : 동공확대근
K : 앞방각
L : 섬유주
M : 쉴렘관
N : 섬모체

그림 I-3-4. 홍채의 구조(단면)

제 3 장 · 홍채

(2) 홍채기질(Iris stroma)

① 홍채기질(iris stroma)

앞경계층과 뒷상피층 사이에 있으며 색소세포 그리고 섬유아세포와 아교섬유, 혈관 등으로 구성된 소성결합조직이다. 기질의 모세혈관은 홍채작은동맥고리에서 유래하며 혈관벽에 구멍이 없어 혈액방수장벽(blood-aqueous barrier)을 형성한다.

② 동공조임근(sphincter muscle)

동공가장자리에는 약 1㎜ 폭의 민무늬근이 원형으로 동공을 싸고 있는데 이를 동공조임근이라 하며 주변 기질에 단단히 고정되어 있어 근육 수축 시 동공을 축동(miosis)시킨다. 동공조임근은 눈돌림신경에서 분지한 부교감신경의 지배를 받으며 조직의 기원은 신경외배엽성이다.

(3) 동공확대근(Dilator muscle)

홍채기질 뒷면에 존재하는 뒷상피층은 2층 구조로 기질에 인접한 앞면상피와 뒷방에 인접한 뒷면상피로 나뉘는데, 앞면상피의 앞부분은 근상피세포로 변형되어 바닥돌기(basal process)가 기질 쪽으로 뻗어 민무늬근인 동공확대근의 돌기가 되었고 극돌기(apical process)는 색소세포가 되었다.

동공확대근은 홍채뿌리로부터 동공조임근의 중간부위까지 방사상으로 주행하는 근육으로 근섬유는 앞면상피로부터 나온 돌기를 기질 안으로 삽입하고 있어 동공조임근보다 강하지만 근육의 분화는 불완전한 상태로 보인다(그림 Ⅰ-3-5).

동공확대근은 근육 수축 시 동공을 산동(mydriasis)시키며 교감신경의 지배를 받는다. 동공확대근의 기원은 신경외배엽성이고 섬모체의 색소상피층으로 연속된다(그림 Ⅰ-3-6).

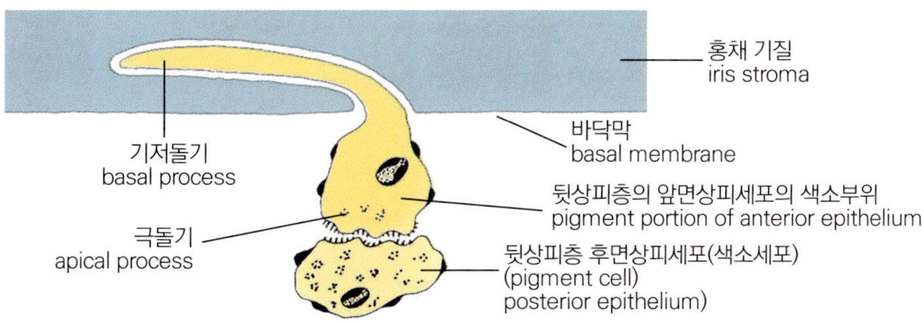

그림 Ⅰ-3-5. 홍채의 뒷면(전면상피와 후면상피)

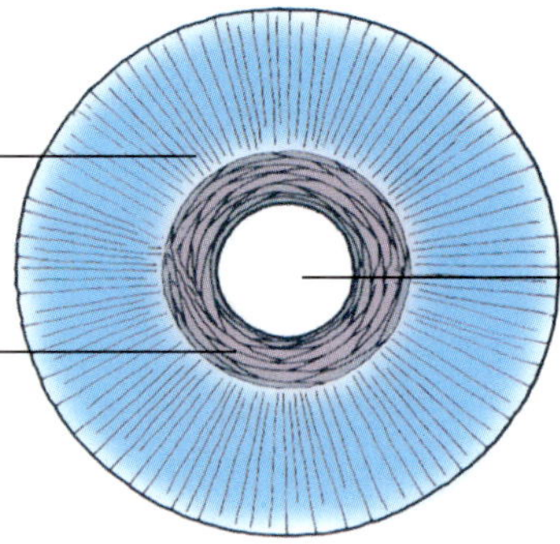

그림 Ⅰ-3-6. 동공 확대근과 동공 조임근의 주행방향

(4) 뒷상피층(Posterior epithelium layer)

뒷상피층은 2층구조로서 신경외배엽성 기원을 가지며 앞면상피(anterior epithelium)와 뒷면상피(posterior epithelium)로 나뉜다. 이 중 뒷면상피는 홍채의 가장 뒷면에 위치하며 다량의 색소세포와 원주세포로 구성된 단층구조로 뒤로는 섬모체의 무색소상피층으로 연속된다.

앞면상피와 뒷면상피 2층은 표면의 미세융모와 부착반으로 연락하고 있으며 홍채 뒷면으로부터 홍채 앞면의 동공가장자리까지 감싸고 있어 동공가장자리를 둘러싼 주름이 형성된다.

2. 홍채의 기능

동공을 형성하여 광선의 입사량을 조절하는 조리개 역할을 하며 홍채의 색소로 동공의 주변부를 통해 들어오는 산란광을 흡수하여 초점 심도를 증가시켜 주는 기능을 가진다. 또한 홍채 내의 색소 함량에 따라 홍채의 색(눈의 색)을 결정한다.

3. 홍채의 혈관계

홍채의 혈액공급은 홍채큰동맥고리(major arterial circle of iris)에서 홍채기질로 뻗어 나온 혈관분지로 이루어졌는데 홍채의 혈관들은 동공가장자리를 향하여 부챗살 모양으로 뻗어나가며, 잔고리에서 서로 문합하여 홍채작은동맥고리(minor arterial circle of iris)를 형성한다. 홍채의 정맥피는 4개의 또아리정맥을 통해서 배출된다(그림 Ⅰ-3-7).

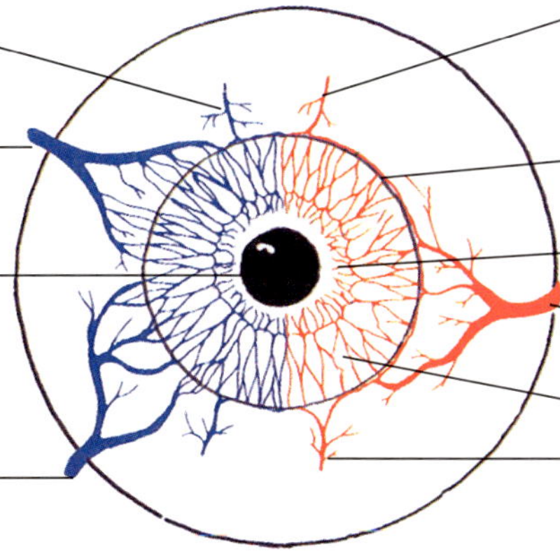

그림 I-3-7. 홍채의 혈관분포

4. 홍채의 신경

홍채에는 감각신경, 운동신경, 자율신경 모두를 동반한 긴·짧은섬모체신경이 분포한다. 동공조임근은 부교감신경의 지배를 받으며 동공확대근은 교감신경의 지배를 받는다.

5. 동공(Pupil)

1) 동공의 형태

동공은 각막 중앙에서 약간 내하측으로 치우친 원형의 구멍으로 홍채로 둘러싸여 형성되었다. 동공은 각막 안쪽에 위치하기 때문에 우리의 눈에는 실제보다 1.1배 정도로 확대되어 보인다. 또한 외부에서 눈으로 들어온 빛은 망막에서 결상되고 망막에서 반사된 광선이 수정체와 각막에 의해 굴절되기 때문에 동공은 검은색으로 보인다.

동공은 눈으로 들어오는 빛의 입사량을 조절하며, 홍채가 색소로 동공의 주변부를 통해 들어오는 산란광을 흡수하기 때문에 초점 심도를 증가시키는 기능을 갖는다.

동공의 크기는 2~4㎜이며 4㎜ 이상이면 산동(mydriasis)이라 하고, 2㎜ 이하이면 축동(miosis)이라 한다. 양안 동공의 크기는 일반적으로 동일하나 만일 병적으로 크기가 다르게 되면 이를 동공부등(anisocoria)이라 한다.

2) 동공 크기의 변화요인

정상 동공의 크기는 광선의 자극, 물체의 근접정도 등에 의해 좌우되는 것이 일반적이다. 동공의 크기는 눈으로 들어오는 입사광선량에 따라 자동적으로 축소되거나 확대되며 밝은 빛일 때 축소되고 약한 빛일 때 확대된다. 이것을 대광반사(light reflection)라[1] 한다. 또한 조절이 일어나는 동안에도 동공은 축소되는데 이는 부교감신경의 작용으로 일어나는 근접반사(near reflex)의[2] 일종이다.

정상 동공도 일정한 조건에서는 나이에 따라 동공의 크기가 변화하여 신생아는 직경이 약 2㎜ 이내이나, 청년기까지는 점차 커지고 이후 점차 작아져 고령자들은 신생아와 거의 같은 크기를 갖게 된다.

또한 졸린 상태에는 각성상태보다 동공의 크기가 작으며 심한 피로, 정서 불안 등의 정신적인 감정은 동공을 다소 확대시키는 경향이 있다. 졸린 상태에서 동공이 작아지는 이유는 대뇌나 사이뇌의 기능이 활발하지 못해 Edinger-Westphal핵(E-W핵)에 대한 핵상로의 억제 작용이 감소하기 때문이다.

마취 시에도 동공의 크기는 변하는데 전신마취를 할 때, 마취초기(유도시기)에는 흥분상태에 있기 때문에 동공이 커지고, 마취가 깊어지면 핵상로의 억제 작용이 감소하여 동공이 작아지며 마취가 위험수준에까지 이르러 중간뇌에까지 파급되면 동공은 커지고 광선에 대한 반사도 없어진다.

6. 홍채의 변화

홍채의 노인성 변화로는 홍채 근육의 위축현상, 홍채색소의 탈색에 의해 홍채의 색이 엷어지는 현상이 있으며, 동공의 크기는 점차 작아지는 현상이 있다.

병적으로 홍채가 변성되었을 경우에는 홍채기질이 얇아지며 홍채무늬가 없어져 표면이 매끈해질 수 있고 색소과립들이 홍채주변부인 각막뒷면, 섬유주, 수정체 전낭 등에 산재될 수 있다. 외상에 의한 홍채해리가[3] 나타날 수 있으며 홍채에 관련된 질환으로는 앞포도막염[4]이 있다.

1) 망막을 떠난 시신경의 약 20%는 빛의 정도에 따라 동공의 크기를 조절하는 섬유로서 시각경로를 따르던 중 시각로에서 가쪽무릎체로 향하지 않고 시개전핵으로 방향을 돌려 Edinger-Westphal핵에 이른다. E-W핵은 눈돌림신경의 경로를 따라 안와를 통과하고 섬모체신경절을 지나 동공조임근에 이르러 동공을 축소시킨다. 이 작용은 우리의 의지와는 관계없는 일이며 매우 빠르게 진행되는 반사작용이다. 동측 눈으로 들어 온 빛 자극에 의해 동측의 동공이 축소되면 직접대광반사라고 하고 반대쪽 눈의 동공이 축소되면 간접대광반사라 하는데 정상 눈에서는 직접, 간접대광반사가 모두 일어난다.
2) 근접반사란 근거리의 물체를 바라볼 때 일어나는 눈모음, 조절, 축동을 말한다.
3) 홍채뿌리 부분의 두께가 얇기 때문에 외상 등의 상처와 질환에 의해 홍채가 섬모체로부터 찢어져 분리될 수 있다.
4) 앞포도막염은 중막 구조 중 주로 홍채와 섬모체에 염증이 발생하는 것으로 증상으로는 통증과 방수흐림, 각막침착물, 홍채결절 등이 나타나며 대체로 뒤포도막염이나 전체포도막염에 비해서는 시력장애가 경미한 편이다.

이것만은 꼭 알아둡시다.

1. 홍채의 형태학적 구조

앞방과 뒷방의 경계로 동공을 형성. 동공가장자리와 홍채뿌리부위. 직경 12㎜, 두께 0.5㎜.

2. 홍채의 층 구조

1) 앞경계층(Anterior border layer) : 홍채기질의 색소세포와 결합조직이 농축

2) 홍채기질(Stroma) : 섬유아세포와 아교섬유, 혈관으로 구성

동공조임근(Sphincter muscle) : 동공가장자리 원형의 민무늬근, 동공축동에 관여

3) 동공확대근(Dilator muscle) : 홍채뿌리로부터 동공괄약근의 중간부위까지의 방사상 민무늬근, 동공산대에 관여

4) 뒷상피층(Posterior epithelium) : 2층 구조

3. 홍채의 기능

광선의 입사량 조절(조리개 역할), 초점 심도 증가시킴

4. 홍채의 혈관계

홍채작은동맥고리의 분지로 혈액공급, 또아리정맥으로 회수

5. 홍채의 신경

감각신경, 운동신경, 자율신경 모두를 동반한 긴·짧은섬모체신경

동공조임근 - 부교감신경(눈돌림신경)

동공확대근 - 교감신경

6. 동공(pupil)

각막 중앙에서 내하측으로 약간 치우친 원형의 구멍, 빛의 입사량을 조절

1) 대광반사(light reflection)

2) 근접반사(near reflex)

3) 동공크기 변화요인 : 빛 자극, 근접자극, 연령, 각성상태, 마취상태 등

7. 홍채의 변화

노인성 변화 : 홍채 근육의 위축, 홍채탈색. 동공 크기 감소

관련 질환 : 앞포도막염

학습목표

- 섬모체의 구조를 설명할 수 있다.
- 섬모체의 기능을 이해할 수 있다.
- 섬모체의 혈관계를 설명할 수 있다.
- 섬모체의 신경을 설명할 수 있다.
- 섬모체의 변화를 설명할 수 있다.

신용어미리보기

눈술잔 : 안배
무색소상피층 : 내무색소층
색소상피층 : 외색소층
섬모체 : 모양체

섬모체소대 : 모양체소대
섬모체위판 : 섬모체상판
섬모체주름부 : 모양체관
섬모체평면부 : 모양체륜

세로섬유 : 종주섬유
원형섬유 : 윤상섬유
톱니둘레 : 거상연
홍채큰동맥고리 : 대홍체동맥륜

제4장 섬모체(Ciliary body, 모양체)

섬모체(ciliary body)는 홍채와 맥락막 사이의 중막 구조로서 민무늬근과 혈관으로 구성되어 근거리 물체를 주시할 때 일어나는 조절작용과 방수생성에 관여한다.

1. 섬모체의 구조

섬모체는 앞쪽으로는 홍채뿌리로부터 뒤로는 톱니둘레(ora serrata)에 이르는 조직으로 섬모체를 횡단면으로 자르면 직각삼각형의 형태로 나타나는데 중막 중 두꺼운 중간부위에 해당된다. 섬모체의 형태는 두 부분으로 구분되어 톱니둘레에서 앞쪽으로 약 3~4㎜는 비교적 평탄하여 섬모체평면부(pars plana)라 하고, 그 다음 약 2㎜는 주름이 많아 섬모체주름부(pars plicata)라 한다. 주름부에는 길이 약 0.5~1㎜ 정도로 눈알내면을 향해 돌출되어 있는 70~80여 개의 섬모체돌기(ciliary process)가 있다. 이 돌기에는 풍부한 모세혈관층이 있으며 이 곳에서 방수가 생성된다. 또한, 돌기의 함몰부에서 섬모체소대(zonule of Zinn)가 시작되고 수정체낭 적도부 주변에 정지하여 수정체의 위치 고정(fixation)과 조절(accommodation)에 관여한다.

1) 섬모체의 층 구조

섬모체는 바깥쪽으로부터 안쪽으로 다음과 같이 4층으로 구분되어 있다(그림 Ⅰ-4-1).

(1) 섬모체위판(Supraciliaris)

섬모체위판은 공막과 인접한 섬모체의 바깥층으로서 색소세포와 아교섬유 등이 포함된 소성결합조직이다. 이 부위에 조직액 등이 스며들어 쌓이게 되면 공막으로부터 섬모체가 분리되는 원인이 되기도 한다.

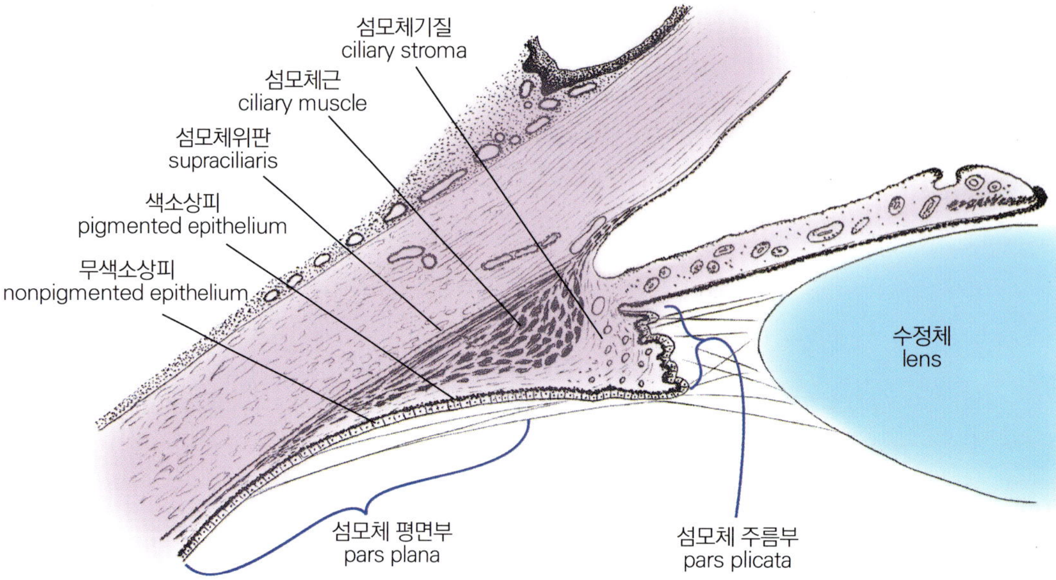

그림 Ⅰ-4-1. 섬모체의 구조

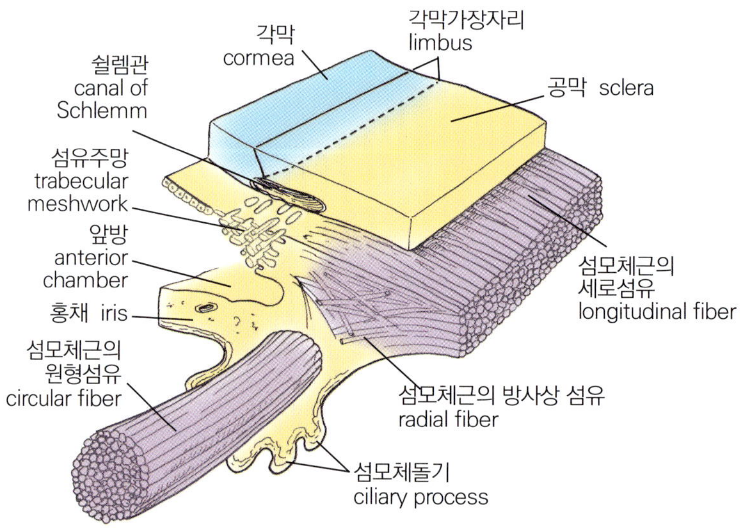

그림 Ⅰ-4-2. 섬모체근과 쉴렘관

(2) 섬모체근(Ciliary muscle)

섬모체근은 바깥쪽과 안쪽의 근섬유 주행방향이 달라서 공막에 접한 바깥쪽의 세로섬유(longitudinal fiber, Brucke muscle)와 중간부분의 방사상섬유(radial fiber) 그리고 안쪽의 원형섬유(circular fiber, Muller muscle)로 구성되어 있다(그림 Ⅰ-4-2).

세로섬유는 섬모체위판에 인접하여 공막과 평행하게 주행하고 있으며 앞쪽으로는 공막돌기, 뒤쪽으로는 맥락막위판에 부착되어 수축 시 맥락막을 전내측으로 견인시켜 섬모체를 눈의 내측으로 이동하게 한다. 중간의 방사상섬유는 섬유의 주행방향이 세로에서 원형으로 이행하는 과정에서 나타나는 현상으로 보인다. 섬모체의 안쪽에 있는 원형섬유는 수축 시에 섬모체를 눈의 내부로 이동하게 한다.

섬모체근은 수축에 의해 두께가 얇아지는 대신 근육을 앞 쪽으로 이동시키고, 섬모체소대로 하여금 수정체의 두께를 두껍게 하도록 하여 굴절력을 증가시켜 근거리 주시 시 초점이 항상 망막에 맺히도록 조절한다. 또한 섬유주를 열어 근거리 주시 시 방수의 배출을 조정한다.

섬모체근은 동공조임근과 같은 부교감신경지배 경로를 따른다.

(3) 섬모체기질(Ciliary stroma)

색소세포와 모세혈관이 풍부한 소성 결합조직으로 섬모체근과 섬모체상피로 둘러싸인 돌기의 중앙부분을 의미하며 앞쪽으로는 홍채기질과, 뒤쪽으로는 맥락막기질과 연속되는 구조이다.

기질의 풍부한 모세혈관은 섬모체와 홍채가 나뉘는 섬모체근부 주변에서 앞섬모체동맥과 긴뒤섬모체동맥이 만나 문합을 이룬 홍채큰동맥고리의 분지에서 나온 것으로 특히 섬모체돌기 안의 모세혈관은 구멍이 있어 방수생산에 용이하다.

(4) 섬모체상피층(Ciliary epithelium)

섬모체의 안쪽을 싸고 있는 2층의 층상구조로서 발생시기 중 눈술잔(optic cup)으로부터 유래된 신경외배엽성 구조이다. 바깥층은 색소를 다량 함유한 입방세포로 구성된 색소상피층으로서 앞쪽으로는 홍채의 앞면상피로, 뒤쪽으로는 망막색소상피층으로 연속된다. 내층은 색소가 없는 원주와 입방상피세포로 구성된 무색소상피층으로 앞쪽으로는 홍채의 뒷면상피로, 뒤쪽으로는 톱니둘레와 망막의 신경층으로 연속된다. 무색소상피층의 세포는 방수성분을 분비하고 혈관과 방수 사이의 확산장벽 역할을 하여 방수의 성분을 유지한다.

2. 섬모체의 기능

섬모체의 기능은 섬모체근의 수축으로 인해 수정체의 굴절력을 증가시키고 이로 인해 근거리의 물체도 망막의 중심오목에 결상될 수 있게 하여 선명하게 볼 수 있도록 도와주는 조절작용과 2층의 상피로 둘러싸인 섬모체돌기 안의 모세혈관에서 방수를 생성하는 것이다.

3. 섬모체의 혈관계

섬모체의 혈관은 앞섬모체동맥과 긴뒤섬모체동맥의 문합으로 이루어진 홍채큰동맥고리의 분지로 이루어졌으며, 이들은 또아리정맥으로 유출된다(그림 Ⅰ-4-3).

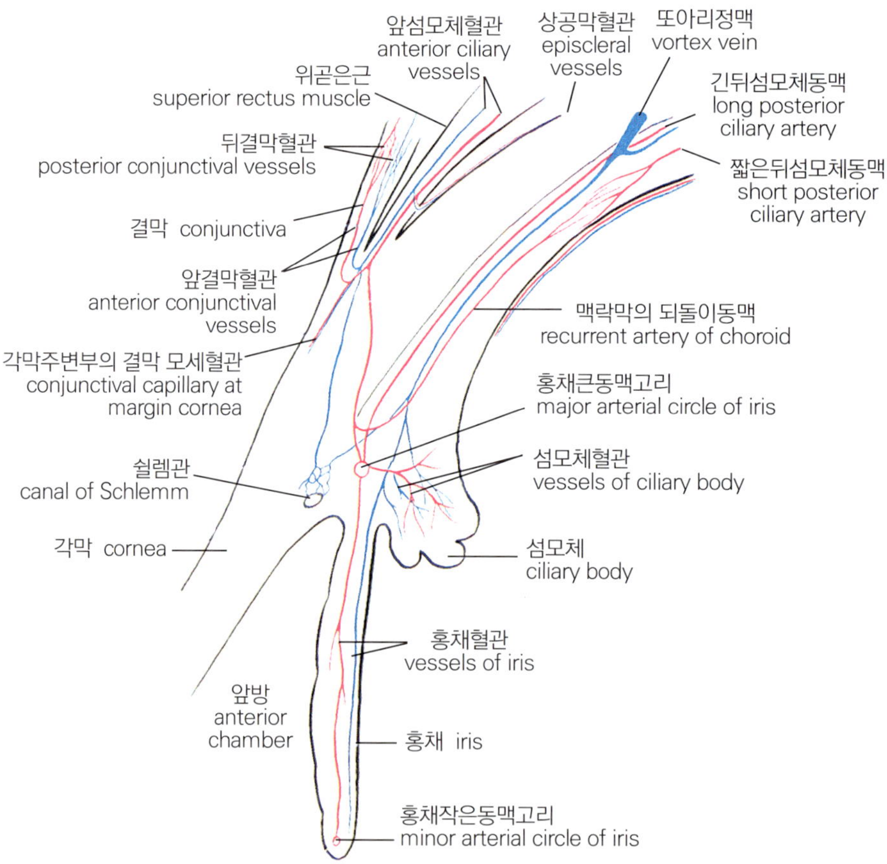

그림 Ⅰ-4-3. 눈알 앞부위의 동·정맥들

4. 섬모체의 신경

섬모체의 감각신경은 눈신경의 지류인 긴섬모체신경(long ciliary nerve)에서 나오며 운동신경은 눈돌림신경의 분지인 짧은섬모체신경(short ciliary nerve)으로부터 나온 부교감신경의 지배를 받는다.

5. 섬모체의 변화

섬모체의 노인성변화로는 섬모체돌기와 상피세포의 결합조직 증식 그리고 섬모체근의 위축현상이 있으며 섬모체에 관련된 질환으로는 앞포도막염을 들 수 있다.

이것만은 꼭 알아둡시다.

1. 섬모체의 형태학적 구조
홍채뿌리와 톱니둘레 사이의 중막구조. 섬모체평면부와 섬모체주름부(섬모체돌기포함)로 구성.

2. 섬모체의 층 구조
1) 섬모체위판(supraciliaris) : 표층의 소성결합조직
2) 섬모체근(ciliary muscle) : 세로, 방사상, 원형섬유로 구성, 조절작용에 관여
3) 섬모체기질(ciliary stroma) : 풍부한 모세혈관
4) 섬모체상피층(ciliary epithelium) : 2층구조(색소상피층, 무색소상피층), 방수생성에 관여

3. 섬모체의 기능
조절작용에 관여, 방수생성

4. 섬모체의 혈관계
홍채큰동맥고리의 분지로 혈액공급, 또아리정맥으로 회수

5. 섬모체의 신경
감각신경 : 삼차신경 눈신경의 분지
운동신경 : 섬모체근 – 부교감신경(동안신경)

6. 섬모체의 변화
노인성 변화 : 섬모체근의 위축, 섬모체 상피의 두꺼워짐
관련 질환 : 앞포도막염

학습목표

- 맥락막의 구조를 설명할 수 있다.
- 맥락막의 기능을 이해할 수 있다.
- 맥락막의 혈관계를 설명할 수 있다.
- 맥락막의 신경을 설명할 수 있다.
- 맥락막의 변화를 설명할 수 있다.

신용어미리보기

긴뒤섬모체동맥 : 장후모양체동맥
눈동맥 : 안동맥
눈정맥 : 안정맥
또아리정맥 : 와정맥
맥락막위공간 : 맥락막외강
맥락막위판 : 맥락막상판
섬모체 : 모양체
짧은뒤섬모체동맥 : 단후모양체동맥
톱니둘레 : 거상연
홍채큰동맥고리 : 대홍채동맥륜

제5장 맥락막(Choroid)

중막구조로서 눈알 뒤쪽을 감싸고 있는 맥락막은 혈관과 색소세포가 매우 풍부하여 카메라의 벽과 같이 과잉의 빛이 들어오는 것을 차단하는 역할과 눈(주로 망막)에 혈액을 공급하는 역할을 수행한다.

1. 맥락막의 구조

맥락막(choroid)은 공막과 망막사이에 위치하는 치밀한 혈관막이며 앞쪽으로는 섬모체와 연결되는 톱니둘레로부터 뒤로는 시신경유두(optic disc)까지 닿아있다. 얇고 부드러운 막으로 혈관과 색소세포가 많아 검게 보인다.

정상적인 상태(혈액이 가득차있을 때)에서 맥락막 뒤편의 두께는 약 0.2㎜이지만, 앞쪽에서는 약 0.1㎜로 매우 얇다. 맥락막의 바깥 면은 거칠고 시신경유두와 또아리정맥 부위에서 공막에 얇게 부착되어 있으며, 안쪽 면은 매우 부드러운 상태로 망막의 색소상피세포층에 부착되어있다.

공막과 맥락막사이의 잠재적인 공간을 맥락막위공간(suprachoroidal space)이라 하는데 이 공간은 결합조직에 속하는 얇은 섬유성 색소막인 맥락막위판(suprachoroidal lamina)과 색소세포 등으로 구성되어 있고 긴·짧은 섬모체동맥과 신경들이 지나간다. 시신경유두부에서 맥락막은 연질막과 거미막으로 연속된다.

1) 맥락막의 층 구조

맥락막은 바깥쪽으로부터 안쪽으로 다음과 같이 4층으로 구성되어 있다(그림 Ⅰ-5-1).

(1) 맥락막위층(Suprachoroidal layer)

편평한 결합조직의 섬유판이 여러 층 겹쳐있는 형태로서 한 개의 섬유판 두께는 2~3㎛이며, 전체 층의 두께는 10~35㎛이다. 색소세포와 아교섬유, 탄력섬유가 섬유판을 이룬다.

(2) 혈관층(Vascular layer)

맥락막의 기질층(stroma layer)으로서 혈관과 아교섬유, 탄력섬유 그리고 색소세포로 구성되어 있다. 맥락막의 혈관은 짧은섬모체동맥의 지류들로 구성되며, 4개의 또아리정맥으로 합류되어 공막을 뚫고 나가 눈정맥(ophthalmic vein)에 합류된다. 특히 혈관은 망막 쪽에 가까워질수록 굵기가 점점 가늘어지므로 외층은 큰혈관층(Haller's layer, 대맥락혈관층), 내층은 작은혈관층(Sattler's layer, 소맥락혈관층)으로 구분하기도 하나 경계는 명확하지 않다. 혈관사이에는 색소세포도 다수 분포되어 있다(그림 Ⅰ-5-2).

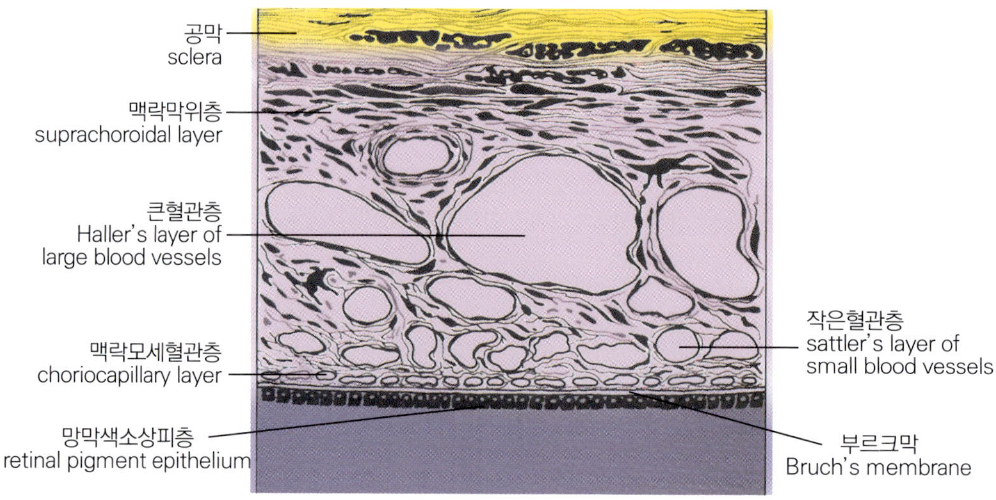

그림 Ⅰ-5-1. 맥락막의 층구조

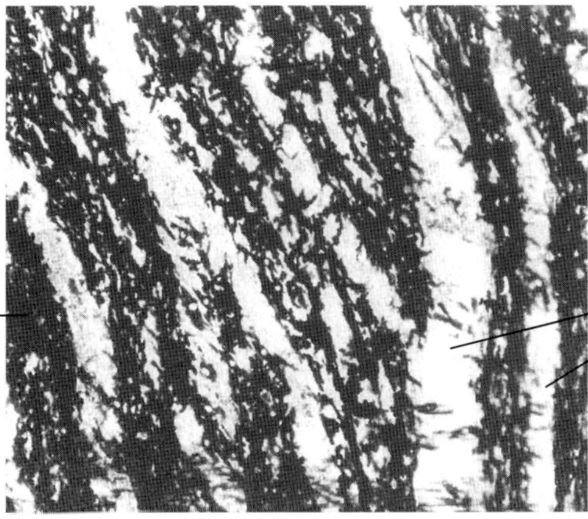

그림 Ⅰ-5-2. 맥락막의 혈관층

(3) 맥락모세혈관층(Choriocapillary layer)

망막에 영양을 공급하기 위한 모세혈관(capillary)으로 구성되어 있으며, 망막의 황반부에 인접한 맥락막의 모세혈관밀도가 가장 높다.

(4) 부르크막(Bruch's membrane ; 초자판)

일명 기저복합층(basal membrane)이라고도 불리는 부르크막은 맥락막과 망막의 사이 얇은 경계막(2~4㎛)으로서 모세혈관을 포함한 탄력섬유와 망막색소상피세포층의 바닥막까지 포함한다. 맥락막의 모세혈관에서 흘러나온 영양분을 망막에 공급하는 기능을 가지며 다음의 요소들로 구성되어 있다(그림 Ⅰ-5-3).

· 모세혈관의 내피
· 아교섬유의 바깥층
· 탄력섬유의 그물
· 아교섬유의 속층
· 망막색소상피의 바닥막

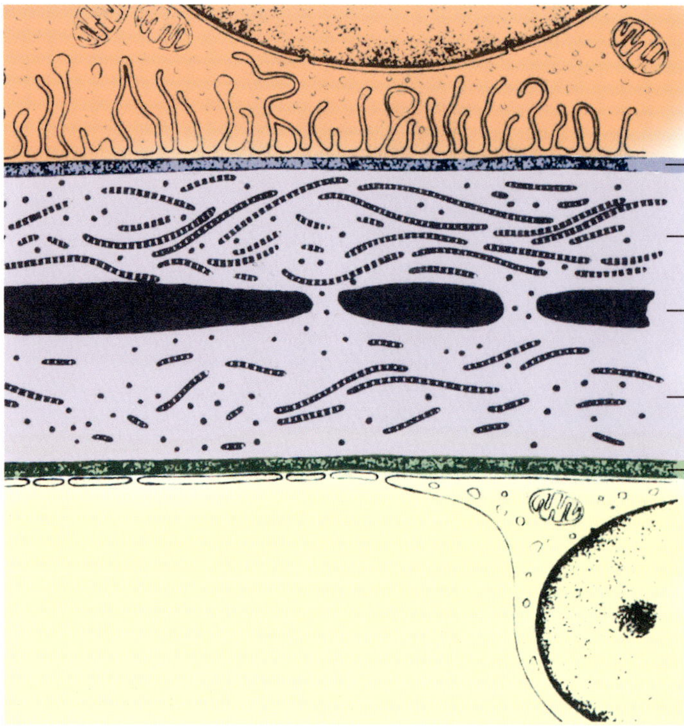

그림 Ⅰ-5-3. 부르크막의 구조

2. 맥락막의 기능

맥락막의 주 기능은 망막으로 영양을 공급하는 것이다. 맥락막 모세혈관 안의 혈액은 맥락막에 접한 망막 외층 1/3의 망막세포(시세포와 색소상피세포)의 대사를 담당한다. 또한 망막색소상피(retinal pigment epithelium)와의 치밀하고 단단한 결합으로 망막으로 들어가는 맥락막 혈액의 이동을 조절하는 벽으로 작용하기도 하며 맥락막의 풍부한 색소세포들은 공막을 통과하는 과잉의 빛을 흡수하여 반사를 막아준다.

3. 맥락막의 혈관계

중막의 혈관은 눈동맥(ophthalmic artery)에서 분지한 여러 개의 짧은뒤섬모체동맥(short posterior ciliary artery)과 2개의 긴뒤섬모체동맥(long posterior ciliary artery), 7개의 앞섬모체동맥(anterior ciliary artery)의 분지가 맥락막의 혈관을 이루고 있다. 이 중 가장 굵은 2개의 긴뒤섬모체동맥은 시신경의 좌우에서 공막을 뚫고 공막과 맥락막 사이를 지나 섬모체의 앞부

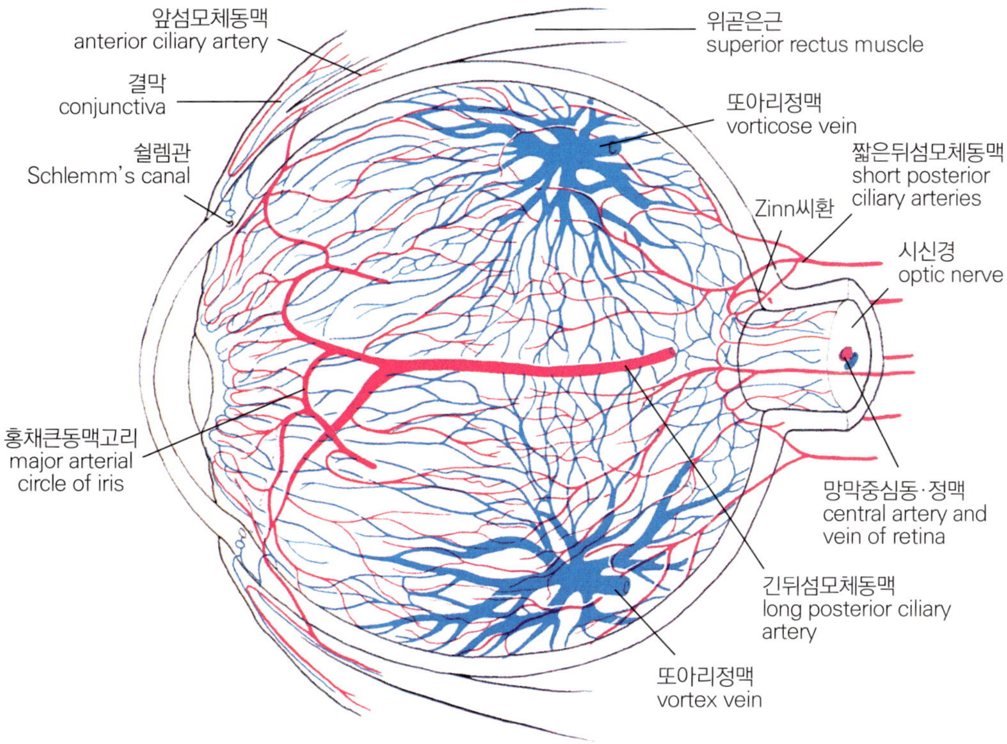

그림 Ⅰ-5-4. 중막의 혈관분포

분에서 각기 위·아래로 분지되어 홍채큰동맥고리을 형성하며 섬모체와 홍채에 분포한다. 앞섬모체동맥은 4개의 곧은근을 지나 곧은근의 공막 정지점 바로 앞에서 공막을 뚫고 홍채큰동맥고리에 합류된다.

맥락막의 정맥혈들은 4개의 또아리정맥을 통해 배출되며 적도부에서 4㎜ 후방의 공막을 뚫고 나가 눈정맥에 합류된다(그림 Ⅰ-5-4).

4. 맥락막의 신경

맥락막은 주로 긴·짧은섬모체신경(long·short ciliary nerve)의 지배를 받는다. 긴섬모체신경은 코섬모체신경(nasociliary nerve)의 분지로서 삼차신경 눈신경의 안와부 지류들이며 대부분은 감각신경섬유와 교감신경섬유들이다. 일반적으로 교감신경의 자극은 맥락막혈관의 강한 수축을 유발시키는 것으로 알려져 있다.

5. 맥락막의 변화

맥락막의 노인성 변화로는 맥락막혈관의 변화에 의한 변성이 대표적이다. 혈관이 경화되어 맥락막모세혈관과 주변조직이 위축되기도 하며 부르크막이 두꺼워지거나 드루젠[1]이 생겨 망막색소상피의 손상을 초래 할 수도 있다.

고도근시의 경우에 안저변화와 함께 멜라닌세포와 모세혈관이 감소되고 부르크막에 균열이 생기는 맥락막이 위축이 일어나기도 한다.

중막의 질환을 포도막질환(포도막염)이라 하는데 뒤포도막염과 전체포도막염은 주로 맥락막의 병변이다. 맥락막의 질환은 망막에 지대한 영향을 주어 색소상피와 시세포의 변성을 초래하는 망막질환을 유발할 수 있으며 이에 따라 심각한 시력저하를 가져온다.

1) 부르크막의 변성 때문에 망막색소상피세포에서 만들어진 유리질소체가 쌓인 것을 드루젠(drusen)이라 하며 정도에 따라 다양한 시력장애를 유발한다.

이것만은 꼭 알아둡시다.

1. 맥락막의 형태학적 구조

혈관과 색소세포로 구성된 혈관막

2. 맥락막의 층 구조

1) 맥락막위층(suprachoroidal layer) : 섬유판 층구조
2) 혈관층(vascular layer) : 맥락막의 기질, 여러 굵기의 혈관과 색소세포 배열
3) 맥락모세혈관층(choriocapillary layer) : 망막 외층 1/3에 영양공급
4) 부르크막(Bruch's membrane) : 망막의 색소상피세포층과 단단한 결합

3. 맥락막의 기능

망막에 영양공급, 과잉의 빛을 흡수

4. 맥락막의 혈관계

여러 개의 짧은섬모체동맥과 2개의 긴뒤섬모체동맥, 7개의 전섬모체동맥의 분지로 혈액공급, 또아리정맥으로 회수

5. 맥락막의 신경

감각신경인 삼차신경 눈신경의 분지(짧은섬모체신경, 긴섬모체신경)가 분포

6. 맥락막의 변화

노인성 변화 : 맥락막혈관 변성, 드루젠
관련 질환 : 뒤포도막염, 전체포도막염

학습목표

- 망막의 구조를 설명할 수 있다.
- 망막 시세포의 구조와 기능을 이해할 수 있다.
- 망막 신경원 세포의 연결구조와 기능을 설명할 수 있다.
- 망막의 황반부와 중심오목을 설명할 수 있다.
- 망막의 시신경유두를 설명할 수 있다.
- 망막의 톱니둘레를 설명할 수 있다.
- 망막의 물질대사를 설명할 수 있다.
- 망막의 기능을 설명할 수 있다.
- 망막의 혈관계를 설명할 수 있다.
- 망막의 신경을 설명할 수 있다.
- 망막의 변화를 설명할 수 있다.

신용어미리보기

거미막밑공간 : 거미막하강
광수용세포층 : 시세포층
눈술잔 : 안배
대뇌 뒤통수엽 : 대뇌 후두엽
두극세포 : 양극세포
뒤섬모체동맥 : 후모양동체맥
로돕신 : 시홍
막대세포 : 간체
바깥경계막 : 외경계막
바깥얼기층 : 외망상층
바깥조각 : 외절
바깥핵층 : 외핵층, 외과립층
속경계막 : 내경계막
속얼기층 : 내망상층
속조각 : 내절
속핵층 : 내핵층, 내과립층
시세포 : 광수용세포
시신경집 : 수막, 시신경초
원뿔세포 : 추체
위눈정맥 : 상안정맥
중심오목 : 중심와
톱니둘레 : 거상연
황반유두다발 : 황반유두속

제6장 망 막(Retina)

내막은 눈알의 막 구조 중에서 가장 안쪽 막으로서 유리체와 맥락막 사이에 위치하는 망막(retina)을 일컫는다. 조직학적 특성상 눈 안으로 들어온 빛을 수용할 수 있는 시세포(광수용세포)가 있고 시세포에 수용된 빛은 신경자극을 유발하여 시자극을 전달하므로 신경막(nervous membrane)이라는 명칭을 쓰기도 한다.

1. 망막의 구조

망막은 태생 약 5주경에 신경외배엽인 눈술잔의 바깥층에서 색소가 나타나기 시작하여 망막의 색소상피층이 되고 눈술잔의 속층은 계속 분화하여 9개 층(신경망막)으로 분화된다. 약 7개월 후에는 성인과 같은 모양의 망막이 되나 황반(macular)의 속층은 태생 7개월부터 함몰이 시작되어 생후 6개월이 되어야 형태와 기능이 완성된다.

망막은 혈관막인 맥락막에 부착되어있는 부드럽고 매우 섬세하고 투명한 막으로서, 톱니둘레 쪽으로 갈수록 얇아져 톱니둘레에서 0.1㎜, 황반부에서 0.3㎜, 시신경유두부에서 0.56㎜의 두께를 나타낸다.

망막은 톱니둘레를 경계로 시각능력이 있는 고유망막부위를 망막시부(optic portion retina)라 하며, 시각능력이 없는 섬모체, 홍채부위 쪽을 망막맹부(blind portion retina)라 한다.

망막은 빛 자극을 신경자극으로 바꾸어 시자극을 유도하는데 중요한 역할을 수행하는 만큼 막의 두께는 얇으나 다른 막 구조에서 볼 수 없는 시세포 등의 여러 가지 세포를 함유하고 있으며 이들 망막세포들은 상호관계를 가지고 빛 자극을 전달한다. 망막구성세포들의 배열에 따라 조직학적으로 10층의 구조를 나타내고 있다. 따라서 망막에서 볼 수 있는 여러 가지 구성세포를 먼저 살펴보고 망막의 층 구조를 이해하도록 한다.

1) 망막구성세포

(1) 색소상피세포(Pigment epithelium cell)

색소상피세포는 망막의 가장 바깥층인 색소상피층을 구성하는 6각형의 세포로서, 단층으로 존재한다. 색소상피세포의 횡단면은 손바닥모양의 원주형으로 미세융모가 돌출되어 있다. 색소상피세포의 바닥부는 맥락막의 부르크막과 연접해 있고 바닥부 가까이에 핵과 용해소체 등의 세포소기관, 색소과립을 포함하고 있으며 세포의 끝 부위에서는 여러 개의 미세융모를 내어 시세포의 바깥조각과 맞물려 있다(그림 Ⅰ-6-1). 미세융모에는 많은 멜라닌 색소과립과 fucin, lipofucin 등이 존재한다. 극성이 있어 일정한 방향성을 가지고 배열되어 있으며 색소상피세포의 측면은 세포가 밀착접합을 이루고 있어 물질이동이 불가한 혈액망막장벽(blood-retinal barrier)역할을 한다.

색소상피의 색소는 시세포에서 수용하지 못한 빛을 흡수하여 시세포쪽으로 빛이 되돌아가는 것을 막아 상이 흐려지는 것을 방지한다.

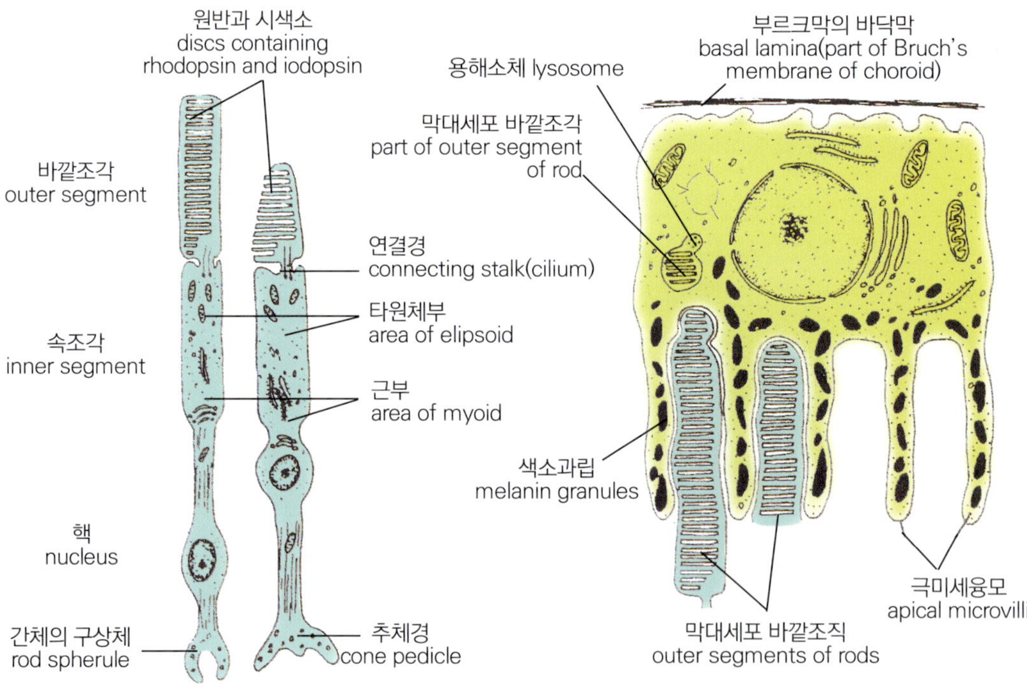

그림 Ⅰ-6-1. 시세포와 색소상피세포의 구조

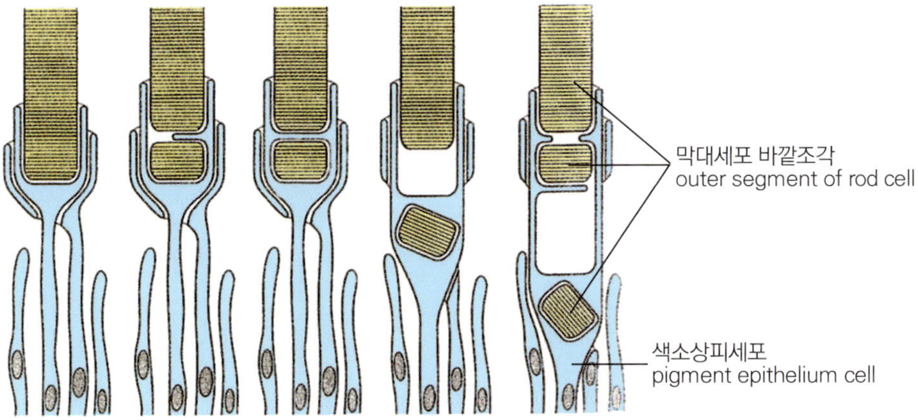

그림 Ⅰ-6-2. 망막색소상피세포의 시세포 바깥조각 식작용

이외에도 색소상피세포의 기능은 다양하여 시세포의 바깥조각을 고정시켜[1] 줄 뿐 아니라 색소과립을 함유하여 빛을 흡수하고 발생 열을 제거하여 시세포를 보호한다. 또한 바닥부에는 레티놀결합단백질[2]의 연결부를 가지고 있어 비타민 A를 혈장으로부터 운반, 저장, 이동시켜 시색소를 합성하는데 이용한다. 또한 수많은 용해소체, 골지복합체, 세포질세망 등을 함유하고 있기 때문에 시세포의 오래된 바깥조각의 원반을 식작용으로 제거한다(그림 Ⅰ-6-2).

(2) 시세포(Visual cell, photoreceotor cell, 광수용세포)

우리 눈에서 실제로 빛을 수용하는 시세포는 망막의 2층인 광수용세포층부터 5층인 바깥얼기층에 걸쳐 놓여 있다. 시세포의 구조는 바깥조각(outer segment), 속조각(inner segment), 핵부(nuclear region) 그리고 섬유 및 종말부(termination)로 구성되어 있으며, 속조각과 바깥조각부분은 액체를 함유하고 있다(그림 Ⅰ-6-1, 그림 Ⅰ-6-3).

바깥조각은 전체적으로 섬모의 분화구조로 알려져 있는데 막성구조물인 원반의 형태와 원반 위에 붙어 있는 시색소 과립을 찾아볼 수 있다.

속조각은 타원체(elipsoid, 협관)와 근부(myoid)로 구성되는데 타원체에는 미토콘드리아를, 근부에는 골지체를 함유하여 타원체는 에너지를 생산하고 근부에서는 시물질을 생산한다.

---

1) 시세포와 색소상피의 접착이 필수이므로 색소상피의 미세융모의 함몰과 시세포 바깥조각이 맞물려있는 구조와 함께 광수용체사이 레티노이드결합단백질(interphotoreceptor retinoid binding protein)을 함유하고 있어서 두 층의 접촉을 유지한다.
2) 색소상피 기저부의 레티놀결합단백질(retinol-binding protein)의 연결부를 통해 비타민 A(retinol)를 혈액의 혈장에서 망막 쪽으로 운반할 수 있다.

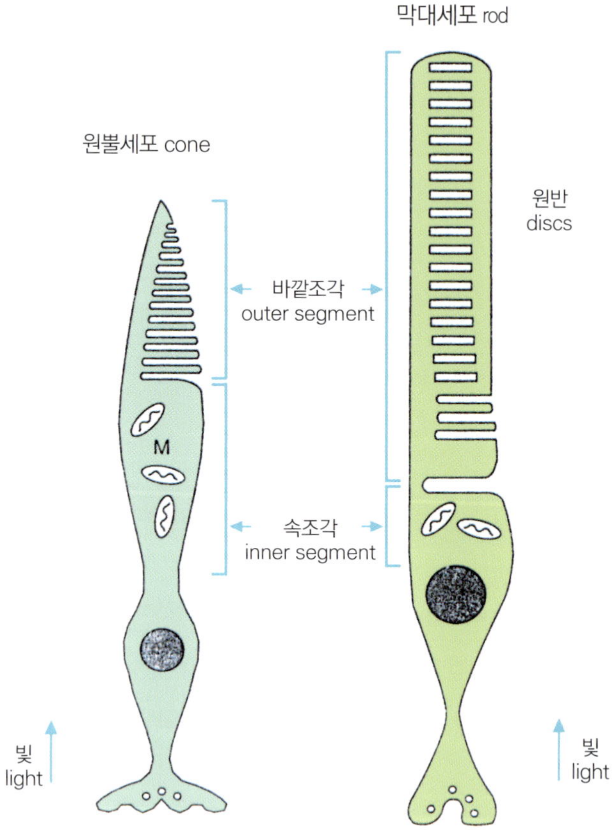

[A] 시세포의 도면

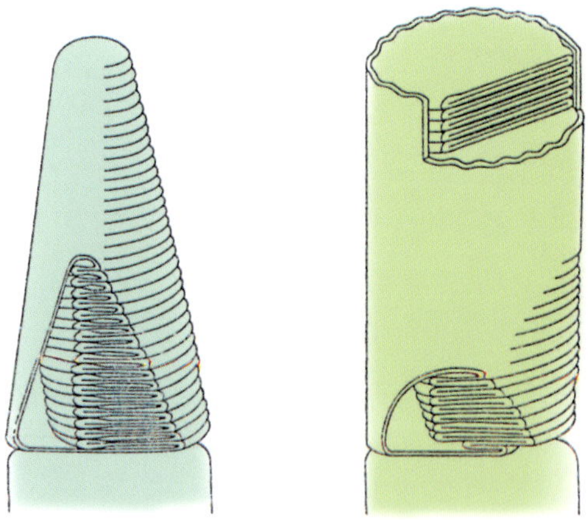

[B] 시세포의 바깥조각

그림 Ⅰ-6-3. 원뿔세포(왼쪽)와 막대세포(오른쪽)

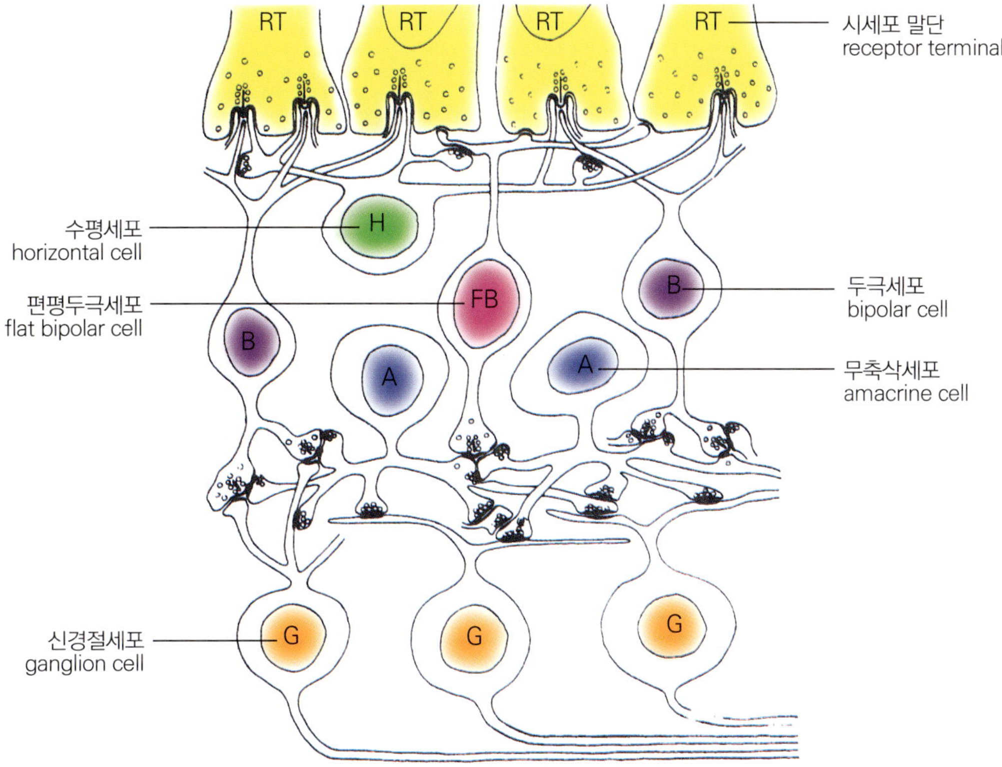

그림 Ⅰ-6-4. 망막세포들의 상호관계

시세포에는 주로 밝은 빛에 반응하고 여러 파장의 빛을 탐지하는 원뿔세포와 어두운 빛에 반응하고 단일파장(녹색파장)에 민감한 막대세포 두 가지 종류가 있으며 망막 안에서 이들의 분포는 차이가 있다.

시세포들의 바깥조각에는 시색소를 함유한 원반이 약 700~1,000개 포함되어 있는데 오래된 원반은 색소상피세포의 도움을 받아 제거되고 속조각에서 합성한 새로운 원반으로 대체된다.

시세포 원반의 시색소는 가시광선의 빛(약 400~700㎚)을 흡수하여 두극세포로, 두극세포는 신경절세포로 전달한다(그림 Ⅰ-6-4).

① 막대세포(rod cell)

막대세포는 바깥조각이 막대모양으로 중심오목으로부터 3㎜ 떨어진 부위에 가장 많고 주로 망막 주변부에 존재하는데 총 1억~1억2천5백만 개가 있다(그림 Ⅰ-6-5). 그래서 야간시는 중심시(central vision)보다 주변시(peripheral vision)가 더 좋다. 세포의 두께는 2㎛로 매우 얇다.

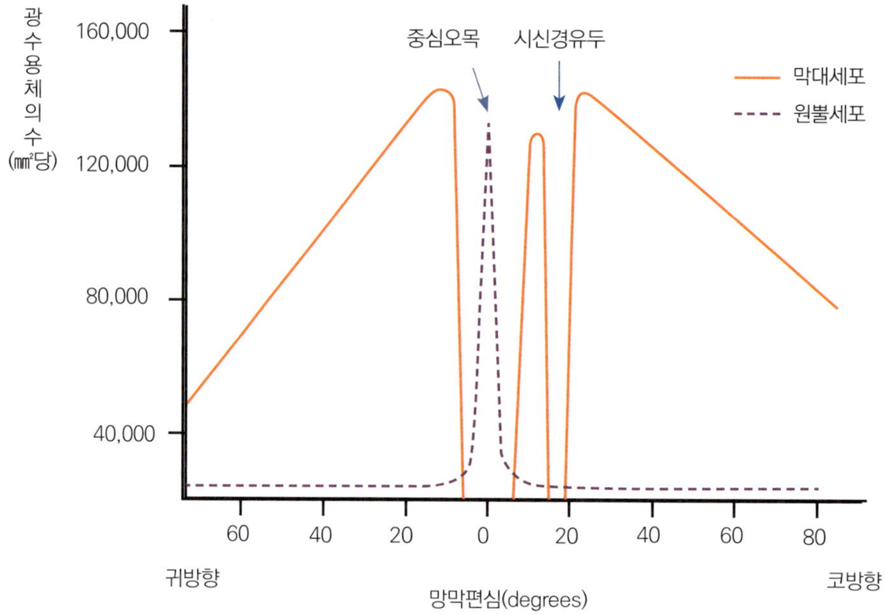

그림 Ⅰ-6-5. 막대세포와 원뿔세포의 망막분포

막대세포의 바깥조각은 광수용기로서 작용하며, 속조각은 세포에너지의 생산 및 시물질의 생합성에 필요한 물질대사에 관여한다. 색소상피세포에 의해 제거된 막대세포의 바깥조각 원반은 주로 낮에 속조각에 의해 합성된다.

바깥조각의 원반에는 로돕신(rhodopsin)이라는 시색소가 존재한다. 이 물질은 약 507㎚에서 가장 높은 흡수도를 가지고 광선에 의해 탈색되며 빛에 대해 매우 민감하여 대체로 어두운 빛에 반응한다. 바깥조각 원반의 로돕신은 빛을 받아 탈색되며 원반을 싸고 있는 막의 과분극(hyperpolarization)을 유발하여 시자극을 전달한다. 탈색되어 분해된 로돕신은 로돕신 회로에 의해 재합성 된다.

② 원뿔세포(cone cell)

원뿔세포는 바깥조각이 원뿔모양이며(그림 Ⅰ-6-1, 그림 Ⅰ-6-3) 중심오목에 1㎟당 약 15만개나 모여 있고 총 수는 약 6백만 개가 존재한다(그림 Ⅰ-6-5). 일반적으로 막대세포보다 폭은 넓고 길이는 짧은 편이나 중심오목에 가까울수록 폭이 작고 길이가 길어 두께는 1.5㎛이다.

막대세포와 마찬가지로 바깥조각에는 원반이 겹겹으로 놓여있고(그림 Ⅰ-6-6) 시색소로서 요돕신(iodopsin)을 가지고 있으며, 밝은 광선에서 민감하게 반응한다. 요돕신에는 빨간색(570㎚, 장파장), 초록색(535㎚, 중간파장), 파란색(440㎚, 단파장)에 대한 시색소를 가지

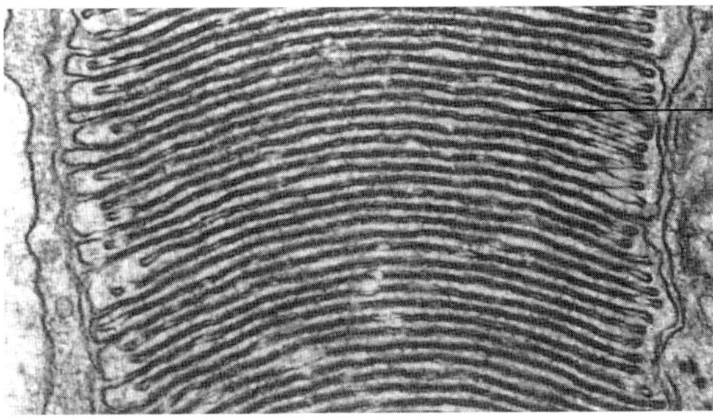

그림 Ⅰ-6-6. 원뿔세포 바깥조각의 전자현미경 사진

고 있는데 각각의 파장에서 최대 흡수도를 가지며 원뿔세포의 시색소는 파장별 색의 감지를 가능하게 한다.

중심오목의 원뿔세포들은 각각 한 개의 두극세포와 연결되나 주변부는 막대세포 여러 개가 한 개의 두극세포와 접합하고 여러 개의 두극세포가 모여 한 개의 신경절세포와 연결되므로 상대적으로 중심오목은 물체의 형태감각과 색각이 매우 예민하다. 원뿔세포의 빛에너지를 전기적 신호로 전환하는 과정은 아직 명확하지 않다.

색소상피세포에 의해 제거된 원뿔세포의 바깥조각 원반은 주로 밤에 속조각에 의해 합성된다.

(3) 두극세포(Bipolar cell)

두극세포는 시세포의 자극을 신경절세포로 전달해주는 역할을 하므로 주로 시세포와 신경절세포 사이에 존재한다. 따라서 두극세포의 1개 또는 그 이상의 가지돌기들은 바깥얼기층(5층)에서 시세포의 끝과 연접하고 있고, 세포체는 속핵층(6층)에, 세포의 축삭은 아래로 확장되어 속얼기층(7층)에서 신경절세포 및 무축삭세포와 신경연접한다.

(4) 신경절세포(Ganglion cell)

두극세포에서 받은 자극을 신경절세포의 축삭에 모으고 시신경을 이루어 전달하는 역할을 수행한다. 신경절세포의 가지돌기는 속얼기층(7층)에서 두극세포의 축삭 및 무축삭세포의 가지돌기와 연결되어 있고, 세포체는 신경절세포층(8층)에 위치하며, 축삭은 시신경의 섬유가 되어 시신경유두로 모이게 된다. 신경절세포의 축삭은 말이집이 없는 상태(무수신경)로 시신경유두부에 이르며 사상판을 관통한 후에는 말이집을 갖게 되어 유수신경의 형태가 된다. 망막의 신경절세포는 약 100만개에 이르며 크기가 다양한 여러 종류의 신경절세포가 밝혀졌다.

(5) 연합신경원(Association neurons)

망막의 자극전달 과정은 시세포 → 두극세포 → 신경절세포의 3단계로 설명할 수 있는데 이러한 자극전달세포들의 작용을 돕는 신경원들을 연합신경원이라 하며, 수평세포, 무축삭세포, 얼기층사이세포가 있다.

① 수평세포(horizontal cell)

시세포와 두극세포 사이에서 작용하는데 주변의 자극을 억제하는 작용을 하는 것으로 보인다. 짧고 작은 많은 가지돌기가 바깥얼기층(5층)에 분포하고 각 가지돌기의 끝은 1개의 추체경에 연결되어 있다. 세포체는 속핵층(6층)에 있으며, 축삭은 바깥얼기층(5층)에 수평을 이루며 막대세포의 구상체에 접촉하고 있다. 수평세포의 돌기는 경우에 따라 가지돌기라고도 하고 축삭이라고도 부른다.

② 무축삭세포(amacrine cell)

두극세포와 신경절세포 사이에 존재하며 축삭은 없으나 많은 가지돌기로 구성된 거미모양이다. 무축삭세포의 세포체는 속핵층(6층)에 놓여 있다. 이들의 가지돌기는 서로 연결되어 있으며 두극세포의 축삭 끝과 신경절세포의 가지돌기와 연결되어 있다.

③ 얼기층사이세포(interplexiform cell)

두극세포 사이에 존재하며 두극세포, 수평세포, 무축삭세포의 신경 연접 작용을 하는 것으로 보인다.

(6) 뮐러세포(Müller's cell)

신경세포들을 지지, 보호하는 신경교세포(neuroglial cell)의 일종으로서 망막의 내·외면에 걸쳐 수직으로 시세포의 속조각부터 전체 층에 걸쳐 있다. 신경교세포 중에는 글리코겐을 함유하여 신경세포에 영양을 공급하는 역할을 하는 것도 있다.

(7) 교세포(Glial cell)

망막조직의 상처나 감염 시에 망막 전반에서 그 수가 증가하여 식작용으로 면역에 관여하는 미세교세포(microglial cell)가 있고 망막내층의 혈관주변에서 신경섬유와 모세혈관의 불규칙한 결합을 유지시켜 지지하는 별모양교세포(astrocyte, 성상교세포)도 있다.

2) 망막의 층구조

망막은 조직학적 측면에서 10층으로 구성되며, 대부분 신경조직에 해당된다. 바깥쪽에서 안쪽으로 다음과 같이 구성된다(그림 Ⅰ-6-7, 그림 Ⅰ-6-8).

(1) 색소상피층(Pigment epithelium layer)

6각형 색소상피세포의 단층구조로 맥락막의 부르크막과 강하게 유착되어 있으며 색소과립을 가지고 있다. 색소상피세포의 횡단면은 원주형으로 끝 부위는 미세융모를 형성하여

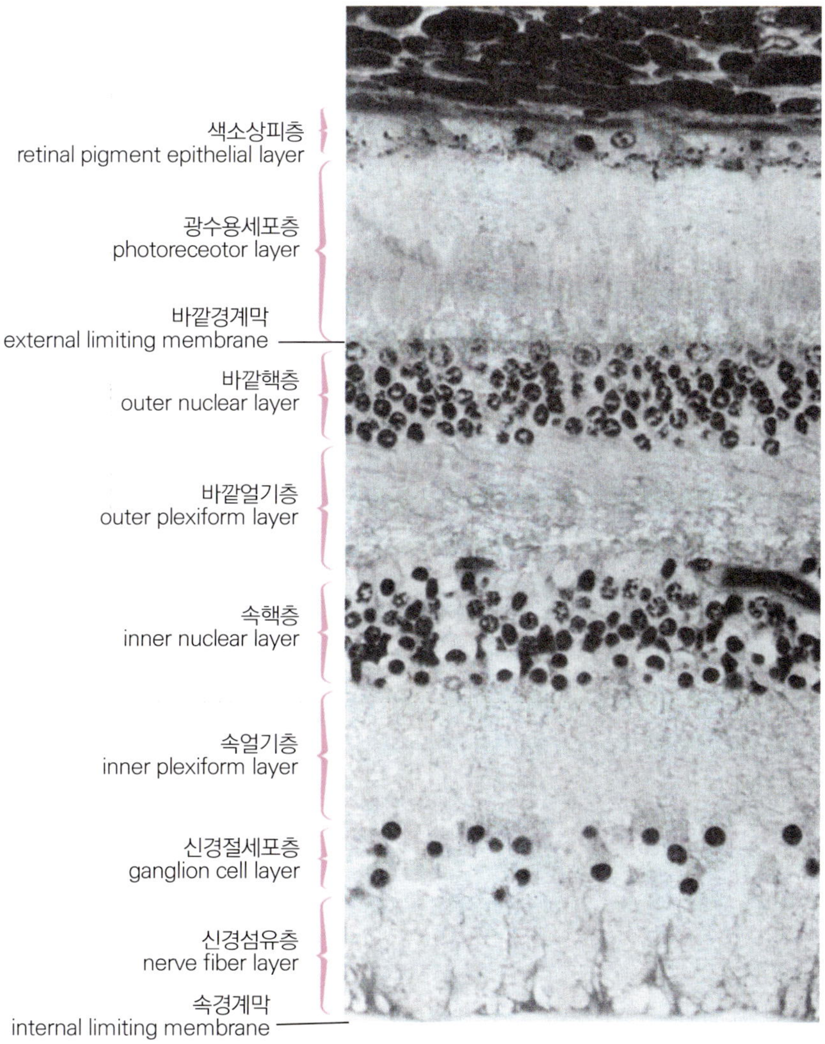

그림 Ⅰ-6-7. 망막의 10층구조

제 6 장 · 망막

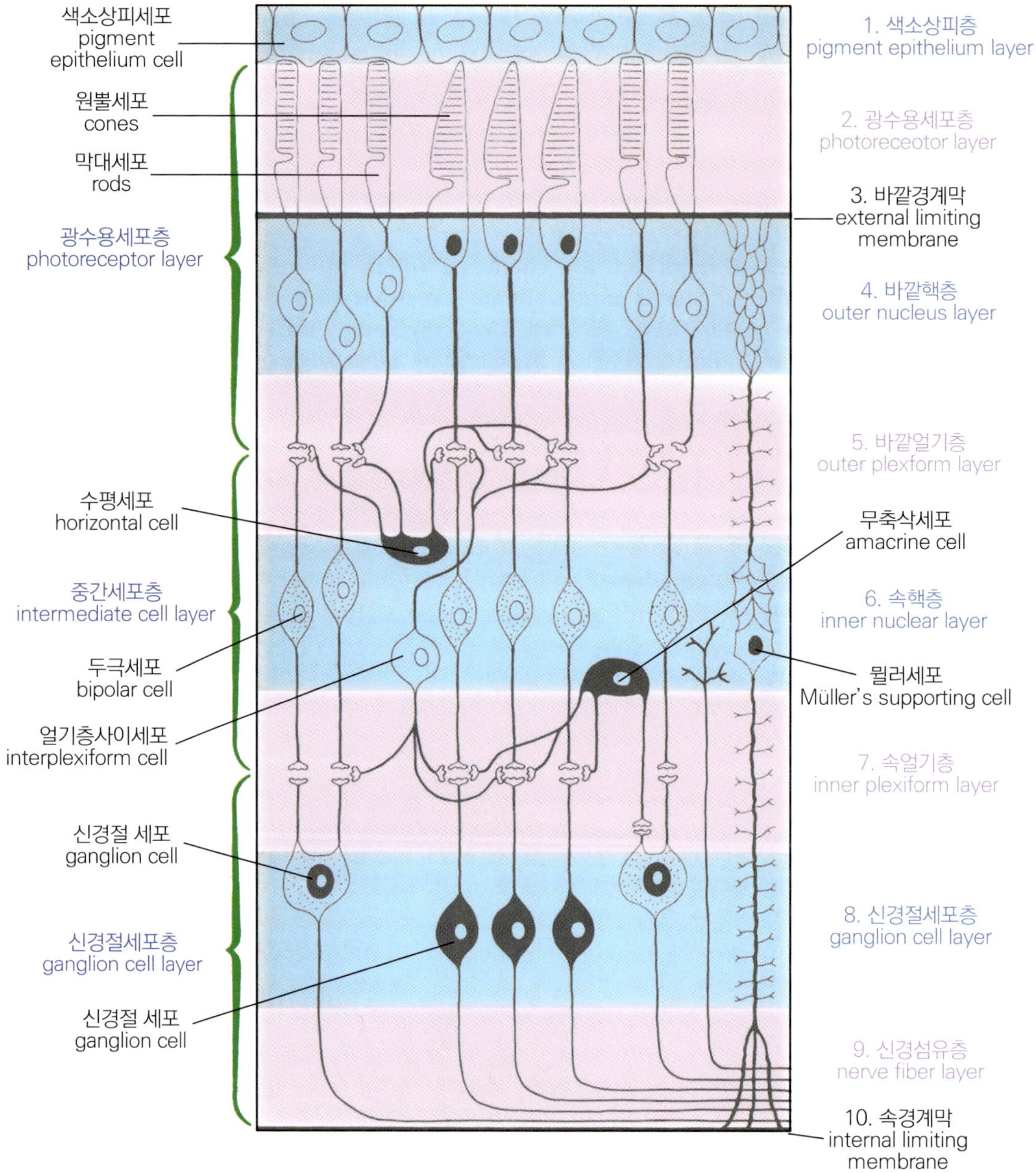

그림 Ⅰ-6-8. 망막의 세포 및 조직도

시세포와 밀착되어 있으나 시세포와의 유착은 강하지 않다. 앞쪽으로는 홍채 뒷면까지 연속되어 있다. 망막에 강한 빛 자극이 오면 원주형의 세포 내에 간직된 색소과립들이 미세융모 쪽으로 모여들어 빛의 반사를 막고 과잉의 빛까지도 흡수해 버리므로 한 개의 시세포에서 다른 시세포로 빛이 확산되는 것을 막아준다.

(2) 광수용세포층(Photoreceptor layer, 시세포층)

빛을 수용하는 부위로서 감각신경망막(sensory retina)이라고 한다. 시세포인 원뿔세포와 막대세포의 바깥조각으로 구성되어 있다.

(3) 바깥경계막(External limiting membrane, 외경계막)

구멍이 많은 그물모양의 막으로 시세포의 바깥조각이 이 막의 작은 구멍을 관통한다.

(4) 바깥핵층(Outer nucleus layer, 외핵층, 외과립층)

외핵층이라고도 하며 시세포의 핵이 배열되어 있다. 이 층의 두께는 황반부에서는 50~60㎛에 달하고 톱니둘레에서는 얇아서 25~30㎛ 정도이다. 이층의 섬유는 시세포섬유로서 바깥얼기층에 가까이 있는 섬유를 특히 헨레신경섬유층(Henle fiber layer)이라 한다.

(5) 바깥얼기층(Outer plexiform layer, 외망상층)

시세포의 축삭과 두극세포, 수평세포의 가지돌기, 뮐러세포 등이 그물모양으로 형성되어 신경원들 사이를 상호 연결하고 있다.

(6) 속핵층(Inner nuclear layer, 내핵층, 내과립층)

내핵층이라고도 하며 두극세포의 핵과 수평세포의 핵, 무축삭세포, 얼기층사이세포의 핵, 그리고 뮐러세포의 핵들이 있다. 또한 망막혈관이 분포한다.

(7) 속얼기층(Inner plexiform layer, 내망상층)

두극세포의 축삭, 신경절세포의 가지돌기, 무축삭세포의 섬유, 뮐러세포의 섬유로 구성된다.

(8) 신경절세포층(Ganglion cell layer)

신경절세포의 핵과 뮐러세포, 신경교세포들로 구성된다.

(9) 신경섬유층(Nerve fiber layer)

대부분이 신경절세포의 축삭으로 구성되어 있고, 일부 신경교세포가 있다. 이들의 섬유가 망막 내면과 나란히 놓여 시신경유두로 모인다.

(10) 속경계막(Internal limiting membrane, 내경계막)

망막내면의 막으로 유리체막과 합쳐져 있으며, 뮐러세포의 바닥층에 해당된다. 이 막은 극히 얇고 투명하다.

빛은 유리체를 통과하여 망막속층을 통과하고 나서 망막바깥층의 시세포에 도달한다(그림 Ⅰ-6-9).

망막은 기능적인 면에서 볼 때 색소상피층(1층), 광수용세포층(2, 3, 4, 5층), 신경세포층(6, 7, 8, 9층)으로 나누거나, 색소상피층과 신경망막층(2~9층)으로 나눈다. 또는 망막 외층(1~5층)과 망막 내층(6~10층)으로 나누기도 한다.

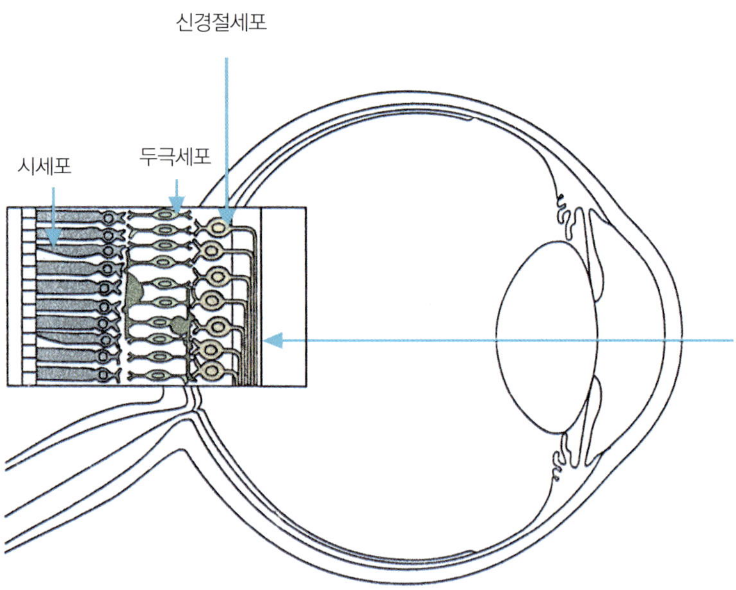

그림 Ⅰ-6-9. 망막의 빛 수용

2. 망막의 특수부위

망막 구조 중에서 특정 기능을 수행하기 위해 기본구조가 변형된 부위를 망막의 특수부위라 한다. 특수부위에는 황반과 중심오목, 시신경유두, 톱니둘레가 포함되는데 이들의 상태는 망막의 기능수행에 중요하며 안저소견[3]으로 평가할 수 있다(그림 Ⅰ-6-10, 그림 Ⅰ-6-11).

1) 황반(Macula)과 중심오목(Fovea centralis)

망막 뒤쪽 시신경유두의 약 3㎜ 정도 바깥쪽 조금 아래에 위치하는 타원형의 함몰부를 황반이라 한다. 이 부위는 다른 부위에 비해 망막이 얇고, 색소상피의 색소와 엽황소(xanthophyll)라는 색소가 다른 부위보다 많아서 갈색으로 보이며, 주위에 황반륜반사(macular reflex)가 나타난다.

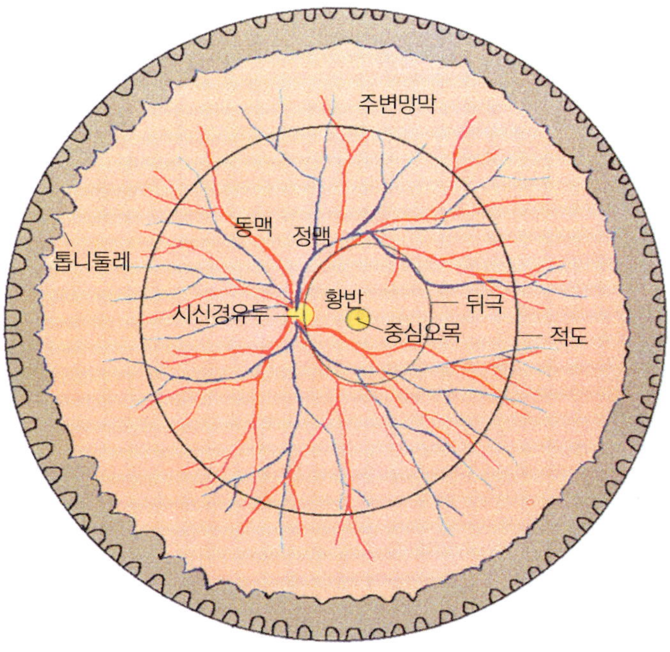

그림 Ⅰ-6-10. 안저의 부분명칭(왼쪽 눈)

3) 눈알내부 후면에 해당하는 망막부위를 안저라고 하며 암실에서 검안경으로 동공을 통해 안저의 상태를 검사하는 것을 안저검사라고 한다. 망막동, 정맥의 변화 등과 같은 안저의 소견으로 망막의 질환, 전신질환(당뇨병, 고혈압 등) 관련여부를 진단할 수 있다.

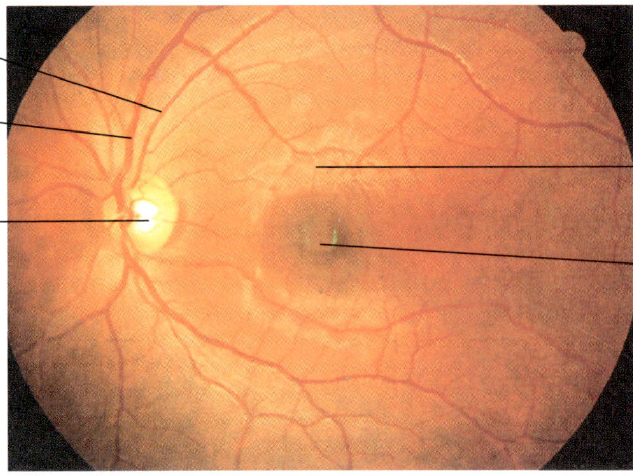

그림 Ⅰ-6-11. 정상안저

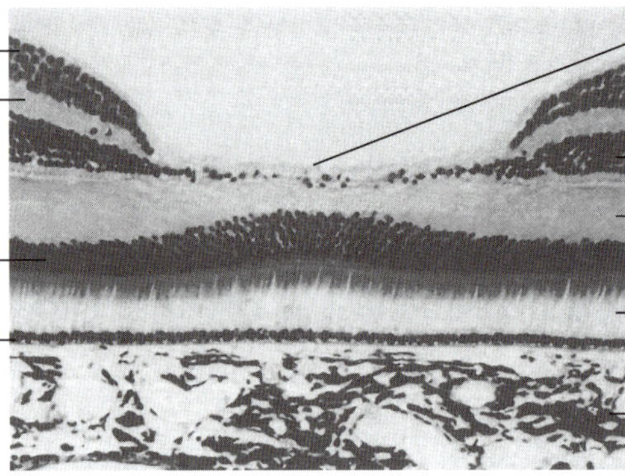

그림 Ⅰ-6-12. 중심오목의 구조

황반부 중앙의 오목한 부위를 중심오목이라 하는데 황색의 함몰부로 나타나며, 점모양의 반사가 나타난다(그림 Ⅰ-6-12, 그림 Ⅰ-6-13). 중심오목에는 원뿔세포만 존재하며 뮐러세포나 혈관이 없어 광선이 직접 원뿔세포에 닿게 된다.[4)]

중심오목의 기능은 다음과 같다.

· 원뿔세포에 의한 형태시의 기능

· 원뿔세포의 3가지 시색소에 의한 색각시의 기능

· 원뿔세포에 의해 밝은 광선에 반응하는 명소시의 기능

· 중심오목을 통한 중심시력 유지 기능이 있다.

---

4) 중심오목은 원뿔세포의 축삭이 옆으로 밀리면서 안쪽 층과 연결되어 헨레신경섬유층을 이루고 망막속층이 생략되어 광선이 직접 원뿔세포에 닿게 된다.

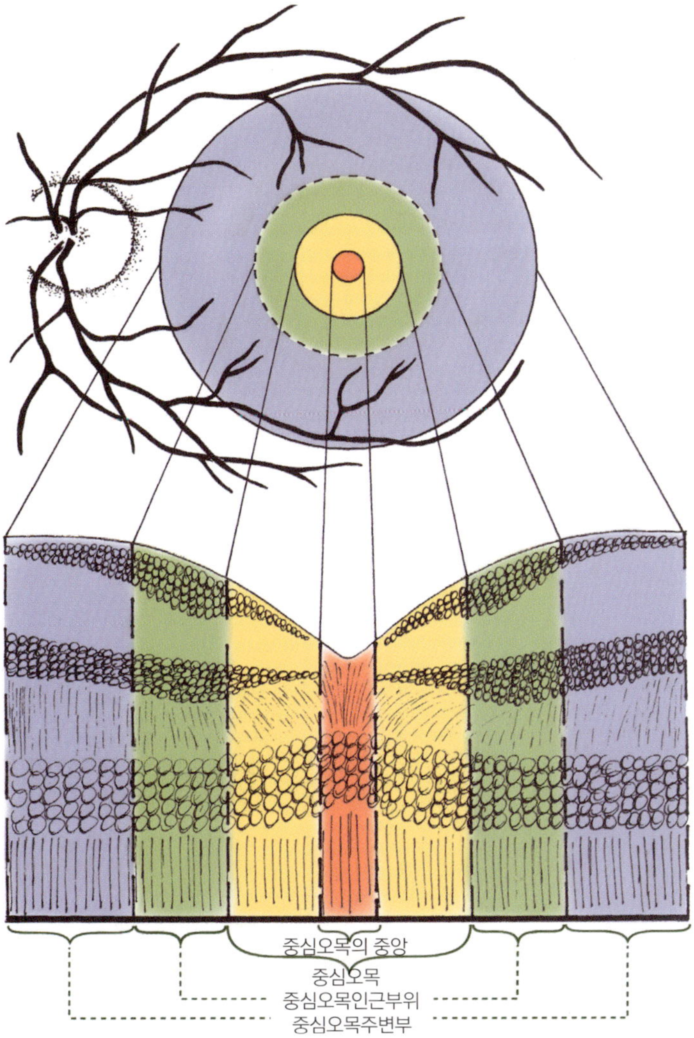

그림 Ⅰ-6-13. 망막의 중심오목과 주변부

2) 시신경유두(Optic disc)

눈알 뒤쪽 부근에서 맥락막과 밀착되었으나 시세포가 전혀 없고 시신경으로만 구성되어 정상적인 눈이면서 전혀 시각을 느끼지 못하는 곳이 있다. 이 부위를 시신경유두라 하며 시신경이 눈알을 나오는 부위로서 약 1.5㎜의 난원형의 희고 작은 융기로 나타난다(그림 Ⅰ-6-14). 이 부위는 중심오목의 내측 15.5°에 해당되므로 시야검사에서는 주시점 바깥쪽 15.5°부위에 생리적암점(physiologic blind spot, Mariotte's blind spot)으로 나타난다. 본인 자신이 이 맹점을 느끼지 못해 일명 허성맹점(false blind spot)이라 부르기도 한다.

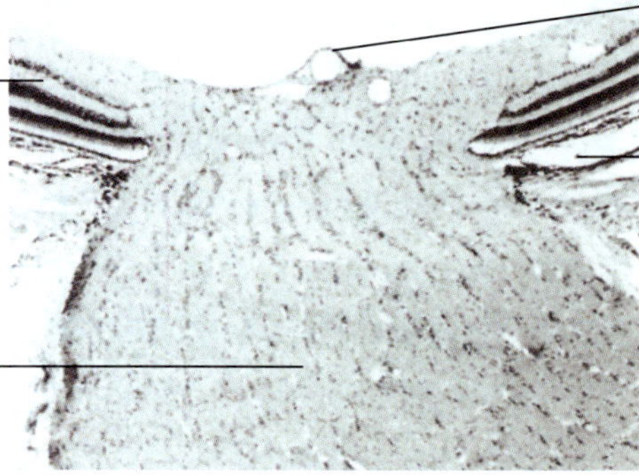

그림 Ⅰ-6-14. 시신경유두의 구조

(1) 시신경(Optic nerve)

시신경은 망막의 신경절세포에서 시작하는 약 100만~120만 개의 축삭들로 구성되어 망막에서부터 대뇌 뒤통수엽까지 연결되는 제2번 뇌신경이다. 대부분의 시신경(80%)은 시각전도로를 따라 시자극을 전달하며 20%의 시신경 섬유는 빛에 따라 동공 크기를 조절하는 데 관여하기도 한다(대광반사).

시신경이 시각경로를 따라 중추인 대뇌 뒤통수엽으로 가기위해 눈알 밖으로 나오려면 시신경유두부의 공막 부위인 사상판을 통과하게 된다. 이후 시신경은 중추신경을 싸고 있는 연질막, 거미막, 경질막의 시신경집으로 둘러싸인다. 따라서 시신경은 중추신경의 일부로 평가되며 손상을 받으면 재생이 어렵다.

(2) 황반유두다발(Papillomacular fiber)

황반부로부터 유래한 시신경 섬유는 시신경유두부의 바깥쪽을 통과하게 되는데 이를 황반유두다발이라 하며 전체 시신경 섬유의 약 1/3에 해당한다(그림 Ⅰ-6-15).

3) 톱니둘레(Ora serrata)

망막의 가장 앞쪽 부위로서 부분적으로 톱니모양을 하고 있으며 앞쪽으로 섬모체 상피가 되어 홍채 뒷면까지 연속된다. 눈알 앞쪽에 해당하는 톱니둘레에서는 빛을 수용할 수가 없으므로 시세포가 없고 망막의 층이 얇다.

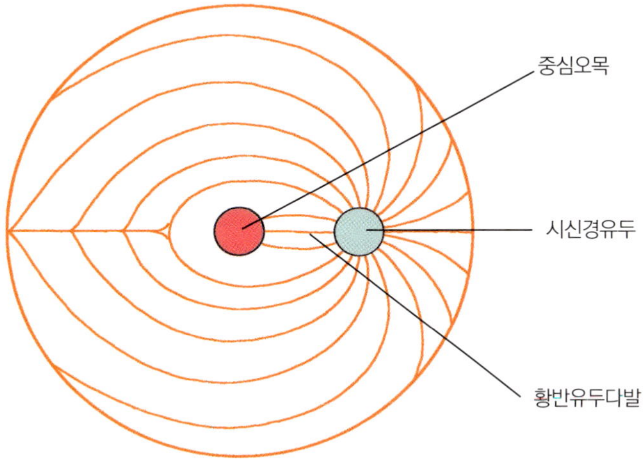

그림 Ⅰ-6-15. 망막 신경 섬유의 분포

3. 망막의 기능

망막은 투명한 신경조직으로서 빛 자극을 받아들이고 이를 신경자극으로 바꾸어 시자극을 유도하는 가장 중요한 역할을 수행하고 있다. 망막에는 눈 안으로 들어온 빛을 수용할 수 있는 시세포가 있어서 시세포에 수용된 빛을 신경자극으로 변환시키며 이 자극은 이어 두극세포, 신경절세포로 전달되면서 시신경의 형태를 이루게 된다. 시신경은 뇌와 연결되어 뒤통수엽에 이르는데 망막은 시자극을 정확히 전달하기 위해 복잡하고 정교한 구조를 가지고 있다.

4. 망막의 물질대사

1) 시세포의 에너지대사

맥락막모세혈관층에서 공급된 포도당은 색소상피를 지나면서 효소(hexokinase)에 의해 포도당-6-인산(glucose-6-phosphate)이 되어 시세포 속조각의 타원체로 확산되어 들어온다. 들어 온 포도당-6-인산은 타원체에 존재하는 사립체부근에서 당분해작용(glycolysis)이 일어나 두 분자의 피루브산(pyruvic acid)으로 전환된다. 피루브산은 사립체 내로 들어가 크렙스회로[5]와 전자전달계를 거쳐 에너지저장 상태인 ATP와 이산화탄소, 수분을 배출하게 된다. 이 과정에서 많은 양의 산소가 필요하며 망막은 다른 조직보다 산소이용률이 높다. 생산된

5) 크렙스회로(Kreb's cycle)를 TCA cycle(tricarboxylic acid cycle, 삼카르복실산회로)라고도 한다.

ATP는 신경전달, 바깥조각의 재생, 세포막의 합성 등에 사용하고 Na^+-K^+ 펌프를 통해 Na^+을 속조각에서 밖으로 배출하는데도 사용된다.

2) 막대세포의 시색소

(1) 로돕신 회로

막대세포의 시색소인 로돕신은 옵신(opsin)[6]이라는 단백질과 레티닌(retinene)으로 구성되어 있으며 레티닌은[7] 비타민A의 유도체로 빛을 흡수한다.

레티닌은 구부러진 형태로 덜 안정적인 cis형과 곧은 형태로 안정적인 trans형 두 종류가 있는데 이를 이성체[8]사이라고 한다(그림 Ⅰ-6-16). 이중 cis형의 레티닌이 옵신과 결합하여 로돕신을 생성한다.

로돕신은 장파장과 단파장을 반사하고 중간파장(500nm)을 흡수하기 때문에 자주색을 띤다. 과거에 로돕신을 시홍이라 부른 이유가 여기에 있다.

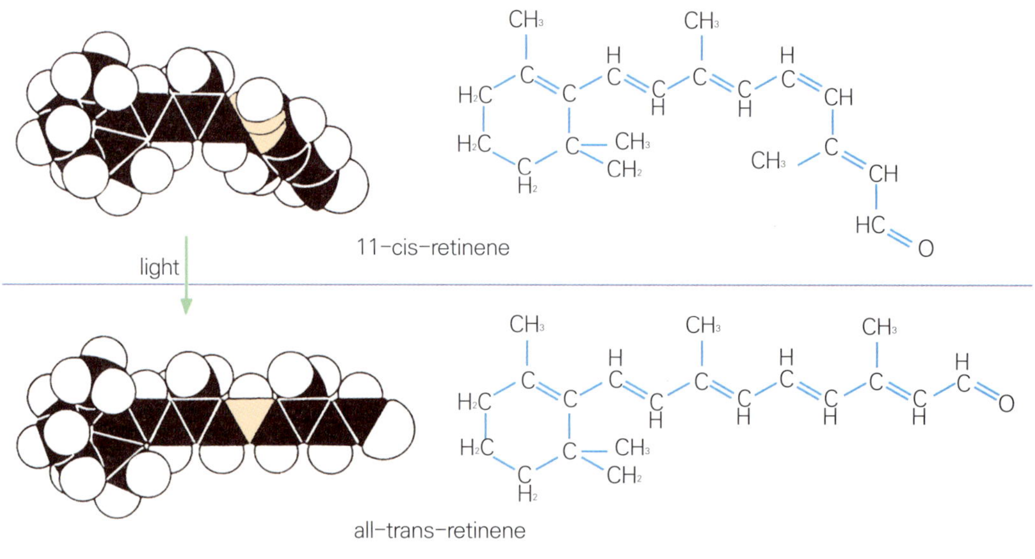

그림 Ⅰ-6-16. cis-레티닌과 trans-레티닌의 구조

---

6) 시색소는 시색소 골격에 해당하는 단백질인 옵신(opsin)과 레티닌(retinene)이라는 발색단으로 구성되는데, 로돕신에서는 스코트옵신(scotopsin)이고 요돕신에서는 포토옵신(photopsin)으로 차이가 있다.

7) 비타민 A는 알코올 성분으로 레티놀(retinol)이라고도 하는데, 비타민 A를 산화시켜 알데히드성 레티닌을 얻었기 때문에 레티닌을 retinaldehyde 또는 레티날(retinal)이라고도 한다. 비타민 A가 부족하면 레티닌으로 산화될 수 없고 로돕신을 합성할 수 없기 때문에 야맹증이 된다.

8) 화합물에 있어서 분자식은 같으나 구조식이 다른 형태를 이성체(isomer)라 한다.

막대세포 바깥조각의 원반 위에 붙어 있던 로돕신은 빛을 받으면 빛을 흡수하면서 색을 잃어버리게 되는데, 몇 단계의 중간과정을 거쳐 완전 탈색이 되고 옵신과 trans형의 레티닌으로 분리되며 이 반응을 시작으로 막대세포의 과분극전위가 유발된다. 빛 자극에 의해 분해된 로돕신은 다음의 빛 자극의 수용을 위해 재합성되는 과정이 필요하며 이 과정은 로돕신 회로에 의해 이루어진다(그림 Ⅰ-6-17, 그림 Ⅰ-6-18).

그러나 분리된 옵신과 trans형의 레티닌은 결합할 수 없는 상태이므로 재합성을 위해서는 trans형을 구부러진 형태의 cis형으로 변환시키는 작업이 필요하다. 이 역할을 이성체화 효소(retinal isomerase)와 ATP가 담당하여 cis형으로 변환시킨 이후에 옵신과 결합하여 로돕신을 합성하게 된다. 레티닌이 부족하면 색소상피에 저장된 비타민A를 추가로 사용한다.

빛을 받게 되면 다량의 로돕신이 분해되고 로돕신 회로에 의해 재합성되기까지는 시간이 필요한데 우리가 밝은 곳에 있다가 어두운 곳으로 갔을 때 바로 잘 보이지 않고 적응시간이 지나 서서히 보이게 되는 이유가 여기에 있다. 이를 암순응(dark adaptation)이라 한다.

(2) 빛자극 전도

빛 자극이 없을 때에 시세포에서는 안정전류가 흐르는데 이는 시세포 속조각에서 Na^+-K^+ 펌프를 통해 Na^+을 지속적으로 밖으로 배출하고 바깥조각에서는 Na+채널을 통해 들어오면

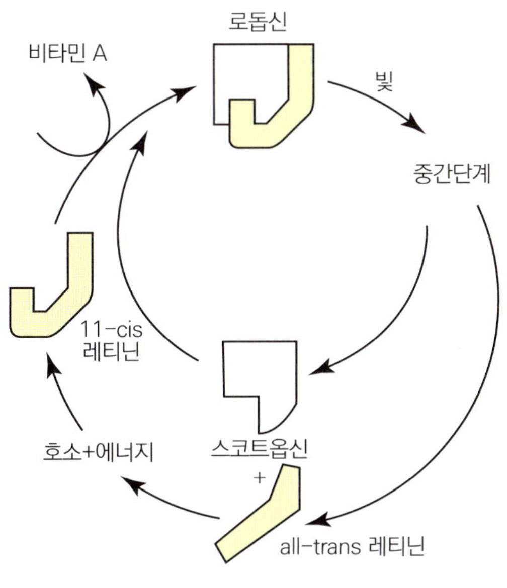

그림 Ⅰ-6-17. 로돕신회로

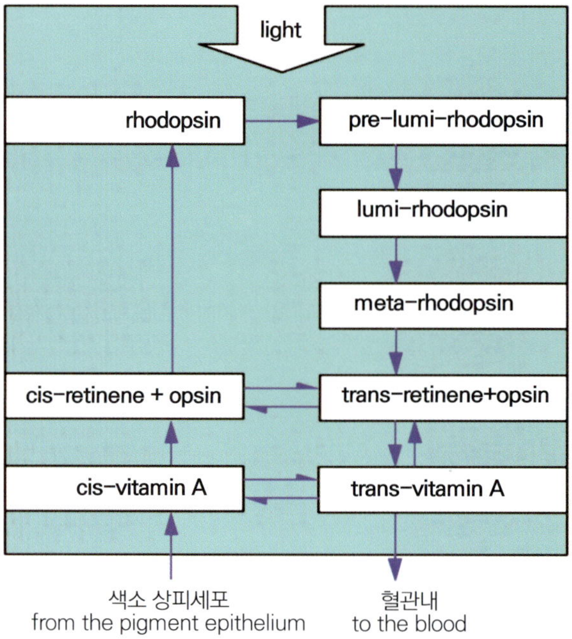

그림 Ⅰ-6-18. 로돕신 회로(양방향 화살표는 가역반응 과정을 의미함)

서 생기는 전류이다(-40㎷). 그러나 빛 자극을 받으면 시색소의 분해가 시세포막의 투과성을 바꾸어 바깥조각의 Na+채널을 차단한다. 속조각에서는 계속 배출하는데 바깥조각으로 들어오지 못하므로 시세포 내의 Na+양은 현저히 줄어들어 시세포막의 전하가 -75㎷로 변하게 되는 것이다. 이러한 과분극(hyperpolarization)이 시세포의 종말부에서 연접부위(synapse)로 전달되고 두극세포로 전달된다.

3) 원뿔세포의 시색소

원뿔세포의 시색소인 요돕신은 옵신이 포토옵신(photopsin)이라는 점이 로돕신과 차이가 있다. 그러나 요돕신은 어두운 빛에는 반응하지 않고 밝은 빛에서만 반응하는데 원뿔세포에서 빛자극이 전기적 자극으로 바뀌는 과정에 대해서는 아직 밝혀지지 않았다.

요돕신은 파장에 따라 빨간색, 초록색, 파란색의 세 종류가 있어 파장별 색의 감지가 가능한데, 원뿔세포의 종류는 다음과 같다.

① red cone : 장파장(570㎚)에 민감한 시색소 함유. 원뿔세포의 74%.

② green cone : 중간파장(535㎚)에 민감한 시색소 함유. 원뿔세포의 10%.

③ blue cone : 단파장(440㎚)에 민감한 시색소 함유. 원뿔세포의 16%.

5. 망막의 혈관계

1) 망막 바깥층의 혈액공급

원뿔세포와 막대세포가 포함된 망막의 바깥층(망막의 바깥 1/3)은 맥락막모세혈관층에 의해 혈액을 공급받는다. 특히, 중심오목의 경우는 망막의 속층이 생략되어 있기 때문에 맥락막모세혈관에서만 혈액공급을 받게 된다. 따라서 망막박리현상[9]이 일어나면 맥락막모세혈관에서의 영양공급이 차단되어 치명적인 시각이상을 초래할 수 있다.

2) 망막 속층의 혈액공급

망막의 안쪽 2/3에 해당하는 속층은 망막중심동맥(central retinal vessel)의 분지로부터 혈액공급을 받는다. 눈동맥의 분지인 망막중심동맥은 대략 0.3㎜의 굵기로 시신경의 경질막을 따라 앞쪽으로 주행하다가 연질막을 관통하여, 시신경의 안쪽 아래로 들어간다. 시신경의 중심에 이르러 교감신경얼기에 의해 둘러싸이고 망막중심정맥(central retinal vein)과 함께 사상판 안쪽으로 주행한다. 이때 뒤섬모체동맥들이 시신경 주변의 공막 안에서 문합환(circle of zinn)을 형성하게 되고 이 문합환의 작은 지류들이 맥락막 내로 스며들어 시신경유두와 주변의 망막에 혈액을 공급한다.

망막중심동맥은 시신경유두의 중앙에서 2개의 동일한 위, 아래가지로 나누어지고 이들 지류들은 다시 각각 안과 밖으로 분지하여 위, 아래코쪽지류(superior & interior nasal branch) 그리고 위, 아래귀쪽지류(superior & interior temporal branch)가 된다. 망막중심동맥의 지류들과 정맥은 보통 시신경유두의 중앙에서 코쪽으로 나타난다. 코쪽 지류들은 톱니둘레를 향해 비교적 곧게 주행하지만 귀쪽 지류들은 중심오목의 위, 아래를 따라 활모양으로 주행하며 톱니둘레로 가게 된다. 동맥지들은 신경섬유층을 지나므로 속경계막 가까이를 지나게 되는데 속경계막은 매우 얇고 투명하여 망막혈관들이 검안경 검사 시에 잘 나타난다.

망막의 소동맥(arterior)들은 망막의 다른 층들을 통과해 속핵층에 이른다. 소동맥들의 문합은 발견되지 않았고 확산성 모세혈관망을 이루고 있는데, 혈관내피는 구멍이 없는 구조이고 바깥쪽에는 바닥막 아래에 많은 수의 주변세포(pericyte, Rouget's cell)들이 있다.

---

9) 망막의 색소상피층은 맥락막의 부르크막과 단단히 유합되어 있고, 시세포들은 색소상피세포의 미세융모 사이 함몰부위에 바깥조각이 끼워져 있는 상태이기 때문에 유리체 쪽에서 잡아당기는 힘이 작용하면 맥락막과 망막 사이가 아닌 망막의 1층 색소상피세포층과 2층인 광수용세포층이 분리된다. 이러한 현상을 망막박리라고 하며 이는 망막의 색소상피층은 안배의 바깥층에서, 그리고 나머지 신경망막은 안배의 속층에서 유래하여 두 층 사이에 잠재적인 공간이 존재하는 것과 관련이 있다.

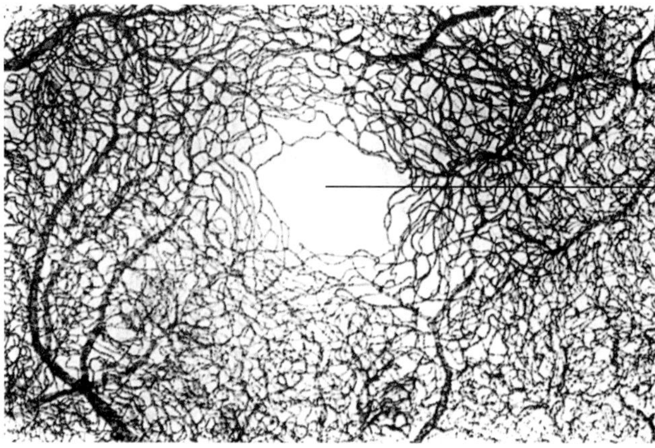

그림 Ⅰ-6-19. 망막 황반부의 모세혈관

망막의 모세혈관들은 얕거나 깊게 혈관망을 형성하고 있지만 속핵층 밖으로는 확장되지 않는다. 이 모세혈관망은 황반부에 가장 많이 밀집되어 있으나 중심오목에는 존재하지 않는다(그림 Ⅰ-6-19). 모세혈관이 존재하지 않는 중심오목무혈관대(foveal avascular zone)는 대략 직경이 500㎛ 정도이나 당뇨병 환자에서는 직경이 확장되어 있다.

망막은 색소상피층의 밀착접합(tight junction)과 신경망막의 구멍이 없는 모세혈관내피에 의해 커다란 순환물질 분자들로부터 보호를 받게 되는데 이들 두 가지의 장벽을 혈액망막장벽(blood-retinal barrier)이라 한다.

망막의 중심정맥은 동맥과 함께 주행한다. 정맥의 직경은 동맥보다 1/3 내지는 1/4정도 더 굵다. 정맥들의 형태는 비록 동맥과 유사하기는 하지만 동맥과 동일하지는 않다. 소정맥들은 모세혈관망으로부터 시작되며, 이들이 서로 연결되어 보다 큰 망막밑공간(subarchnoidal space)을 통과하며 경질막을 관통하여 위눈정맥(superior ophthalmic vein)이나 해면정맥굴(cavernous sinus)로 직접 분출된다.

망막의 혈액흐름은 교감신경분포에 의하지 않고 자가조절로 이루어지는 것으로 알려져 있다. 즉, 혈관 안의 관류압력에 따라 일정한 혈액의 흐름이 유지되는 것이다.

망막에는 림프관들이 전혀 없다.

6. 망막의 신경

망막에 존재하는 신경절세포의 축삭들의 모임부터 시신경이 시작되며 시신경은 시자극을 전달하고 시감각을 느끼게 한다.

망막에는 시신경 이외의 감각신경이 존재하지 않아 질환에도 통증을 느끼지 않는다.

7. 망막의 변화

망막의 변화와 질환은 시력장애를 동반하며 정도와 부위에 따라서는 색각장애, 암순응장애, 실명까지도 올 수 있다. 망막의 변화로는 고도근시의 안저변화를 들 수 있는데 맥락막의 위축, 공막의 확장과 함께 귀쪽코누스(temporal crescent), 시신경유두둘레위축 등이 나타난다.

망막질환은 선천적 요인, 전신질환(당뇨병, 고혈압 등), 외상의 영향을 받기도 하며 포도막염이 영향을 주기도 한다. 최근 나이관련황반변성에 의한 중심시력 약화와 당뇨병, 고혈압 등 전신질환과 관련된 망막질환, 그리고 망막정맥폐쇄와 같은 순환장애가 문제가 되고 있다. 선천 질환으로는 망막색소변성[10]이 대표적이다.

망막질환의 진단에는 검안경, 세극등을 이용한 안저검사, 초음파검사, 색각검사, 안전위도검사 등의 다양한 방법을 사용하는데, 안저소견이 유용하다. 망막질환의 치료에는 광응고술[11], 혈관내피성장인자억제 약물투여[12] 등의 방법이 있으나 선천적 질환의 치료법은 없고 완전한 시력회복이 어려울 수 있는 만큼 예방과 주의가 필요하다.

---

10) 망막색소변성은 망막의 유전질환으로 X염색체 연관열성유전의 형태의 증상이 가장 심하다. 막대세포부터 시세포의 장애를 초래하여 초기의 야맹증상에서 시야협착, 망막위축, 황반변성, 실명까지 이르는 질환이다.

11) 광응고술이란 레이저광선의 열로 망막속의 신생혈관을 응고시키거나 병소부위를 태우는 방법으로 망막질환 치료에 광범위하게 쓰인다.

12) 망막질환에 있어 혈관신생을 유도하는 혈관내피성장인자(VEGF)를 억제하는 약물을 망막에 투여하여 혈관신생을 억제하는 방법이다.

이것만은 꼭 알아둡시다.

1. 망막의 구조

1) 망막구성세포

(1) 색소상피세포 : ① 시세포지지, 보호 ② 비타민A 운반, 저장, 이동
③ 혈액망막 장벽 ④ 시세포 바깥조각 식작용 ⑤ 망막외측의 대사산물 배출 등

(2) 시세포

① 막대세포 : 중심오목으로부터 3㎜ 떨어진 부위에 가장 많으며 망막주변부에 약 1억~1억2천5백만 개 존재. 시색소로 로돕신 함유. 암소시, 주변시

② 원뿔세포 : 중심오목에 약 6백만 개가 존재. 시색소로서 3종류의 요돕신 함유. 명소시, 중심시, 색각기능

(3) 두극세포 : 시세포의 자극을 신경절세포로 전달

(4) 신경절세포 : 축삭으로 시신경 형성

(5) 연합신경원 : 수평세포, 무축삭세포, 얼기층사이세포

(6) 뮐러세포 : 망막의 신경교세포

※ 망막의 자극전달 과정 : 시세포 → 두극세포 → 신경절세포

2) 망막의 층구조 : 10층 구조

(1) 색소상피층
(2) 광수용세포층
(3) 바깥경계막
(4) 바깥핵층
(5) 바깥얼기층
(6) 속핵층
(7) 속얼기층
(8) 신경절세포층
(9) 신경섬유층
(10) 속경계막

2. 망막의 특수부위

1) 황반과 중심오목

(1) 황반 : 시신경유두의 귀쪽. 엽황소(xanthophyll)함유.

(2) 중심오목 : 황반의 가운데 함몰부위. 원뿔세포 밀집. 무혈관구조

2) 시신경유두

시신경이 눈알 밖으로 나오는 통로. 시세포가 없고 시신경으로만 구성. 생리적암점의 원인부위

3) 톱니둘레

망막의 가장 앞쪽 부위. 시세포가 없고 망막의 층이 얇다.

3. 망막의 기능

빛 자극을 수용하고 신경자극으로 바꾸어 시자극을 유도

4. 망막의 물질대사

1) 시세포의 에너지대사 : ATP생성

2) 막대세포의 시색소 : 로돕신

3) 원뿔세포의 시색소 : 요돕신

이것만은 꼭 알아둡시다.

5. 망막의 혈관계
 1) 망막 바깥층(망막의 바깥 1/3)의 혈액공급 : 맥락막모세혈관층
 2) 망막 속층(망막의 2/3)의 혈액공급 : 망막중심동맥의 분지인 망막혈관

6. 망막의 신경
 시신경 이외의 신경이 존재하지 않음

7. 망막의 변화
 노인성 변화 : 나이관련황반변성, 망막정맥폐쇄 등
 관련 질환 원인 : 선천적 요인, 전신질환(당뇨병, 고혈압 등), 외상, 포도막염, 고도근시 등.
 관련 질환 증상 : 시력장애, 색각장애, 암순응장애, 실명

II

눈의 내용물

눈의 내용물은 방수(aqueous humor), 수정체(crystalline lens), 유리체(vitreous body)로 구성된다.

학습목표

- 앞방과 뒷방의 해부학적 구조를 설명할 수 있다.
- 앞방각의 구조를 설명할 수 있다.
- 방수의 생성과 유출에 대해 설명할 수 있다.
- 방수의 기능을 이해할 수 있다.
- 방수의 성분을 설명할 수 있다.
- 방수의 나이에 따른 변화를 설명할 수 있다.

신용어미리보기

각막가장자리 : 각막윤부
공막돌기 : 공막극, 공막자
뒷방 : 후방
섬모체기질 : 모양체실질
섬모체돌기 : 모양체돌기
앞방 : 전방
앞방각 : 전방각
집결관 : 집합관
섬모체주름부 : 모양체관부
섬모체평면부 : 모양체부
홍채뿌리 : 홍채근부

제1장 방수(Aqueous humor)

눈알 안에 앞방, 뒷방, 유리체로 구분되는 세 개의 방이 있다. 앞방과 뒷방은 방수로 구성되어 있고 유리체는 유리체 젤로 구성된다.

1. 앞방(Anterior chamber)

앞방은 앞쪽으로는 각막내피, 주변부는 섬유주망과 섬모체 일부 그리고 홍채뿌리, 뒷쪽으로는 홍채 앞면과 수정체 앞면 동공부로 둘러싸인 공간이다(그림 Ⅱ-1-1). 앞방의 중심부는 주변부보다 더 깊다. 앞방각(anterior chamber angle)은 주변부 각에 의해 형성되는데 각공막(corneoscleral)과 포도막(중막)이 만나는 곳이 된다. 방수(aqueous humor)는 앞방각의 구조물을 통해 앞방을 빠져나간다.

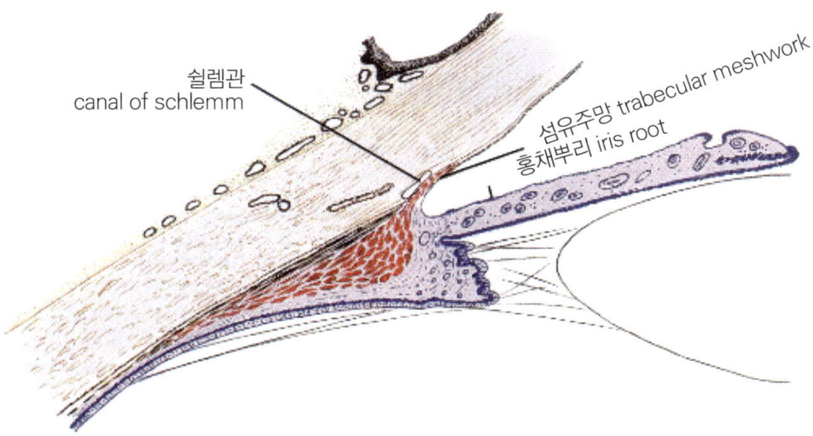

그림 Ⅱ-1-1. 앞방각의 구조

1) 앞방각의 구조

방수가 유출되는 구조물은 섬유주망(trabecular meshwork)과 쉴렘관(Schlemm's canal)으로 구성된 여과기(filtration apparatus)라고 불린다. 이 구조와 공막돌기(scleral spur)는 안쪽 공막고랑(internal scleral sulcus)이라 불리는 각공막 안쪽에 위치한 구멍이 뚫린 영역이다.

(1) 공막돌기(Scleral spur)

공막돌기는 안쪽 공막고랑의 가장자리 뒷면에 위치한다. 공막돌기의 뒷면은 세로 섬모체근 섬유의 힘줄이 부착되고 많은 섬유주망의 판이 공막돌기의 앞쪽으로 부착되어 있어서 공막돌기의 아교질이 섬유주망으로 연속된다(그림 Ⅱ-1-2).

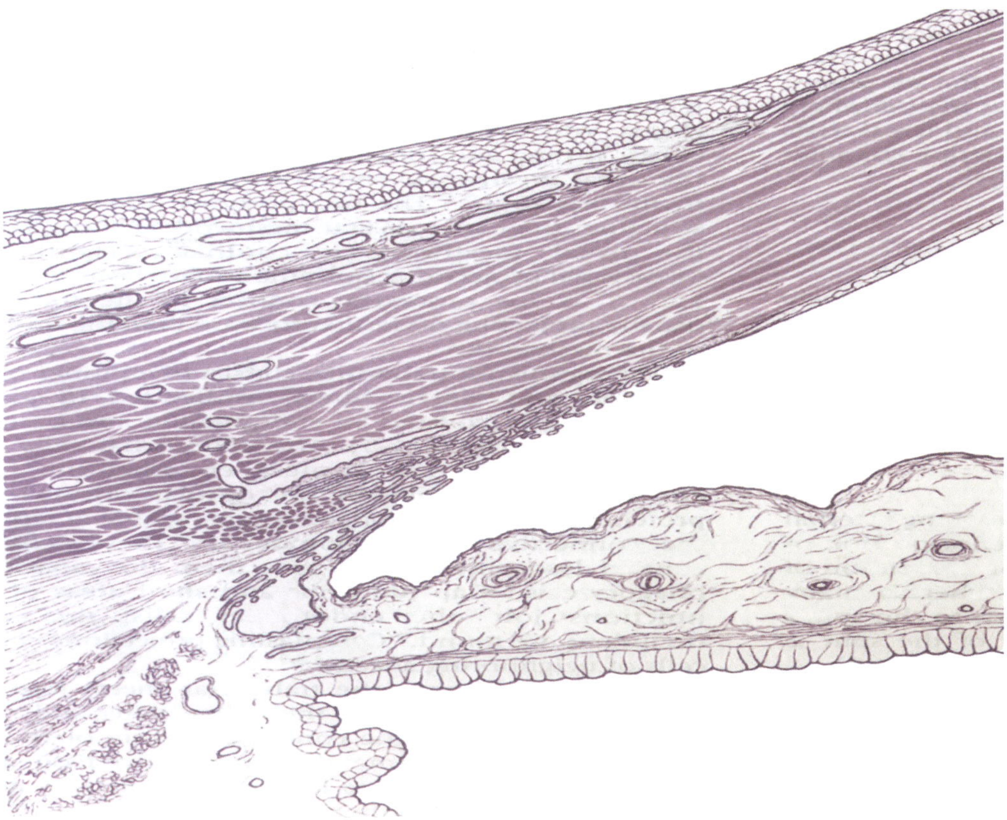

그림 Ⅱ-1-2. 각막가장자리 단면도

(2) 섬유주망(Trabecular meshwork)

섬유주망은 앞방 주위를 에워싼 구조로 수평단면은 꼭지점이 각막을 향하고 밑변은 공막돌기를 향한 삼각형의 형태이다. 섬유주망은 편평하고 구멍난 판으로 구성되는데 꼭지에 3~5개의 판이 있다. 이들 판은 쉬발베선(Schwalbe's line)에서부터 공막돌기까지 뒤쪽으로 연장되어 15~20개의 판으로 나누어진다. 섬유주망은 열린 격자로 서로 엇갈리게 갈라진다. 판 사이의 안쪽 섬유주 공간은 작은 구멍을 통과하거나 판 사이에 열려있는 공간(폰타나 공간)으로 연결된다. 열린 공간은 크기가 다양하고 쉴렘관 근처에서 작아지게 된다. 섬유주망과 쉴렘관이 직접적으로 연결되어 있지는 않다.

섬유주망은 해부학적으로 두 개의 부분으로 나눌 수 있다.

① 각공막섬유주(corneoscleral meshwork)

섬유주망의 바깥영역이고 이들 판은 공막돌기에 부착된다. 두 개의 영역은 구조적인 면에서도 약간 다른데 각공막섬유주는 판처럼 생겼다.

② 포도막섬유주(uveal meshwork)

섬유주망의 안쪽판으로 공막돌기 안쪽에 놓여있고 섬모체기질과 세로근 섬유에 부착된다. 이들 판 중 일부는 홍채뿌리까지 부착되기도 한다.

포도막 섬유주의 구조는 새끼줄과 같은 모양이다(그림 Ⅱ-1-3). 홍채 표면으로부터 일부 돌출된 부분인 홍채돌기는 섬유주망에 연결되는데 대부분 돌출은 섬유주 중간부위보다 더 앞쪽으로 나아가지는 않는다.

공막돌기에서 섬유주망 판은 내피 덮개를 느슨하게 하지만 아교섬유와 탄력섬유는 공막돌기와 섬모체의 결합조직 내로 연속된다. 일부 섬모체근의 결합조직성 섬유는 직진하여 나아가고 섬유주의 판 안으로 합쳐진다.

(3) 쉴렘관(Canal of schlemm)

쉴렘관은 원형의 혈관으로 보통 혈액이 아니라 방수를 포함하고 있기는 하지만 정맥동으로 간주한다. 쉴렘관은 섬유주망 바깥쪽에 있고 공막돌기(scleral spur)의 앞쪽에 있다. 쉴렘관의 바깥벽은 공막 둘레에 대항하게 놓여 있고 안쪽벽은 섬유주망과 공막돌기와 대항하여 놓여 있다. 얇은 조직 사이막은 내강을 만들어 2~3개의 관으로 나뉜다.

섬유주망으로부터 쉴렘관의 내피세포가 분리되는 영역을 체모양층(cribriform layer, juxtacanalicular tissue)이라고 부른다. 이곳은 내피처럼 생긴 세포, 섬유질, 탄력성 섬유, 그리고 기질(ground substance)로 구성된다. 쉴렘관 내피는 그물형 섬유에 의해 체모양층에 고정되고 섬모체근의 힘줄에도 결합된다.

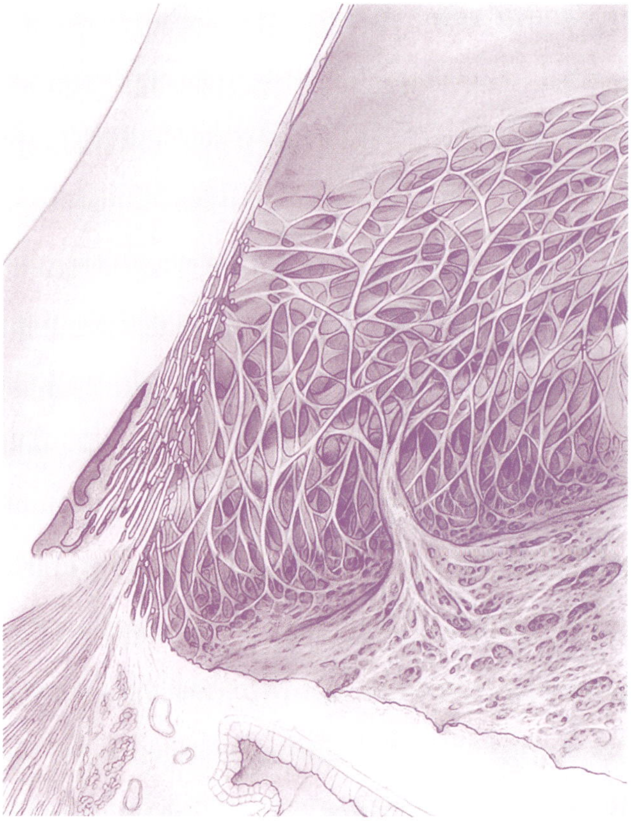

그림 Ⅱ-1-3. 방수의 유출기와 주변조직

쉴렘관의 안쪽벽은 많은 팽출(evagination)이나 맹낭(blind pouches)이 있어 섬유주망을 향해 체모양층 조직으로 연장된다.

안쪽집결관은 길고 가지를 내어 관의 표면적을 증가시킨다(그림 Ⅱ-1-4). 이들 내피는 항상 판조직에 의해 섬유주공간으로부터 분리된다.

쉴렘관 바깥벽의 내피세포는 섬모체소대 끝부분에 연결되고 액포는 없다. 약 25~35개의 바깥집결관이 쉴렘관 바깥벽으로부터 가지를 내고 있다.

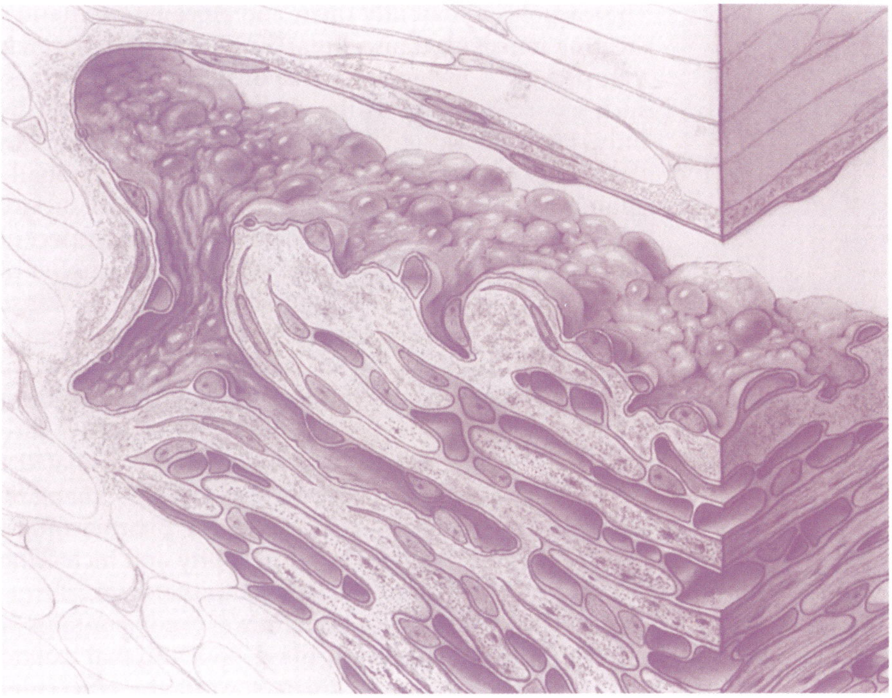

그림 Ⅱ-1-4. 쉴렘관과 안쪽집결관

2. 뒷방(Posterior chamber)

뒷방은 고리모양의 영역으로 홍채 뒤에 위치하고 홍채 뒷면, 수정체의 적도부, 유리체의 앞면, 섬모체에 의해 경계를 이룬다. 섬모체돌기는 방수를 분비하고 뒷방으로 유출시킨다. 섬모체소대섬유는 섬모체의 무색소상피(nonpigment epithelium)의 안쪽 경계막으로부터 시작되어 뒷방을 지나 수정체낭(lens capsule)에 정지한다. 뒷방은 두 개의 영역으로 구분되는데 하노버관(canal of Hannover)이라 불리는 소대로 구성된 영역과 유리체와 마주하는 가장 뒤쪽 소대로부터 나온 소대뒤공간(retrozonular space)인 페티관(canal of Petit)의 두 개의 영역으로 구분된다(그림 Ⅱ-1-5).

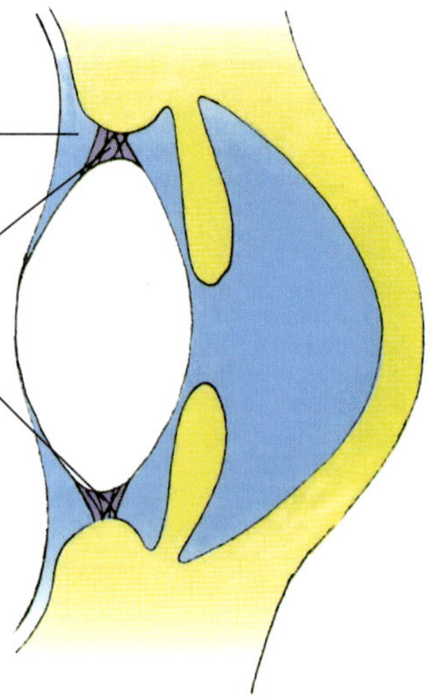

그림 Ⅱ-1-5. 뒷방의 구조

3. 방수의 생성과 유출

방수는 주변의 무혈관성 각막과 수정체의 물질대사에 필요한 산소와 포도당을 제공한다. 방수는 섬모체주름부(pars plicata)의 상피에 의해 만들어지고 섬모체돌기로부터 뒷방으로 분비된다. 방수는 홍채와 수정체 사이를 지나 동공을 통과한 후 앞방으로 들어간다(그림 Ⅱ-1-6). 앞방에서 방수는 대류순환하여 차가운 각막을 따라 내려가고 따뜻한 홍채를 따라 올라가서 앞방 주변을 통과해 유출된다.

방수가 포도막섬유주 내의 공간을 통과하여 유출되기도 하는데, 상대적으로 적은 양(전체 방수유출 중 10% 정도)은 섬모체근다발 주위 공간의 결합조직 안으로 통과한다. 이 후 맥락막위공간(suprachoroidal space) 안으로 이동하고 앞섬모체정맥(anterior ciliary vein)과 또아리정맥(vortex vein)으로 흡수된다. 나머지 방수는 각공막섬유주의 좁은 구멍 안으로 이동하고 체모양층 조직을 통과하여 쉴렘관 안의 내피를 따라간다.

조직단면에서 다수의 내피세포가 쉴렘관의 안쪽 벽면에 놓여 있고 그 내부에 거대액포(giant vacuoles)를 가지고 있는 것이 발견되었다. 액포는 열려 있고 간헐적으로 닫히는데 일시적인 투과와 단일방향의 경로를 만들어 단백질과 같은 큰 분자를 내피로 이동시키는 것으로 보인다. 톱니모양의 쉴렘관 내피세포의 바닥표면이 점진적으로 더 커지고 결국 위쪽 표면이 열리게 되며(그림 Ⅱ-1-7) 이후에는 열린 부분을 다시 닫는 작용이 일어난다.

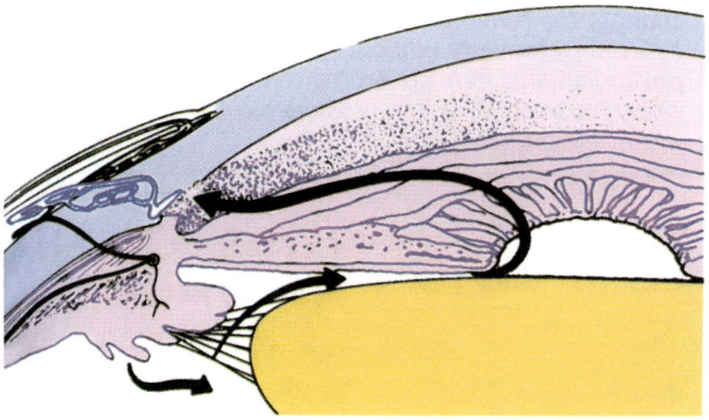

그림 Ⅱ-1-6. 방수의 흐름

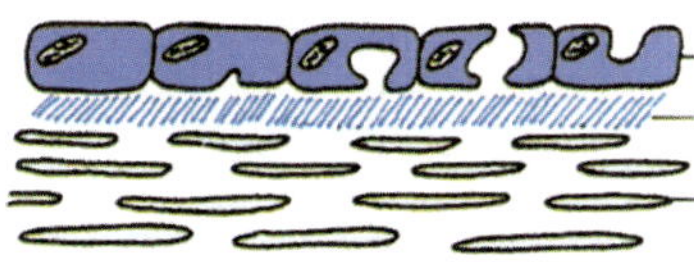

그림 Ⅱ-1-7. 쉴렘관 내피세포에서 거대 액포의 형성

바깥벽의 내피세포는 액포가 없으며 약 25~35개의 바깥집결관이 쉴렘관의 바깥벽에서부터 나온다. 이들은 상공막이나 결막정맥으로 들어간다. 상공막정맥으로 직접 들어가는 방수정맥(aqueous vein)은 또 다른 경로를 제공한다.

4. 방수와 안압(Intraocular pressure, IOP)

안압은 눈 내부의 압력이다. 임상적으로 안압계를 이용하여 측정할 수 있다. 안압은 방수의 생성과 유출 사이의 균형으로 유지되는데, 방수 생성이나 유출시 적은 양의 변화로도 뚜렷한 안압의 변화를 가져 올 수 있다. 방수 생성량은 거의 일정하게 유지되기 때문에 대부분의 안압 증가는 방수 유출 감소가 원인이며 유출 감소는 방수 유출 경로와 함께 여러 부위의 방해(저항)로 발생할 수 있다. 즉, 색소 침전물이나 섬유주 판 위의 찌꺼기가 섬유주공간을 따라 방수 유출의 저항이 될 수 있으며 체모양층 조직의 분열도 나이와 함께 증가하여 유출 감소의 원인이 되는 것으로 밝혀졌다. 반대로, 섬모체근의 수축에 의해 방수 유출은 증가하게 되는데 이것은 섬유주판이 퍼지게 되는 원인이 되어 섬유주망을 지나는 방수 유출의 저항을 감소시키기 때문이다.

정상 안압은 10~21mmHg이고 두 눈의 정상적인 안압의 차이는 3mmHg이다. 하루 중 정상적인 안압 변화의 폭은 3~4mmHg 정도이고, 서있는 자세보다 누운 자세에서 안압이 1mmHg 정도 높다.

5. 방수의 성분

방수는 혈액의 성분과 유사하다. 방수는 다양한 전해질, 포도당, 탄산염, 아스코르빈산, NaCl 등을 포함하고 있다. 방수의 삼투압은 혈청보다 약 1~2% 높으며 pH는 7.4로 혈청보다 약간 낮다. 단백질은 약 0.02%(혈청은 7%)이며, 아미노산은 혈액과 비슷하다. 아스코르빈산은 혈청보다 10~15배 많고, 젖산과 피루브산은 혈청보다 많으나 포도당, 이탄당류, 요소 등은 적은 편이다.

6. 방수의 기능

방수의 기능을 요약하면 다음과 같다.

1) 수정체나 각막에 영양공급
2) 눈알의 투명도를 유지하여 일정한 굴절률 갖게 함
3) 안압을 통해 눈알의 형태를 일정하게 유지

7. 방수의 나이에 따른 변화

나이와 함께 앞방각의 넓이는 좁아지고 앞방의 압력은 감소하는데 아마도 수정체가 성장하기 때문에 나타나는 이차적인 변화라고 할 수 있다. 이 좁아지는 현상은 여자에서 더욱 뚜렷하고 나이든 여성에서 폐쇄각 녹내장의 발생율이 높게 나타나는 것과 관련 있다. 또 다른 나이에 따른 변화는 방수 생성량의 감소이다 그 외에도 포도막공막 유출의 감소, 거대 액포의 수와 크기 감소, 그리고 쉴렘관의 안쪽 벽의 유출에 대한 저항의 증가 등이 있다.

1) 녹내장(Glaucoma)

아직 완전하게 밝혀지지 않은 복잡한 질환이다. 조직학적으로 녹내장이 있는 눈은 내피에서 적은 수의 구멍이 관찰되고 쉴렘관의 수평단면의 직경이 정상적인 눈보다 더 작다. 대부분의 녹내장 환자는 정상인보다 더 높은 안압을 보이는데, 안압의 증가는 망막신경섬유층의 손상을 가져오고 물리적인 압력에 의한 직접적 영향 또는 간접적으로 혈액의 흐름을 방해한다.

이것만은 꼭 알아둡시다.

1. 앞방 : 각막 뒤쪽, 홍채 앞쪽 사이의 공간
 1) 앞방각의 구조
  (1) 공막돌기 : 안쪽 공막고랑 가장자리 뒷면에 위치. 섬유주망의 판이 부착
  (2) 섬유주망 : 삼각형. 구멍난 판으로 구성
  (3) 쉴렘관 : 원형의 혈관

2. 뒷방 : 앞쪽은 홍채, 뒤쪽은 수정체 사이의 틈새 공간
  (1) 하노버관
  (2) 페티관

3. 방수의 생성과 유출
 1) 방수의 생성 : 섬모체의 무색소상피층에서 생성되어 섬모체돌기를 통해 분비된다.
 2) 방수의 유출
  (1) 섬유주 유출 : 전체 유출양의 90%
   뒷방 → 동공 → 앞방 → 섬유주 → 쉴렘관 → 25~30개의 집결관 → 방수정맥 → 상공막정맥 & 결막정맥총
  (2) 포도막-공막 유출 : 전체 유출양의 10%
   앞방 → 섬모체&공막 사이 → 맥락막혈관에서 흡수, 극히 일부는 공막 통해 안와조직으로 유출

4. 방수와 안압
 안압은 방수의 생성과 유출의 비율 차이로 발생한다.
 정상 안압은 10~21mmHg이고 안압의 상승시 녹내장을 일으킨다.

5. 방수의 성분
 맑고 투명한 알칼리성 액체로 대부분이 수분이고 성분은 혈청과 비슷하다.

6. 방수의 기능
 1) 수정체나 각막에 영양공급
 2) 눈알의 투명도를 유지하여 일정한 굴절률 갖게 함
 3) 안압을 통해 눈알의 형태를 일정하게 유지

7. 방수의 나이에 따른 변화
 앞방각이 좁아짐에 따른 녹내장의 발생, 방수 생성량의 감소

학습목표

- 수정체의 해부학적 구조를 설명할 수 있다.
- 수정체의 조직학적 구조를 설명할 수 있다.
- 수정체의 기능을 이해할 수 있다.
- 수정체의 대사를 이해할 수 있다.
- 수정체의 나이에 따른 변화를 설명할 수 있다.

신용어미리보기

뒤극 : 후극
섬모체근 : 모양체근
섬모체돌기 : 모양체돌기
섬모체소대 : 모양체소대
섬모체주름부 : 모양체관부
섬모체평면부 : 모양체부
수정체뒷낭 : 수정체후낭
수정체앞낭 : 수정체전낭
앞극 : 전극

제2장 수정체(Crystalline lens)

수정체(crystalline lens, lens)는 섬모체소대(zonular fibers)에 의해 섬모체의 주변부에 매달려 있다. 섬모체소대는 유연하여 섬모체근이 수축하면 수정체의 모양을 바꾸고 굴절력을 증가시키게 되는데 수정체의 굴절력을 증가시켜 망막 위에 근거리 물체의 초점이 맞도록 하는 이 원리를 조절(accommodation)이라고 한다.

1. 수정체의 형태

수정체는 뒷면이 더 볼록한 형태의 양볼록형이다. 앞면 만곡 반경은 8~14㎜이고 뒷면 만곡 반경은 5~8㎜로 측정된다. 앞면 중심과 뒷면 중심을 극(pole)이라고 하고 수정체 두께는 앞극과 뒤극의 거리로 측정된다. 조절을 하지 않는 상태의 수정체 두께는 3.5~5㎜이고 일생동안 해마다 0.02㎜씩 증가한다. 수정체 직경은 코방향에서 귀방향으로 측정하면 유아는 6.5㎜이고, 10대에 9㎜ 정도에 도달하는데 그 이후로는 크게 달라지지는 않는다. 두 극 사이에 위치하는 적도(equator)는 수정체에서 가장 길이가 긴 곳이다(그림 II-2-1).

2. 수정체의 굴절

수정체가 조절을 하지 않을 때의 굴절력은 약 20D 정도인데 수정체의 굴절력을 결정하는 요인은 첫째는 표면 만곡(curvature), 둘째는 굴절률(index), 셋째는 수정체와 주변 환경 사이의 굴절률, 넷째는 광학 경로의 길이이다.

수정체는 수정체 전체의 광학적 밀도 변화 때문에 굴절률의 변화가 나타나는데 수정체 앞면에서 중심부로 갈수록 굴절률이 증가하고 뒷면으로 갈수록 감소한다. 보통 주변부 굴절률은 1.30이고 중심부 굴절률은 1.40이다. 굴절률은 수정체섬유 내의 단백질 농축에 의해 좌우된다. 굴절률의 변화는 추가적인 굴절력을 제공하게 된다. 수정체 무게는 20세 이전에는

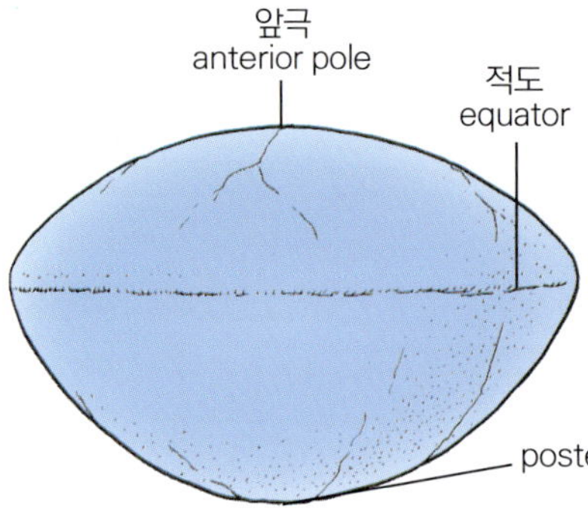

[A] 수정체의 만곡도

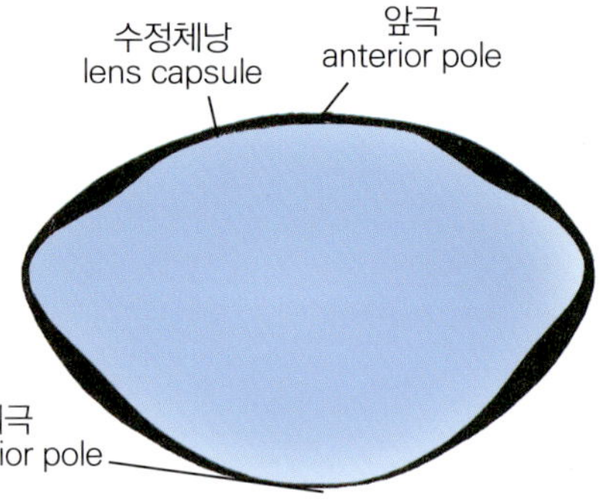

[B] 수정체낭의 형태

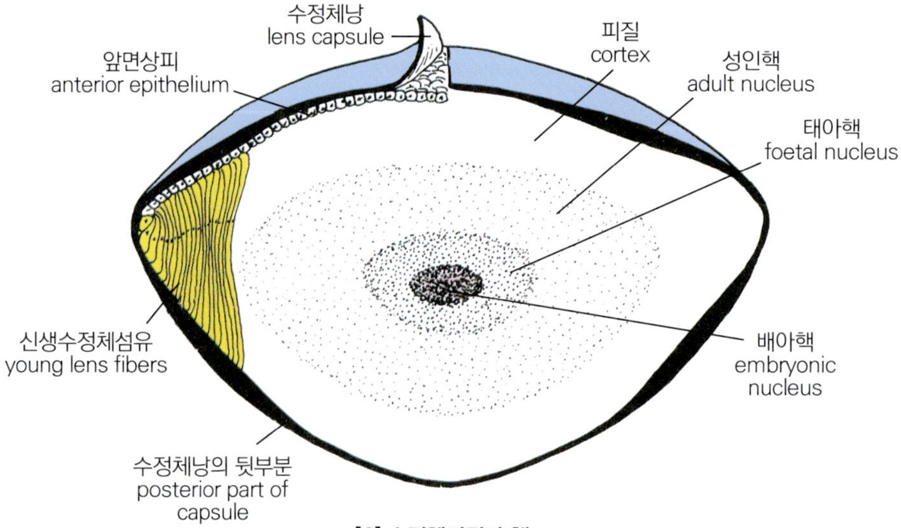

[C] 수정체피질과 핵

그림 Ⅱ-2-1. 수정체낭과 수정체의 구조

0.17g이었다가 나이와 함께 증가되어 70세 이상이 되면 0.24g에 달한다. 조절시 수정체의 굴절력은 증가하는데 최대조절력은 8~12세 사이에 14D에 달하지만 조절력은 나이와 함께 감소하여 40대에는 3~5D로 노시안(presbyopia, 노안)이 시작되고 70세 이후에는 조절력이 거의 없다(약 0.25D).

3. 수정체의 구조

1) 수정체낭(Lens capsule)

수정체낭은 수정체 전체를 에워싸는 투명한 막이다. 두께는 위치에 따라 다양한데 뒤극과 적도부에서 3㎛ 정도로 가장 얇고 앞극 주변의 고리모양에서 20㎛로 가장 두껍다. 낭은 주로 아교섬유로 구성되고 탄력섬유는 존재하지 않지만 섬유의 판(lamella) 구조 때문에 높은 탄력성을 가진다.

섬모체소대 섬유가 낭 안으로 삽입되는데 가까운 적도부에서부터 양쪽 극에 가깝게 삽입되어 있으며 낭의 이 바깥 영역을 소대 판(zonular lamella)이라고 한다. 수정체낭은 반투과성 막으로 수분과 전해질은 통과시키고 알부민(albumin)이나 헤모글로빈(hemoglobin)과 같은 큰 분자들이 수정체 안으로 들어오는 것을 막는 장벽 역할을 한다. 수정체앞낭은 앞면상피에 의해 만들어지고 나이와 함께 두꺼워진다. 수정체뒷낭은 수정체섬유의 바닥막으로부터 구성되는데 평생 동안 뒷낭의 두께는 거의 변하지 않는다.

2) 수정체상피(Lens epithelium)

수정체상피는 수정체앞낭에 가까운 층으로 입방형상피(cuboidal epithelium)로 구성되었고 앞면상피(anterior epithelium)라고도 한다. 이들 세포는 평생 동안 수정체앞낭을 분비하고 물질수송 작용에 관여한다. 뒷면상피는 발생과정 중에 원시수정체섬유(primary lens fibers) 형성을 위해 사용했기 때문에 존재하지 않는다. 수정체상피의 바닥은 수정체낭에 인접해 있고 꼭지부분은 수정체 중심부 방향으로 향해있다.

적도부에 있는 상피세포는 유사분열을 하므로 이 지역을 배아대(germinal zone)라 한다. 일생 동안 세포 분열이 계속됨에 따라 새로운 세포는 바닥쪽은 뒤극쪽으로 길어지고 꼭지쪽은 앞극쪽으로 뻗어간다(그림 Ⅱ-2-2). 이 과정은 모든 적도부에서 일어나고 수정체 주변부의 모든 섬유들은 극쪽으로 뻗어 나가게 된다. 뻗어나가기 위해 길게 늘어난 세포들의 세포질과 핵은 앞쪽으로 이동하는데 길게 늘어난 세포들을 수정체섬유(lens fiber)라고 부른다. 수정체섬유의 앞쪽 끝은 상피층과 수정체섬유 아래 사이로 스며들어가며 새로 생성된 섬유는 이전 섬유들의 바깥쪽에 놓이게 된다. 따라서 표면의 섬유들은 안쪽에 있는 섬유들보다 더 길고 새롭게 생성되어 상피와 낭 사이에 직접 놓인다. 모든 섬유들은 배아대에서 유사분열을 통해 형성되는데 이를 이차수정체섬유(secondary lens fibers)라고 한다. 일단 핵을 소실하고 성숙된 수정체섬유는 바닥막과의 연결을 잃게 된다.

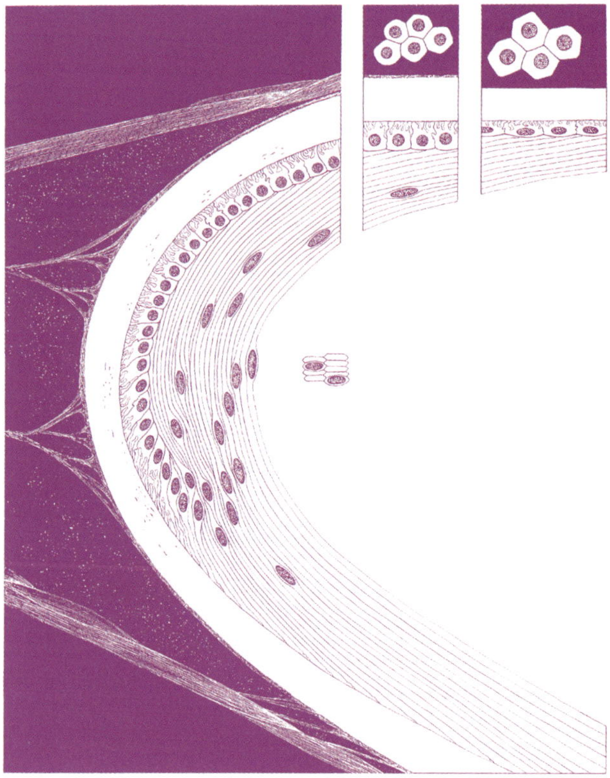

그림 Ⅱ-2-2. 수정체의 조직학적 구성

3) 수정체섬유(Lens fiber)

수정체섬유는 평생 동안 지속적으로 생성되는데 새로운 수정체섬유는 이전에 만들어진 중심층 섬유의 바깥쪽을 감싸며 놓이게 되어 이차수정체섬유(secondary lens fibers)로 성장해 나간다. 수정체의 구조는 양파와 유사한데 각 섬유 층은 대략 양파의 한 층과 같지만 각 층은 인접 섬유로 만들어진다. 수정체섬유의 횡단면을 보면 육각형(hexagonal) 모양이고 동심원의 형태로 정렬되어 있다(그림 Ⅱ-2-3). 수정체섬유의 길이는 약 8~10㎚ 정도이다.

수정체섬유의 세포질은 고농도의 단백질을 함유하는데 섬유질 무게의 거의 40%에 달한다. 수정체의 구성과 농도는 굴절률에 영향을 미친다. 수정체의 농도는 피질 15%에서 부터 핵 70%까지 다양하다.

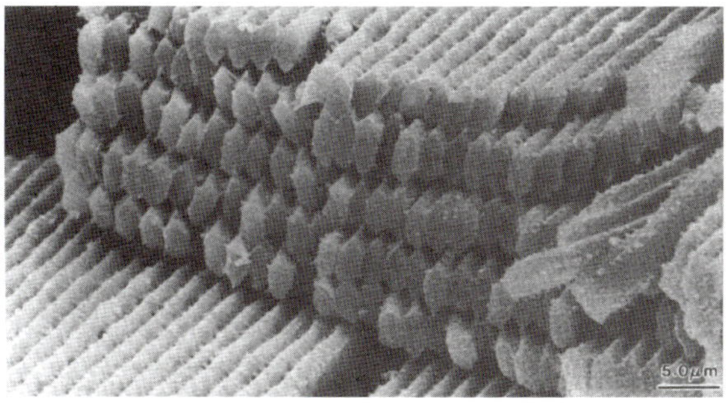

그림 Ⅱ-2-3. 수정체섬유의 전자현미경 사진(6각형 단면)

4) 수정체핵(Lens nucleus)

뒷면상피에서 길어진 원시수정체섬유(primary lens fibers)가 중심부에 형성되는데 이를 배아핵(embryonic nucleus)이라고 하고 모든 수정체섬유는 배아핵 바깥으로 계속 쌓이게 된다. 앞 적도부에서 세포 분열은 시작되고 새로운 세포가 길어지고 수정체섬유를 형성한다. 이렇게 형성된 모든 섬유는 이차수정체섬유(secondary lens fibers)가 된다. 출생 전에 배아핵을 중심으로 섬유들이 쌓이게 되는데 이를 태아핵(fetal nucleus)이라고 한다. 출생 후부터 성인이 될 때까지 형성된 섬유는 성인핵(adult necleus)이라고 한다. 수정체피질(lens cortex)은 성인이 된 이후에 형성된 섬유를 포함한다. 수정체피질은 가장 낮은 굴절률을 가지고 배아핵은 가장 높은 굴절률은 가지게 된다.

5) 수정체봉합(Lens sutures)

수정체섬유가 극에 도달하면 다른 섬유들과 만나게 되어 접합(junction)을 하게 되는데 이를 봉합(suture)이라고 한다. 앞봉합(anterior suture)은 섬유의 꼭지부분의 섬유가 겹쳐져서 형성된 것이고 뒤봉합(posterior suture)은 바닥쪽 섬유들이 겹쳐져서 형성된 것이다. 배아가 발달하는 동안 형성된 섬유들은 세 가지로 만나게 되어 Y봉합을 형성한다. 앞봉합은 위쪽 Y모양, 뒤봉합은 Y모양이 거꾸로 된 형태이다(그림 Ⅱ-2-4). 나이가 들면서 수정체는 점차 커지게 되고 봉합은 비대칭적이게 된다. 앞봉합과 뒤봉합의 가장자리는 감소하고 봉합의 복잡함은 수정체 투명도에 영향을 미치게 된다. 출생 후에 형성되는 봉합은 별모양으로 성인이 되면서 6~9개의 가지를 갖게 되고 중년 이후에 들어서는 9~15개의 복잡한 가지를 갖게 된다.

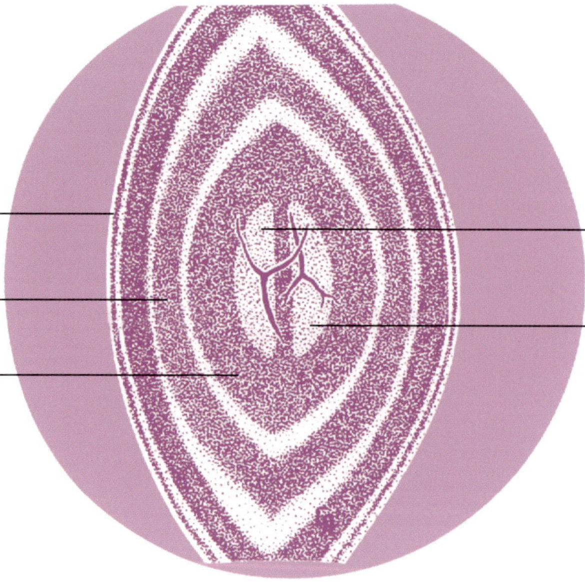

그림 Ⅱ-2-4. 정상 성인의 수정체 단면

6) 섬모체소대(Zonule of zinn)

수정체는 가느다란 실 같은 섬유 다발에 의해 섬모체에 부착되어 있는데 이를 섬모체소대(zonule of zinn) 또는 걸이인대(suspensory ligament of the lens)라고 한다(그림 Ⅱ-2-5). 이들 섬유들은 유리체섬유 다발로 고도의 탄력성을 가지지만 실제적인 탄력섬유는 아니다. 이 섬유는 섬모체의 무색소상피(nonpigmented ciliary epithelium)의 바닥막으로부터 나오고 주름부(pars plicata) 섬모체돌기 사이의 함몰부위(valleys)로부터 나온다. 대부분의 섬유들은 적도부 앞뒤의 수정체낭에 부착되고 아주 소수의 섬유만 적도부에 직접 부착된다. 소대는 낭안에 뒤섞여서 들어간다.

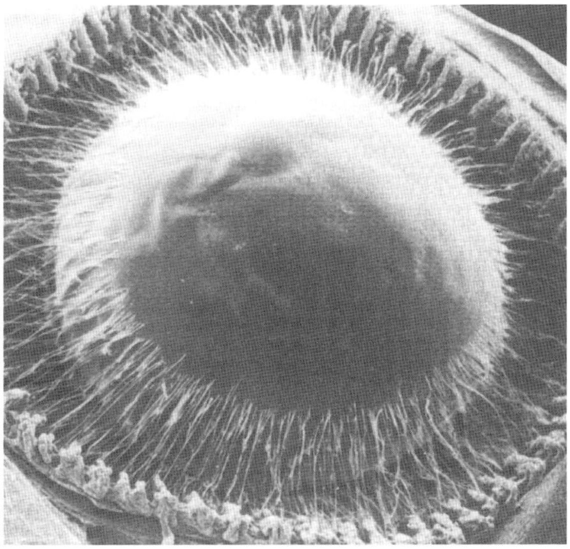

그림 Ⅱ-2-5. 수정체와 섬모체소대의 전자현미경 사진

4. 수정체의 성분

수정체의 구성 성분은 수분이 65%, 단백질이 35% 정도이고 광물질이 극소량 함유되어 있는데 K+는 신체 어느 부위보다 많다. 수분과 단백질의 비율은 투명성을 유지하게 하는데 나이가 들면서 수분양은 감소하고 고분자 단백질의 양이 증가하면서 투명성을 잃게 된다. 수정체 중심부 핵이 커지면서 전체적으로 탄력성도 감소하게 된다. 수분의 감소와 가용성 단백질의 감소는 불용성 단백질을 증가시키게 된다. 또한 K+, 아스코르빈산(ascorbic acid), 글루타티온(glutathione) 및 산소 이용 감소는 단백질 변성을 일으키는데 그 결과 수정체는 불투명해지고 백내장(cataract)이 초래된다.

5. 조절(Accommodation)

1) 조절의 정의

정시안이 원거리 물체를 볼 때 섬모체근(ciliary muscle)은 이완되고 상(image)은 망막 위에 놓이게 된다. 근거리 물체를 볼 때 망막 위에 초점을 가져오게 하려면 눈의 굴절력이 증가되어야 한다. 근거리를 주시할 때 섬모체근의 수축에 의해 수정체의 모양이 볼록해 지고 수정체의 굴절력이 증가되는 현상을 조절(accommodation)이라고 한다.

2) 조절시 나타나는 수정체의 변화(by Von Helmholtz)

① 수정체 두께가 증가함

② 수정체가 적도부를 따라서 얇아짐

③ 수정체 앞면이 앞으로 이동하고 앞방이 좁아지게 됨

④ 뒤극의 위치는 변하지 않음

3) 조절의 원리

섬모체근이 수축하면 수정체를 둘러싼 섬모체의 직경이 감소하고 수정체에 힘쓰는 소대의 긴장이 감소하고 수정체낭이 구형으로 변하도록 한다. 수정체낭은 소대가 잡아당기는 힘이 감소하게 되어 수정체는 조절 형태로 들어간다. 수정체의 만곡도 커지는데 낭의 두께 변화 때문이고 주로 앞면 중심부의 만곡이 뚜렷하게 증가한다. 뒷면은 약간의 만곡만 증가하지만 앞면의 볼록해짐이 뒷면의 볼록함 보다 더 커지지는 않는다. 수정체가 두꺼워짐에 따라 적도의 직경은 감소하고 앞극이 각막방향으로 이동한다. 예전에는 수정체 뒷면의 움직임은 없다고 생각해왔으나 최근 연구에서는 뒤극이 뒤방향으로 아주 미세하게 이동한다고 밝혀졌다.

4) 조절과 관련된 눈의 변화

(1) 조절시

① 조절시 섬모체근의 수축으로 인해 공막 주변이 수축되어 안축장을 늘이게 된다.

② 섬모체근과 섬유주망은 둘 다 공막돌기(scleral spur) 방향으로 부착되어 있어 조절시 섬유주망의 공간을 넓히게 되어 방수의 흐름이 원활해져서 안압(IOP)이 감소하게 된다.

(2) 조절휴지시

① 섬모체근이 이완되면 근육은 바깥쪽으로 움직이고 섬모체는 부르크막의 탄력 조직에 의해 뒤쪽으로 뻗게 된다.

② 섬모체 직경은 커지게 되고 낭으로 가는 소대의 긴장은 완화되어 조절휴지상태가 된다.

6. 수정체의 나이에 따른 변화

수정체는 일생 동안 성장하는 조직이기 때문에 점점 무거워지고 부피가 증가한다. 수정체의 앞면 만곡도가 증가하여 앞방각 깊이가 감소한다.

가장 주요한 변화는 노시안과 백내장이다. 두가지 변화 모두 시력에 영향을 미치고 임상적으로 중요하며 예방이 필요하며 자외선에 노출되는 것을 방지하여 백내장의 발생율을 감소시킬 수 있다.

1) 노시안(Presbyopia)

나이와 함께 근거리에서 초점 맞추는 수정체의 조절 능력이 감소되는 변화를 노시안이라고 한다. 노시안은 섬모체, 섬모체소대, 수정체낭의 두께 증가로 인한 탄력성 감소 등의 복합적인 변화가 원인이지만 정확한 원인 및 과정은 아직 알려지지 않는다.

2) 백내장(Cataract)

수정체가 불투명하게 되면 임상적으로 백내장이라고 한다. 백내장은 세계적으로도 주요한 실명의 원인 중 하나인데 백내장이 발생되는 것은 수정체 대사의 복합적인 변화 때문이다. 백내장의 원인은 나이, 질환, 유전, 영양, 대사결핍, 종양, 선천적 요인, 환경적 스트레스 등 다양하지만 나이가 가장 대표적인 원인으로 알려졌다. 백내장의 종류는 위치나 원인에 따라 다양하다.

이것만은 꼭 알아둡시다.

1. 수정체의 형태
 1) 형태 - 양 볼록형(뒷면〉앞면)
   - 태아는 거의 구형, 성인은 만곡상태, 노인은 편평한 형태
 2) 크기 - 평균 두께 4mm, 직경 9~10mm
   - 나이와 함께 성장
 3) 무게 - 20세 이전은 0.17g, 성인은 0.2g 내외, 70세 이상 0.24g

2. 수정체의 굴절
 1) 굴절력 : +19~33D(조절휴지시 : +19D / 최대조절시 : +33D)
 2) 굴절률 : 주변부 1.36, 중심부 1.4

3. 수정체의 구조
 1) 수정체낭
 2) 수정체상피
 3) 수정체섬유
  ① 수정체핵
  ② 수정체피질

4. 수정체의 성분 : 수분 65%, 단백질 35%(광물질이 극소량 함유, K^+ 많음)

5. 조절
 근거리를 주시할 때 섬모체근이 수축되어 수정체가 볼록해지고 굴절력이 증가되는 현상

6. 나이에 따른 수정체의 변화
 노시안, 백내장

학습목표

- 유리체의 구성을 설명할 수 있다.
- 유리체의 기능을 이해할 수 있다.
- 유리체의 나이에 따른 변화를 설명할 수 있다.

신용어미리보기

유리질 : 히알루론산, 히알린	유리체관, 클로케관 : 초자체관	유리체부착 : 초자체부착
유리체 : 초자체	유리체바닥 : 유리체기저	유리체와 : 슬개와

제3장 유리체(Vitreous body)

유리체는 묽은 젤리 같은 성분으로 눈알 대부분의 공간을 차지한다. 수정체 뒷면과 인접한 부위에서 시작되어 주변부와 뒷면은 섬모체의 평면부, 망막, 그리고 시신경유두에 의해 경계를 이룬다. 유리체는 피질 주변부가 농축되어 형성된 투명한 유리체막(hyaloid membrane)으로 싸여 있는 형태이며 안쪽 표면 중심에는 수정체 위치에 톱니 모양의 유리체와(hyaloid fossa)를 포함한다.

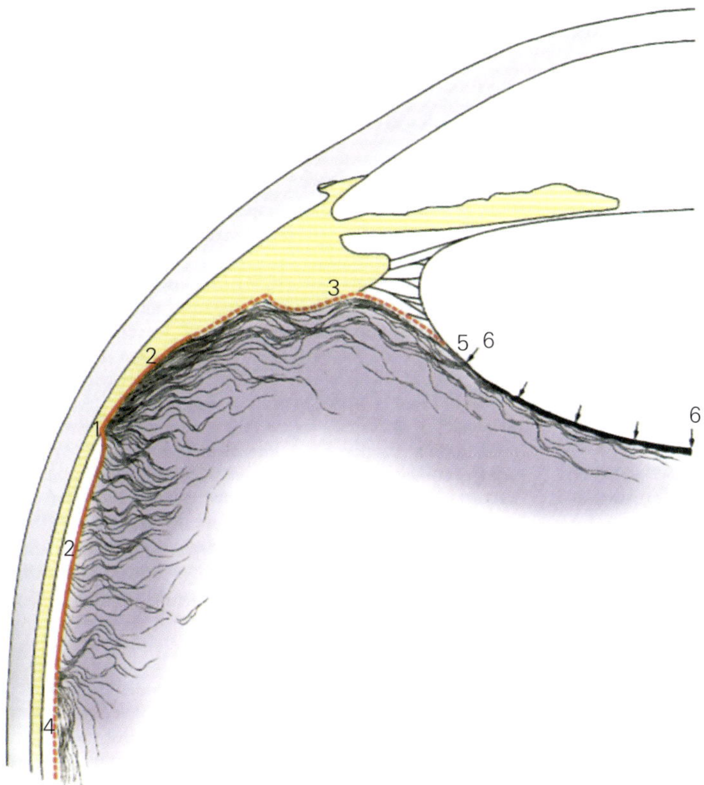

그림 Ⅱ-3-1. 유리체와 주변 기관

1. 톱니둘레, 2. 유리체바닥, 3. 섬모체, 4. 뒤유리체, 5. 유리질낭 인대, 6. 뒤수정체공간

1. 유리체의 구조

유리체는 상대적인 밀도의 차이로 영역을 나눌 수 있다. 외부 영역은 유리체피질(cortex)이고 중간영역은 피질 안이고, 중심부 영역은 유리체관(Cloquet's canal)이다.

1) 유리체피질

유리체피질은 유리체 표면(hyaloid surface)이라고 불리는 바깥 영역이다. 이는 100㎜2 넓이의 아교섬유가 단단하게 채워진 구조로 일부는 망막표면과 평행하고 일부는 수직으로 달린다. 피질의 주변부는 농축되어 투명하고 질기게 되었는데, 이를 유리체막이라고도 한다. 피질 앞면은 바닥 앞쪽으로 놓이고 섬모체, 뒷방, 수정체와 인접한다. 피질 뒷면은 바닥 뒤쪽으로 연장되어 망막과 접촉된다. 피질 내부에는 구멍처럼 보이는 횡단 유리체관을 구성하는데 시신경유두앞 구멍(prepapillary hole), 황반부앞 구멍(premacular hole), 혈관앞 틈새(prevascular fissure)로 구성된다. 시신경유두앞 구멍은 유리체 뒷면이 망막으로부터 박리될 경우에 가끔 임상적으로 관찰되기도 한다. 황반부앞 구멍은 약한 부위이고 실제 구멍이라기보다 밀도가 감소된 영역이다. 앞혈관 틈새는 섬세한 섬유가 망막으로 들어가고 망막혈관을 에워싸도록 해준다.

2) 중간부 영역

중간 영역은 미세한 아교섬유를 포함하는데 이들 섬유들은 유리체 바닥 부에서 시작되어 피질 뒷면 안으로 삽입된다. 주변부 섬유들은 피질과 평행하고 중심부 섬유들은 유리체관과 평행하다. 유리체관(vitreous tract)이라 불리는 응축된 막은 다른 영역과의 밀도 차이 때문이다(그림 II-3-2).

3) 유리체관

클로케관(cloquent's canal)은 유리체관 또는 망막수정체관이라고 불리고 유리체 중심에 위치한다. S자 모양을 가지며 중심 아래로 90° 회전되고 발생 초기의 유리체동맥 부위에서 형성된다. 유리체관은 수정체뒤공간에서 시작되는데 앞면은 약 4~5㎜의 직경이고 시신경유두에서 끝난다. 유리체관은 출생 전에 퇴화된다.

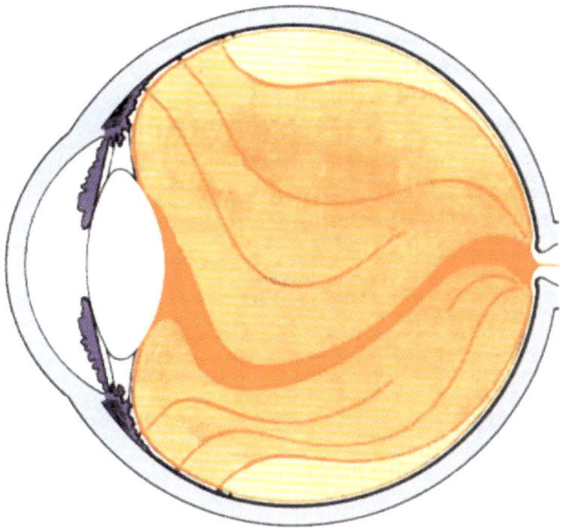

그림 Ⅱ-3-2. 유리체의 구조

2. 유리체의 부착(Vitreal attachments)

유리체는 주변 구조들과 여러 부분에서 부착되어 있다. 가장 강한 부착은 유리체바닥(기저부)인데 톱니둘레(ora serrata)에 위치한다. 다른 부착은 수정체 뒷면, 시신경유두, 황반부, 그리고 망막 혈관과 부착되어 있다.

유리체바닥은 아주 강하게 접착이 되어 있는데 앞면은 톱니둘레까지 1.5~2㎜ 연장되어 있고 뒷면은 1~3㎜ 정도 그리고 유리체 안쪽으로 여러 ㎜가 접착된다(그림 Ⅱ-3-1). 바닥을 형성하는 유리체 섬유는 섬모체의 무색소상피층의 바닥막과 주변 망막의 앞경계막에 강하게 접착 되어 있다.

유리질낭인대(ligament of weiger) 또는 뒤수정체인대(retrolental liagament)는 1~2㎜ 넓이, 8~9㎜ 직경으로 수정체 뒷면과 유리체 앞면 사이에 고리모양 형태로 부착된다. 젊은 사람에서는 이것이 강하게 부착되어 있지만 나이가 들수록 접합하는 힘이 감소한다. 이 인대에 의해 형성된 고리 안은 잠재적 공간으로 뒤수정체공간(retrolental space, berger space)이라고 불리는데 수정체와 유리체가 결합되어 있는 것이 아니라 병렬되어 있기 때문에 존재한다.

시신경유두 가장자리에 둘러싸인 주변 유두 접착 또한 나이와 함께 감소한다. 황반부에도 3~4㎜ 직경의 고리모양으로 접착된다.

유리체에서 망막 혈관으로의 부착은 작은 가닥으로 구성되는데 속경계막을 통과하여 큰 망막 혈관에 분지되고 둘러싸인다. 이 가닥은 망막에 대한 유리체 견인이 있을 때 발생하는 출혈로 나타난다. 유리체와 망막 속경계막 사이의 부착은 아직 불명확하다. 유리체 뒷면의 가는 섬유는 속경계막 안으로 좀처럼 삽입되지 않는다.

3. 유리체의 구성

투명한 유리체는 98.5%~99.7%가 수분이고 그 안에 아교섬유와 유리질 및 수용성 단백질 그리고 소량의 NaCl 등으로 구성되었다. 수분 함량이 높기 때문에 유리체를 완전히 이해한다는 것은 어려우며 최근 연구에서 섬모체평면부의 상피가 유리체의 결합조직성 분자의 생성과 분비에 관여하는 것으로 알려졌다.

1) 아교섬유(Collagen fiber)

아교섬유는 직경이 8~16㎚의 세망구조를 이루며 유리체 안을 채우고 있다. 아교섬유는 유리체의 주변부인 바닥쪽에 가장 많고 중심부에 가장 적다. 각각의 아교섬유가 세극등현미경으로 관찰되지는 않지만 밀도의 변화와 규칙성은 관찰 가능하다.

2) 유리질(Hyaluronic acid, 히알루론산)

유리체의 두 번째 주요 구성 물질인 유리질은 가지가 없는 길다란 체인이 꼬여 있는 형태로 연결되어 있다. 유리질은 아교섬유의 세망조직의 특정 위치에 놓여 아교섬유 사이의 공간을 유지하고 있다. 유리질과 아교섬유 간의 상호작용은 유리체의 점성과 물리적인 특성에 영향을 준다. 유리질의 농도는 뒷면 피질에서 가장 높고 중심부와 앞쪽 피질에서 감소한다.

3) 유리체세포(Hyalocytes)

유리체세포는 유리체 표면 또는 피질 안에 광범위하게 위치하며 다양한 기능을 하는 것으로 알려져 있다. 일부 연구에서는 유리체세포가 유리질 합성에 관여한다고 알려져 있다. 유리체세포는 활동하는 시점마다 모양이 달라져서 유리체바닥에 위치하는 세포는 톱니둘레 앞쪽에서는 섬유아세포(fibroblast-like)와 같고 뒤쪽에서는 대식세포(macrophage-like) 같다.

4. 유리체의 기능

유리체는 망막과 수정체의 대사작용을 위한 저장소이고 눈 안에서 이들 요소의 이동 통로를 제공한다. 유리체는 점성의 특성 때문에 충격 흡수 작용을 하고 빠른 눈의 운동이나 격렬한 물리적 활동을 할 때 찢어지기 쉬운 망막 조직을 보호한다.

유리체는 빛이 통과하고 굴절하여 망막 위에 광선이 초점을 맺도록 돕는다. 최소량의 빛만 유리체에서 분산되는데 이유는 입자의 농도가 극도로 낮고 유리질-아교질 복합체에 의해 넓은 섬유내 공간이 유지되기 때문이다. 유리질-아교질 복합체의 붕괴는 아교질섬유가 다발로 묶이기 때문에 임상적으로 관찰 가능할 정도로 크게 되는데 이 현상을 부유물(floaters)이라고 한다.

5. 유리체의 나이에 따른 변화

1) 유리체액화(Viltreous syneresis)

유아의 유리체는 혈관성이고 젤과 같다. 유리체가 성숙해짐에 따라 변화가 나타나는데 젤 부피가 감소하고 액체 부피가 증가하게 된다. 40세 정도가 되면 유리체는 80%가 젤이고 20%가 액체인데 70~80세 정도가 되면 50%가 액체가 된다.

액화는 대부분은 중심부 유리체에서 나타난다. 유리질과 아교질 모두 유해산소에 의해 영향을 받는다. 유리질-아교질세망조직이 유리질 분자의 형태적 변화와 아교질의 치환으로 인해 젤에서 액체로 변화하는데 영향을 미친다. 유리질-아교질 복합체의 분해가 일어남에 따라 거대분자의 교원질 세망구조가 깨어지게 되고 가는 섬유가 섬유질로 유착되고 띠가 된다. 이들 다발에 인접한 유리질은 유리체액화가 일어난다. 이런 변화에 의해 액체가 형성되면 소강(lacunae)이라 부른다.

2) 주변부 망막견인

나이가 들어감에 따라 유리체바닥의 접착은 뒷면까지 연장되어 적도부까지 접근한다. 이런 변화는 주변부 망막 위에 견인이 증가할 수 있고 망막 파열과 박리로 발달될 수 있다.

3) 뒤유리체박리

유리질이 아교질 세망구조로부터 치환됨에 따라 가는 섬유가 다발로 유착되고 다발은 수축하여 뒤쪽 망막과 유리체를 견인할 수 있다. 뒷면 망막과 유리체 사이에서 발생하는 가장 일반적인 이상은 유리체박리(vitreal detachment)이고 견인이 원인이다. 유리체는 보통 망막 속경계막으로부터 박리된다.

이것만은 꼭 알아둡시다.

1. 유리체의 구조
 1) 유리체피질 : 아교섬유로 채워짐
 2) 중간 영역 : 미세 아교섬유 포함
 3) 유리체관 : 수정체 뒤극부터 시신경섬유까지 이어지는 S자 모양의 관으로 발생과정 중 형성되었다가 출생 전에 퇴화 됨

2. 유리체의 부착
 1) 가장 강한 부착 : 유리체바닥으로 톱니둘레에 위치
 2) 나이가 들수록 접착하는 힘이 감소

3. 유리체의 구성
 수분 99%, 콜라겐과 유리질(hyaluronic acid) 1%로 구성됨.

4. 유리체의 기능
 1) 눈알 형태 유지 및 충격 흡수
 2) 빛의 통과 및 굴절
 3) 수정체에 영양 공급

5. 나이에 의한 유리체 변화
 유리체액화, 주변부 망막견인, 뒤유리체박리

III

눈의 부속기

눈의 부속기(accessory apparatus)는 안와(orbit), 외안근(extraocular muscle), 눈썹(eyeblow), 눈꺼풀(eyelids), 결막(conjunctiva) 그리고 눈물기관(lacrimal apparatus)으로 구성된다.

학습목표

- 안와의 구성뼈에 대해 설명할 수 있다.
- 안와의 구조를 설명할 수 있다.
- 안와개구부의 통과 혈관을 설명할 수 있다.
- 안와개구부의 통과 신경을 설명할 수 있다.
- 안와의 주변구조에 대해 이해할 수 있다.

신용어미리보기

가돌림신경 : 외전신경
가쪽곧은근 : 외직근
가쪽눈꺼풀동맥 : 외측안검동맥
가쪽무릎체 : 외측슬상체
거미막밑공간 : 거미막하강
결막주머니 : 결막낭
경질막 : 경막
고랑 : 구
곧은근 : 직근
공통힘줄고리 : 총건륜
관자뼈 : 측두골
관자신경 : 측두신경
관자아래우묵 : 측두하와
광대관자구멍 : 관골측두공
광대관자신경 : 관골측두신경
광대뼈 : 관골
광대얼굴구멍 : 관골안면공
구멍 : 공
긴뒤섬모체동맥 : 장후모양체동맥
깊은바위신경 : 심추체신경
나비굴 : 접형동
나비뼈 : 접형골
나비뼈작은날개 : 접형골소익
나비뼈큰날개 : 접형골대익
날개신경 : 익돌신경
날개얼기 : 익상총
날개입천장신경절 : 익구개신경절
날개입천장오목 : 익상구개와
널힘줄 : 건막
뇌줄기 : 뇌간
눈꺼풀올림근 : 상안검거근
눈꺼풀테동맥연속활 : 안검연동맥궁
눈꺼풀판 : 검판
눈돌림신경 : 동안신경
눈동맥 : 안동맥
눈둘레근 : 안륜근
눈물뼈 : 누골
눈물샘 : 누선
눈물샘되돌이동맥 : 누선반회동맥
눈물주머니 : 누낭
눈신경 : 안신경
눈정맥 : 안정맥
다리뇌 : 교뇌, 교
덮개숨뇌섬유 : 시개수뇌섬유
도르래 : 활차
도르래신경 : 활차신경
동공조임근 : 동공괄약근
동공확대근 : 동공산대근
동맥연속활 : 동맥궁
되돌이뇌막동맥 : 반회뇌막동맥
되돌이동맥 : 반회동맥
뒤통수엽 : 후두엽
또아리정맥 : 와정맥
말이집 : 수초
말초동맥연속활 : 말초동맥궁
무릎신경절 : 슬신경절
바깥쪽눈꺼풀인대 : 외측안검인대
바깥코신경 : 외비신경
벌집구멍 : 사골공
벌집굴 : 사골동
벌집뼈 : 사골
붓꼭지구멍 : 경유돌공
섬모체동맥 : 모양체동맥
섬모체신경절 : 모양체신경절
속귀길 : 내이도
속목동맥 : 내경동맥
숨뇌 : 연수
시각로 : 시삭
시각로부챗살 : 시방선
시신경집 : 신신경초
신경절이전섬유 : 절전섬유
씹기근육 : 저작근
아래눈꺼풀판 : 하검판
아래빗근 : 하사근
아래안와고랑 : 하안와구
아래안와구멍 : 하안와공
아래안와틈새 : 하안와열
아래코선반 : 하비갑개
아래콧길 : 하비도
아래턱신경 : 하악신경
안와기저 : 안와바닥
안와꼭지 : 안와첨
안와사이막 : 안와격막
안와아래신경 : 안와하신경
안와아래정맥 : 안와하정맥
안와아래혈관 : 안와하혈관
안와위구멍 : 안와상공
안와위패임 : 안와상절흔
안쪽곧은근 : 내직근
안쪽눈구석동맥 : 내안각동맥
안쪽눈꺼풀인대 : 내측안검인대
안쪽세로다발 : 내측종속
앞관자엽동맥 : 전측두동맥
앞머리뼈우묵 : 전두개와
앞섬모체동맥 : 전모양체동맥
얼굴신경 : 안면신경
얼굴정맥 : 안면정맥
연질막 : 연막
오목 : 와
온목동맥 : 총경동맥
원형구멍 : 정원공
위곧은근 : 상직근
위구석결막 : 상결막원개
위도르래신경 : 상활차신경
위도르래패임 : 상활차절흔
위둔덕 : 상구
위빗근 : 상사근
위숨뇌천장 : 상수법
위안와틈새 : 상안와열
위안와패임 : 상안와절흔
위안와혈관 : 상안와혈관
위턱굴 : 상악동
위턱뼈 : 상악골
위턱신경 : 상악신경
이마굴 : 전두동
이마뼈 : 전두골
입천장뼈 : 구개골
시작 : 기시
중간머리뼈우묵 : 중두개와
짧은뒤섬모체동맥 : 단후모양체동맥
짧은섬모체신경 : 단모양신경
코곁굴 : 부비동
코눈물관 : 비루관
코섬모체신경 : 비모양신경
콧등동맥 : 비배동맥
홍채큰동맥고리 : 대홍채동맥륜
힘줄 : 건

제1장 안와(orbit)

안와는 머리뼈의 정중선 양쪽에 존재하는 눈알이 들어 있는 뼈로 이루어진 공간이다. 안와 내에는 눈알과 외안근, 신경, 혈관, 힘줄, 널힘줄, 지방조직, 결합조직 및 림프 등이 포함되어 있다. 안와는 위턱의 연장부인 위턱뼈(maxilla), 입천장의 연장부인 입천장뼈(palatine bone), 이마부의 이마뼈(frontal bone), 큰날개와 작은날개로 이루어진 나비뼈(sphenoid bone), 해면 구조로된 벌집뼈(ethmoid bone), 뺨으로 연결되는 광대뼈(zygomatic bone) 및 눈물길을 이루는 눈물뼈(lacrimal bone)로 7개의 뼈로 이루어져 있다(그림 III-1-1).

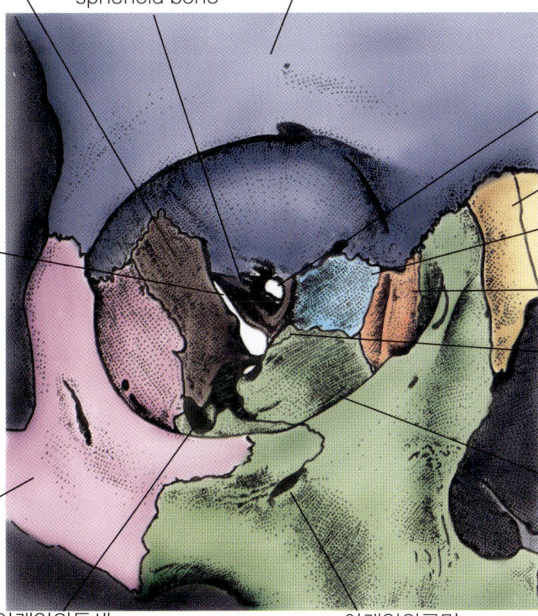

그림 Ⅲ-1-1. 오른쪽 안와의 전면도

1. 안와의 구조

안와는 네 개의 벽으로 이루어진 피라미드형으로 앞쪽 가장자리를 바닥(base), 가장 뒤쪽을 꼭지(apex)라 하며 머리뼈 공간 내에 존재한다. 안와 뒤쪽에는 눈으로 들어가는 모든 신경과 혈관의 통로 역할을 하는 개구부들이 존재한다. 안와는 위벽, 아래벽, 안벽, 바깥벽의 네 개의 벽으로 구성되어 있어 그 가장자리가 둥근 사각형을 이룬다.

안와의 높이는 평균 35㎜ 넓이와 깊이는 약 40㎜ 정도이다(그림 III-1-2). 양 안와의 바깥가장자리 사이는 남자가 99.7㎜이고 여자가 96㎜이며 한 쪽 안와의 폭은 약 40㎜ 정도이다. 꼬뿌리점을 경계로 하여 안와의 양 바깥쪽가장자리는 약 145°를 이루며 안쪽가장자리보다 후방에 위치한다(그림 III-1-3). 안와의 양 안벽은 서로 평행하며 안벽과 바깥벽은 45°의 각을 이루고 양 바깥벽은 90°의 각을 이룬다. 눈의 시축은 안와의 안벽과 평행하므로 안와의 축은 시축과 약 23° 어긋나 있다(그림 III-1-4).

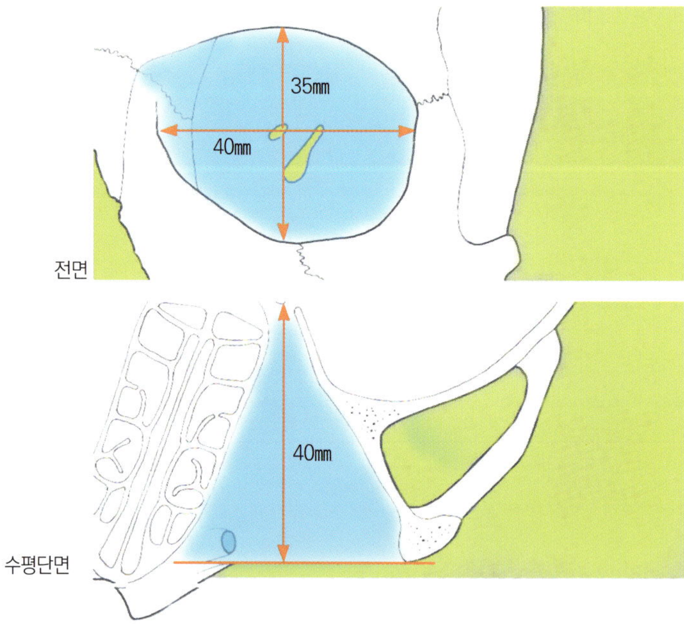

그림 Ⅲ-1-2. 안와의 평균 크기

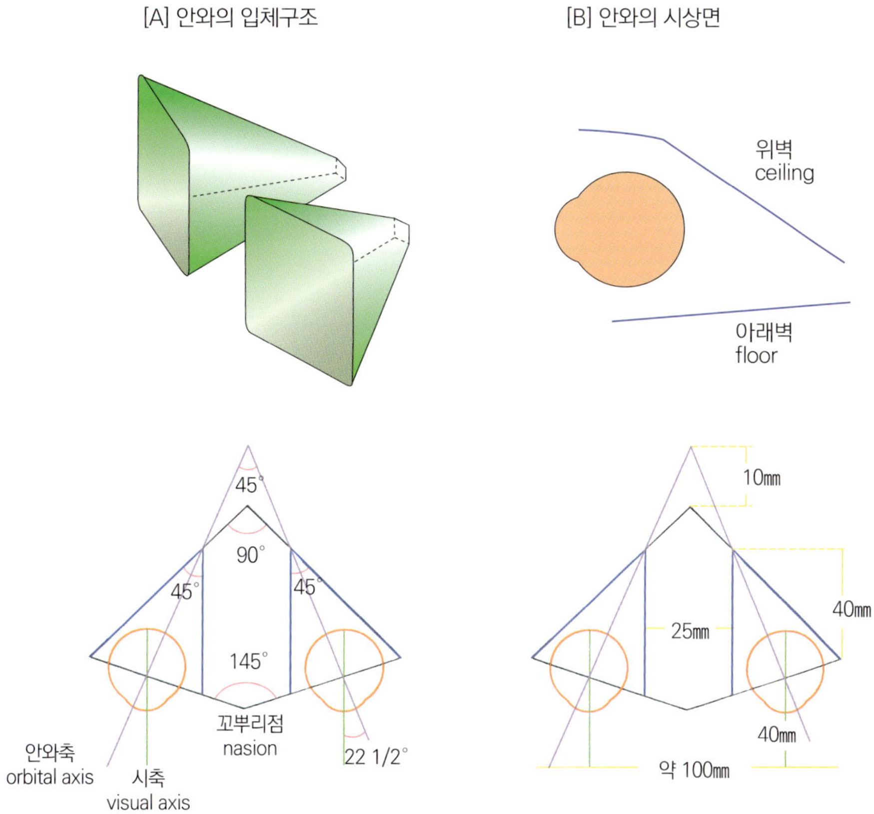

그림 Ⅲ-1-3. 안와벽의 배열

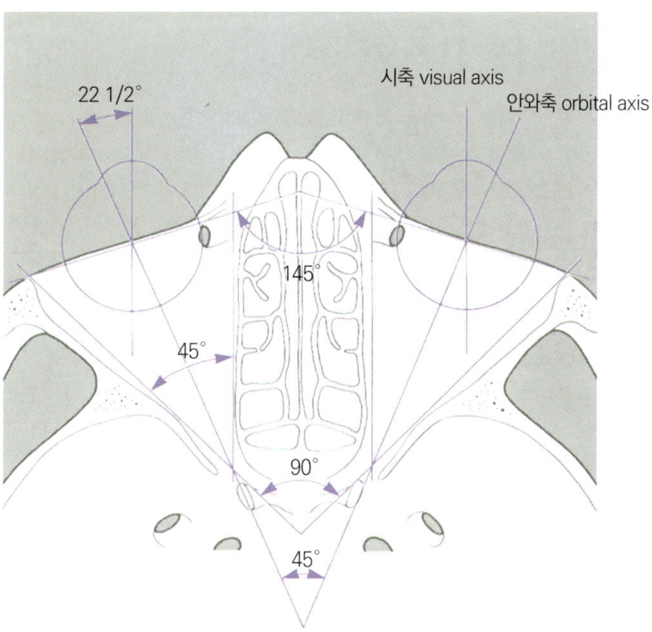

그림 Ⅲ-1-4. 안와의 수평 단면도

표 3-1-1. 안와의 벽과 구성뼈

벽	구성뼈
위 벽	이마뼈, 나비뼈작은날개
아래벽	위턱뼈, 광대뼈, 입천장뼈의 안와돌기
안 벽	눈물뼈, 벌집뼈, 위턱뼈의 이마돌기, 나비뼈
바깥벽	광대뼈, 나비뼈큰날개

1) 위벽(Superior wall)

안와의 위벽(천장)은 삼각형이며 이마뼈의 안와판과 나비뼈의 작은날개가 뒤쪽에 일부 포함되어 있다. 위벽의 앞쪽은 오목한 둥근 지붕 같은 형태이며 뒤쪽의 나비뼈작은날개의 일부분은 약간 아래로 내려가며 이곳에 난원형의 구멍인 시신경구멍이 존재한다.

위벽에서 볼 수 있는 중요한 구조는 눈물샘오목(lacrimal fossa)과 도르래오목(trochlear fossa)이 있다. 눈물샘오목은 위벽의 앞쪽 바깥쪽에 있는 이마뼈의 함몰부로 눈물샘이 들어 있으며 도르래오목은 이마뼈와 눈물뼈가 만나는 봉합부위에 있는 둥글게 패인 곳으로 위빗근의 U자형 연골성 도르래가 부착되어 있다(그림 III-1-5).

위벽에는 안와위구멍(supraorbital foramen)이 있어서 눈동맥으로부터 분지된 안와위동맥(suprabital artery)이 이 구멍을 통해 이마피부에 분포하게 된다.

위벽은 안와의 다른 벽보다 두께 변화가 심하다. 특히 뒤 2/3는 가장 얇은 부분으로 나이가 들면 부분적으로 분해되어 벌어지기도 하여 위쪽의 이마엽을 싸고 있는 수막과의 교통이 가능해 지는 경우도 있다.

2) 아래벽(Inferior wall)

안와의 아래벽은 삼각형으로 수평이며 위턱뼈의 안와판이 대부분이고 입천장뼈, 광대뼈의 안와판도 포함된다. 아래벽은 안와의 앞 2/3 정도까지만 뻗어 있어서 다른 벽에 비해 짧으며 안와꼭지 부위는 아래벽이 없어서 바깥벽이 비스듬히 안벽을 향해 기울어져 있다(그림 III-1-6).

아래벽과 바깥벽은 앞쪽에서는 연결되어 있지만 뒤쪽에서는 길이가 약 2㎝ 정도의 틈이 벌어져 있어서 이를 아래안와틈새라 한다. 아래벽의 바깥쪽으로 아래안와고랑과 아래안와구멍 있어서 안와아래신경과 안와아래혈관이 통과한다. 아래빗근의 시작부는 아래벽의 앞쪽 내측각에 있다.

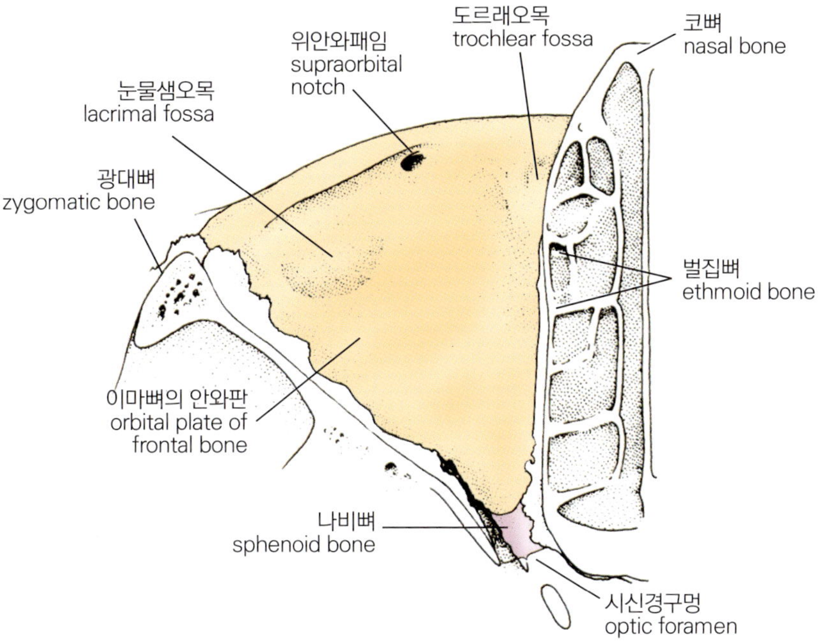

그림 Ⅲ-1-5. 안와의 위벽

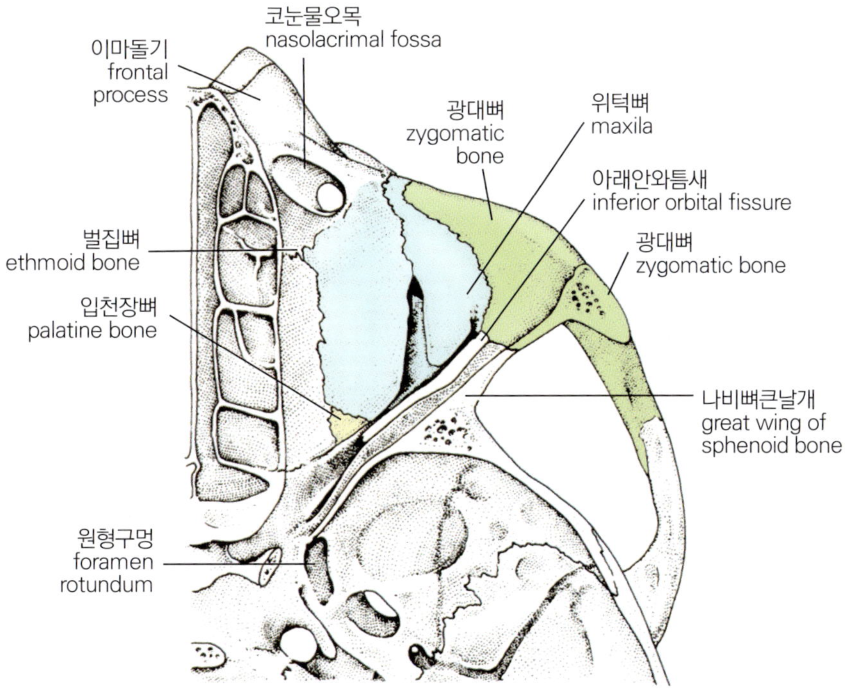

그림 Ⅲ-1-6. 안와의 아래벽

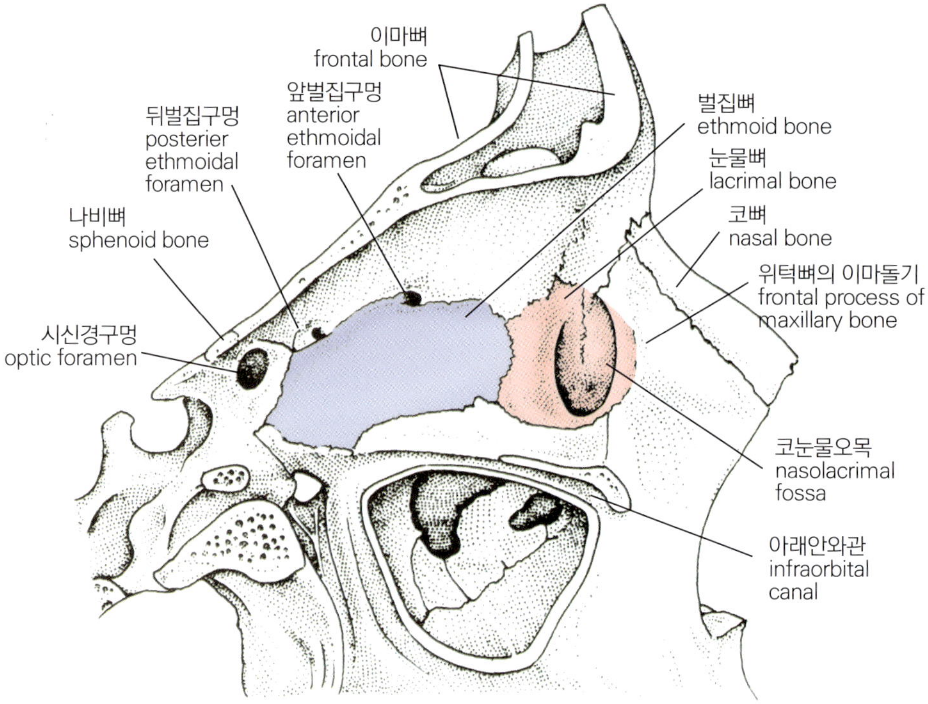

그림 Ⅲ-1-7. 안와의 안벽

아래벽은 뒤로 갈수록 얇아 0.5~1㎜의 골판으로 되어 있어서 가장 얇은 부분은 아래안와고랑 또는 관의 아래벽을 따라 있다. 따라서 이곳의 안와벽은 잘 파괴되므로 파열골절(blow out fracture)이 잘 일어난다. 안와의 기저부 바로 아래에 위턱굴이 존재하므로 위턱굴을 통해 안와로 감염이 일어날 수 있다.

3) 안벽(Medial wall)

안와의 안벽은 장방형으로 눈물뼈와 벌집뼈로 구성되어 있고 위턱뼈와 이마뼈의 일부와 나비뼈의 극히 일부분이 포함되어 있다. 벌집뼈는 종이같이 얇아서 지양판(lamina papyracea)이라고도 하며 그 두께는 0.2~0.4㎜로 가장 얇은 골벽이다(그림 III-1-7).

안벽에는 눈물주머니오목(lacrimal fossa of sac)과 벌집뼈구멍이 있다. 눈물주머니가 위치하는 눈물주머니오목은 안벽의 아래 2/3 위치에 있는 넓은 홈으로 위쪽은 얕고 아래 끝부분은 더 깊어져 코눈물관(nasolacrimal duct)이 들어 있다.

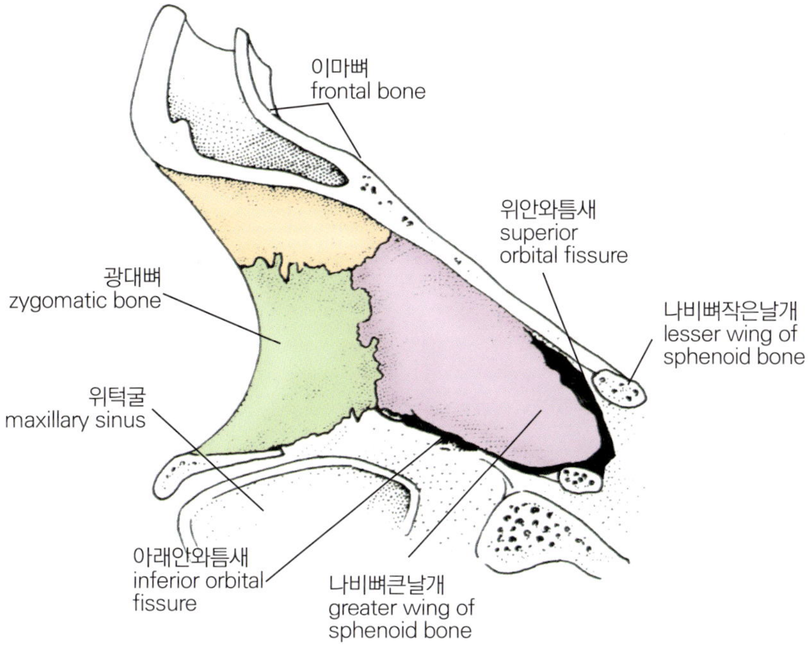

그림 Ⅲ-1-8. 안와의 바깥벽

벌집뼈구멍은 작은 타원형의 구멍으로 안벽과 위벽 사이 경계각에 있고 이곳으로 코섬모체신경, 앞뒤벌집뼈동맥, 림프관 등이 지나간다. 안벽은 매우 얇으므로 노인들에게는 큰 구멍이 나타나기도 하며 얇은 막을 가로질러 감염이 일어나 안와연조직염이 걸릴 위험이 높다.

4) 바깥벽(Lateral wall)

안와의 바깥벽은 광대뼈와 나비뼈큰날개로 되어있으며 안벽과 약 45°의 각을 이루며 전체 안와 벽 중에서 가장 두껍다. 뒤 쪽은 볼록하고 중앙은 편평하며 안와가장자리에서 뒤쪽 1 ㎝에는 광대뼈의 안와면이 있어서 오목하다. 바깥벽은 뒤쪽에서는 위·아래안와틈새에의해 위아래벽과 분리되어 있다(그림 III-1-8).

바깥벽에는 가쪽곧은근의 인대, 바깥쪽눈꺼풀인대, 눈꺼풀올림근의 널힘줄(aponeurosis)이 부착되어 있다.

2. 안와의 특수 구조들

1) 안와가장자리(Margin of orbit)

안와가장자리는 폭이 약 40㎜, 높이가 35㎜ 정도이며 위, 아래, 바깥, 안쪽 가장자리로 구분되며 이마뼈, 광대뼈, 위턱뼈, 눈물뼈의 네가지 뼈로 이루어진다. 안와가장자리를 구성하는 뼈는 아래와 같다.

· 위가장자리 - 이마뼈
· 바깥가장자리 - 이마뼈와 광대뼈
· 아래가장자리 - 광대뼈와 위턱뼈
· 안쪽가장자리 - 위턱뼈, 이마뼈, 눈물뼈의 일부

위가장자리의 중앙 약간 안쪽에는 위안와패임이 있어서 위안와혈관과 신경이 통과하고 안쪽 구석에는 위도르래패임이 있으며 위도르래신경과 혈관이 통과한다.

바깥가장자리는 노출이 많이 되어 있어 손상 가능성이 높으므로 안와 가장자리 중에서 가장 강하다.

아래가장자리는 평평하고 외측 모서리는 둔하고 둥글게 굽어있고 코쪽으로는 위쪽으로 기울어져 있다.

한편 안쪽가장자리는 가장 불분명하다.

안와의 직경은 가장자리에서 약 1㎝ 뒤쪽이 가장 넓고 위가장자리는 안쪽 1/3 지역이 가장 높다.

2) 안와의 개구부

(1) 시신경구멍(Optic foramen)

시신경구멍은 안와꼭지의 나비뼈작은날개에 있는 난원형의 구멍이며 두 나비뼈작은날개의 뿌리가 합쳐져서 짧은 골관인 시신경관을 형성한다. 시신경관은 길이가 4~9㎜이며 직경은 약 5~6㎜이다. 시신경관의 머리뼈공간쪽 개구부는 상하가 편평하며 중간머리뼈우묵에 연락된다(그림 III-1-9).

통과 혈관 및 신경

· 말이집에 둘러싸인 시신경(optic nerve)
· 교감신경(sympathetic nerve)
· 눈동맥(ophthalmic artery)
· 뇌막동맥(meningeal artery)

(2) 위안와틈새(Supraorbital fissure)

위안와틈새는 위벽과 바깥벽 사이에 존재하는 틈새로 나비뼈큰날개와 작은날개 사이의 공간이며 나비뼈작은날개, 나비뼈큰날개, 그리고 이마뼈로 구성되어 있다. 이 틈새를 통해 많은 신경과 혈관이 중간머리뼈우묵과 안와 사이를 통과한다. 위안와틈새의 안쪽 끝은 비교적 넓으며 바깥쪽으로 갈수록 좁아진다(그림 III-1-10).[1)]

통과 혈관 및 신경

- 눈돌림신경(oculomotor nerve)의 위·아래가지
- 눈신경(ophthalmic nerve)의 분지인 코섬모체신경
- 눈정맥(ophthalmic vein)의 위·아래가지
- 눈물샘되돌이동맥(recurrent lacrimal artery)
- 도르래신경(trochlear nerve)
- 가돌림신경(abducens nerve)
- 섬모체신경절의 교감신경뿌리

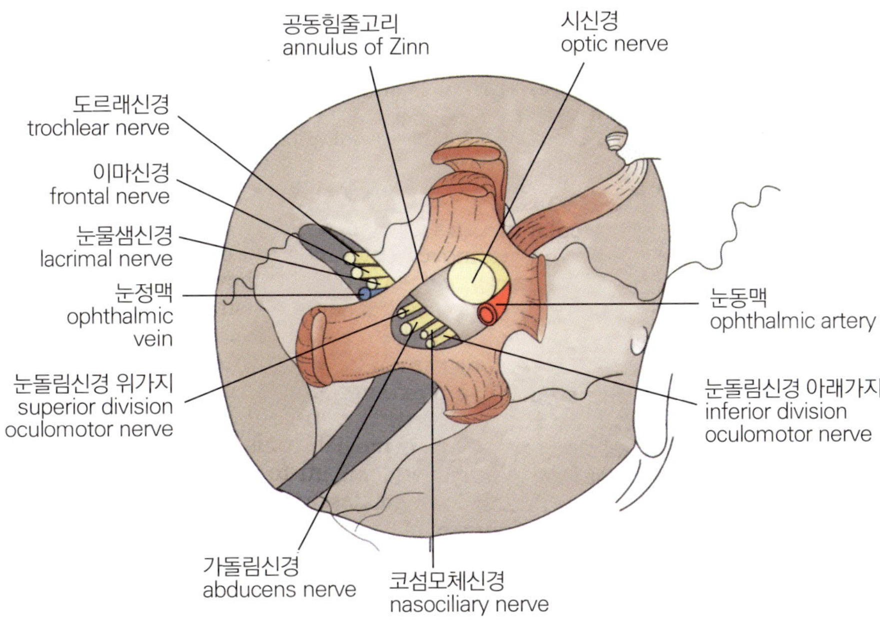

그림 Ⅲ-1-9. 안와꼭지의 신경, 혈관 및 외안근

1) 위안와틈새 중심의 내측벽과 외측벽 부위에는 외안근 중 곧은근들이 시작하는 공동힘줄고리(common tendinous ring)가 위치하고 있어서 위안와틈새를 공동힘줄고리를 중심으로 고리위부분, 고리안부분 그리고 고리아래부분으로 구분한다. 고리위부분의 틈을 통해서는 눈물샘신경, 이마신경, 도르래신경, 눈위정맥 및 눈물샘되돌이동맥이 통과한다. 내측부에는 위에서부터 눈돌림신경의 위가지, 눈신경의 분지인 코섬모체신경, 섬모체신경절의 교감신경근, 가돌림신경 및 위눈돌림신경의 아래가지, 때로는 눈정맥이 이 틈을 통과하기도 한다. 고리의 아래로는 아래눈정맥이 두개강 내로 들어간다.

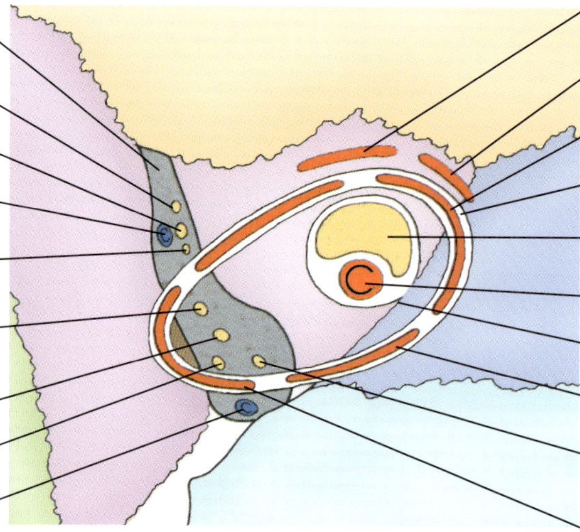

그림 Ⅲ-1-10. 안와꼭지의 신경, 혈관 및 외안근의 이는 곳

(3) 아래안와틈새(Infraorbital fissure)

아래안와틈새는 안와의 바깥벽과 아래벽 사이의 틈으로 나비뼈큰날개와 위턱뼈 사이에 존재하며 이틈을 통해 관자뼈 및 날개입천장오목과 연결된다. 길이는 약 2㎝ 가량으로 중심부가 가장 좁다. 생체에서는 안와 골막(periosteum)과 안와근(Muller muscle)에 의해 덮여 있다. 통과하는 신경과 혈관은 다음과 같다.

통과 혈관 및 신경

- 위턱신경(maxillary nerve) → 안와아래신경(infraorbital nerve)
- 광대신경(zygomatic nerve)
- 아래안와동정맥(inferior orbital artery & vein)
- 아래눈정맥(inferior ophthalmic vein)

(4) 벌집뼈구멍(Ethmoidal foramen)

안와의 위벽과 안벽 사이의 구멍들로 벌집굴과 통하며 코섬모체신경, 앞뒤벌집신경 및 혈관(anterior & posterior ethmoidal nerve and vessels)이 통과한다.

(5) 광대관자구멍(Zygomaticotemporal foramen)과 광대얼굴구멍(Zygomaticofacial foramen)

안와 외벽에 있는 작은 구멍으로 각각 광대관자신경과 광대얼굴신경이 통과한다.

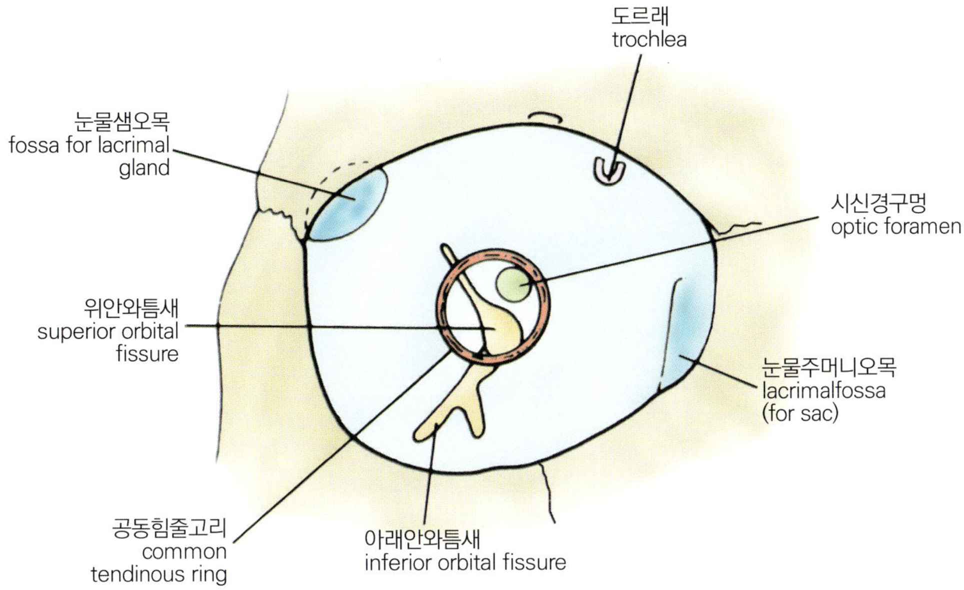

그림 Ⅲ-1-11. 안와 주변구조들

3) 코눈물관(Nasolacrimal duct)

코눈물관은 눈물주머니오목에서 아래콧길로 내려가는 짧은 골관으로 안와의 안벽가장자리에 있다. 주로 위턱뼈와 눈물뼈 그리고 아래코선반의 눈물뼈돌기에 의해 형성되며 아래콧길의 앞쪽으로 개구된다(그림 III-1-11).

4) 안와골막(Periorbita)

안와의 뼈들은 안와골막에 의해 덮여 있으며 안와가장자리, 봉합, 틈새 및 굴 등에서는 뼈와 단단히 붙어 있다. 시신경관에서는 시신경집(optic sheath)의 경질막에 부착되며 안와가장자리에서는 머리뼈표면의 골막과 연결되어 눈꺼풀까지 내려가 안와사이막(orbital septum)을 형성한다. 눈물주머니오목 부근에서는 이분되어 눈물주머니를 싸며 코눈물관으로 연속된다(그림 III-1-12).

5) 안와근막

안와근막은 눈알을 둘러싸는 테논낭(Tenon's capsule)과 근육을 둘러싸는 근막(fascia sheath) 그리고 안와지방을 지지하는 결합조직을 말한다. 안와지방은 눈알 운동 시 시신경과 혈관의 움직임이 잘 일어나게 한다(그림 III-1-13, 그림 III-1-14).

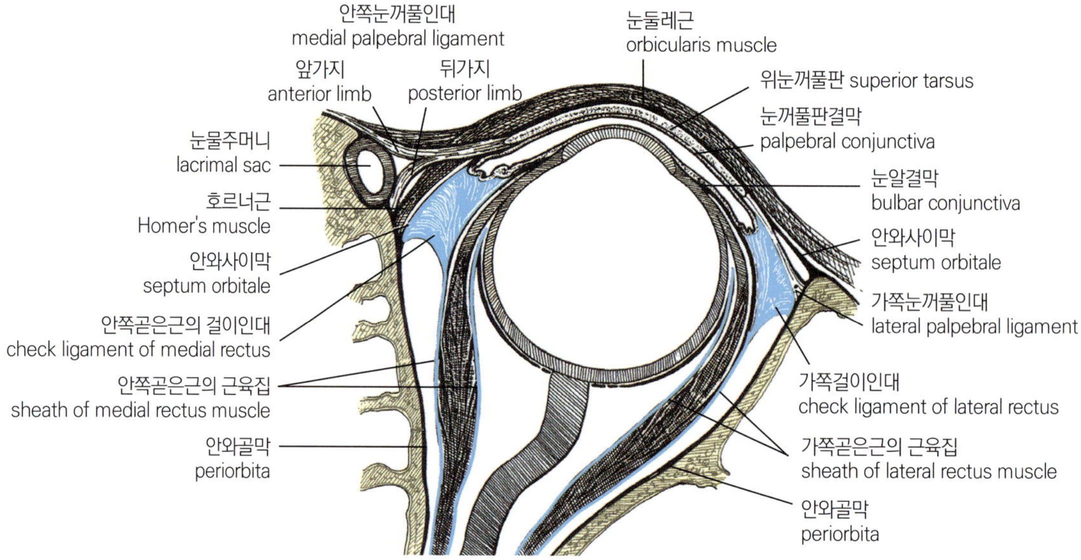

그림 Ⅲ-1-12. 골막과 근육집을 보여주는 수평단면

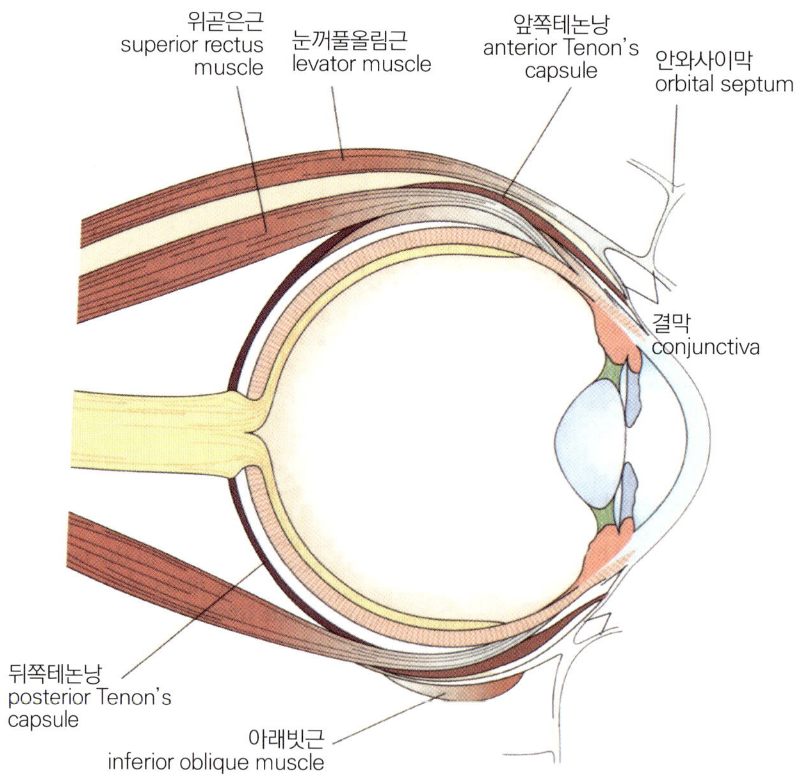

그림 Ⅲ-1-13. 테논낭

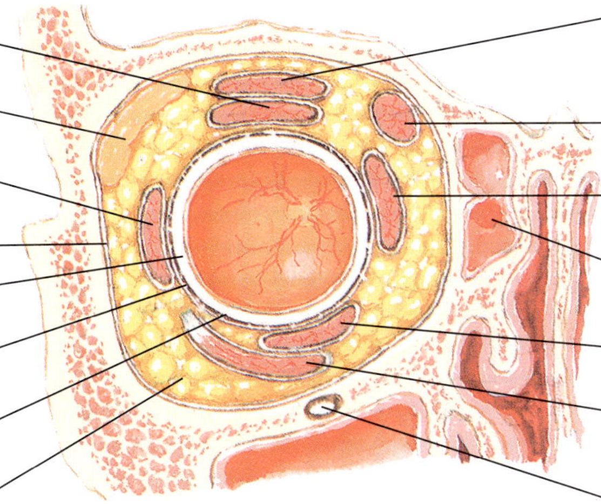

그림 Ⅲ-1-14. 안와의 앞쪽 단면

3. 코곁굴(Paranasal sinuses)

안와는 신경이나 혈관이 통과하는 여러 개의 구멍과 틈을 통해 다른 부위와 통하므로 다른 부위의 염증이 안와로 전이되기 쉽다. 안와 주위의 코곁굴은 위턱뼈, 이마뼈, 나비뼈, 벌집뼈 등의 내부에 있는 밀폐된 공간으로 내부는 공기로 채워져 있고 코안과도 연결되어 있다(그림 III-1-15).

얇은 안와아래벽의 직접적인 외상은 골절을 일으켜 안와내용물이 위턱굴로 탈출하게 한다. 때로는 아래곧은근과 아래빗근이 골절된 틈 사이로 끼어 들어가는 파열골절을 일으켜 눈의 위아래운동에 장애를 일으킨다.

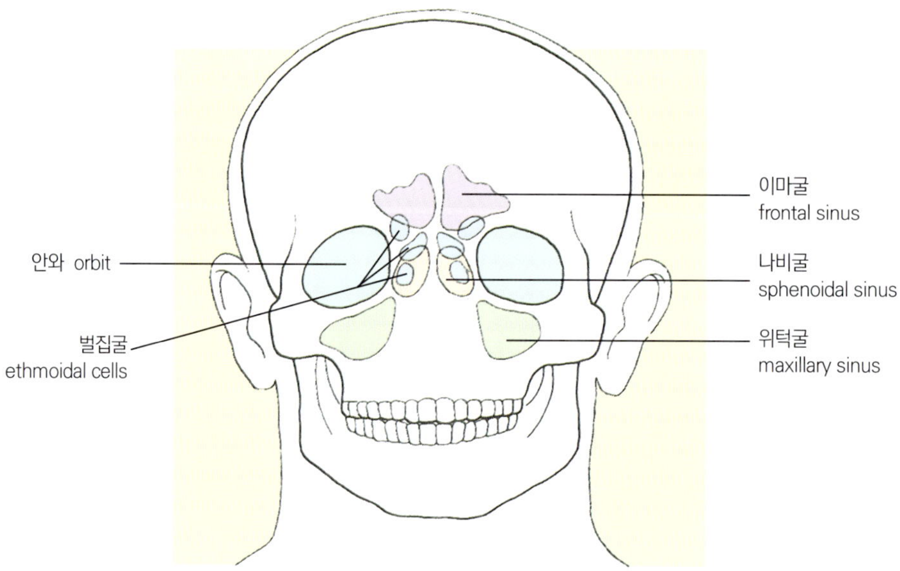

그림 Ⅲ-1-15. 코곁굴과 안와의 관계

1) 위턱굴(Maxillary sinsus)

위턱굴은 코곁굴 중에서 제일 크며 안와아래벽 아래에 있다. 평균 용량은 15㏄ 정도이며 개구부는 코쪽벽의 위쪽에 있다.

2) 이마굴(Frontal sinus)

안와 입구 상내측각 위쪽의 위안와 융기부 뒤에 있으며 보통 2개가 있고 용량은 3~5㏄ 이다.

3) 나비굴(Spenoidal sinus)

나비굴은 한 쌍이며 나비벌집뼈오목이 있는 곳에서 나비뼈쪽으로 싹이 들어가서 형성되며 12세경에 완성된다.

4) 벌집굴(Ethmoidal sinus)

벌집굴은 벌집뼈미로를 형성하여 코안과 안와 사이에 벌집뼈 내에 벌집의 형태로 위치한다. 벌집굴은 보통 완두 크기로 8~10개 정도 존재한다.

4. 안와의 혈관

안와부의 동맥은 주로 속목동맥(internal carotid artery)의 분지인 눈동맥으로부터 공급받는다. 중뇌막동맥(middle meningeal artery)도 일부 관여하며 안와의 정맥은 위·아래눈정맥으로 유입된다.

1) 안와의 동맥(Arteries of the orbit)

(1) 눈동맥(Ophthalmic artery)

눈동맥은 온목동맥(common carotid artery)에서 손목동맥을 거쳐 눈동맥이 된다. 눈동맥은 시신경 밑을 따라 안와 안으로 들어가 근원추 내에서 가쪽곧은근과 시신경 사이를 통과한다. 시신경 위쪽에서 안쪽으로 교차한 후 안와의 상내측으로 향한다.

눈동맥의 분지를 세분하면 다음과 같다(그림 III-1-16, 그림 III-1-17).

(2) 눈동맥의 분지(Branches of the ophthalmic artery)

① 망막중심동맥(central retinal artery)

눈알의 뒤쪽 약 12.5㎜에서 눈동맥으로부터 분지되어, 거미막밑공간(subarachnoidal space)을 비스듬히 가로질러 시신경내로 들어간다. 시신경 중앙에서 망막중심정맥과 함께 나란히 주행한다. 사상판을 지나 곧 위, 아래의 가지로 나누어져 망막의 속층에 분포하는 종말동맥이다. 따라서 이 동맥이 막히게 되면 시각을 상실하게 된다.

② 눈물샘동맥(lacrimal artery)

눈물샘동맥은 눈동맥이 시신경관으로부터 나오는 부위에서 분지하는 큰 동맥이다. 간혹 눈동맥이 안와로 들어가기 전에 분지하는 경우도 있다. 아주 드물게는 위안와틈새를 통해 안와로 들어가는 중뇌막동맥에서 분지하는 경우도 있다.

눈물샘동맥은 가쪽곧은근의 위쪽 가장자리를 따라 눈물샘신경(lacrimal nerve)과 함께 주행한다. 눈물샘을 지나 눈꺼풀 바깥 가장자리나 결막에 종말지가 분포한다. 눈물샘동맥은 다음과 같은 가지를 낸다.

· 가쪽눈꺼풀동맥(lateral palpebral artery)
· 광대가지(zygomatic branches)
· 근육가지(muscular branch)
·되돌이뇌막동맥(recurrent meningeal artery)

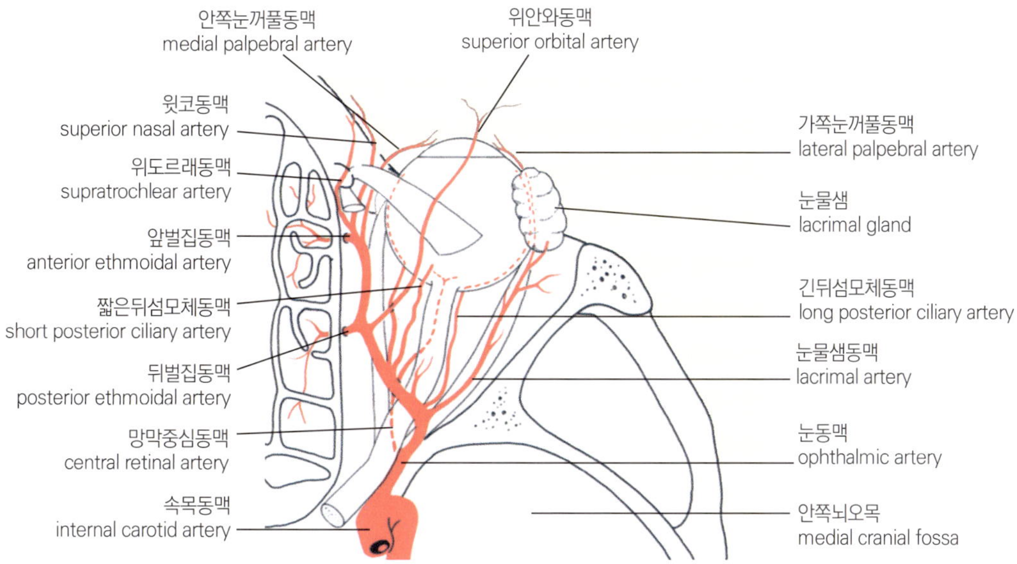

그림 Ⅲ-1-16. 안와의 동맥

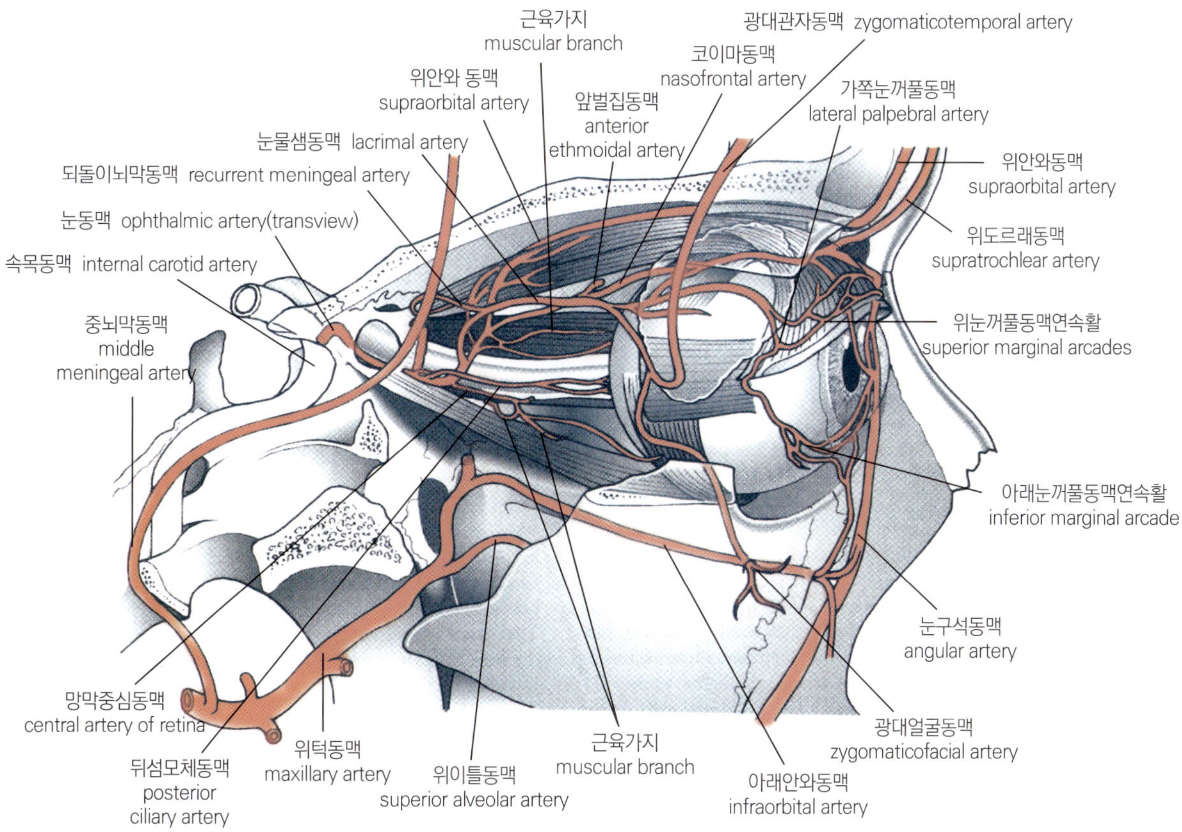

그림 Ⅲ-1-17. 눈동맥의 분지

③ 섬모체동맥들(ciliary arteries)

섬모체동맥에는 긴뒤섬모체동맥과 짧은뒤섬모체동맥 그리고 앞섬모체동맥이 있다.

· 긴뒤섬모체동맥(long posterior ciliary artery)

보통은 2개이며 시신경과 함께 주행하여 공막의 안쪽과 바깥쪽을 관통하며 공막과 맥락막을 지나 섬모체에 분포한다. 홍채시작부에서는 위아래로 갈라져 반대편의 긴뒤섬모체동맥과 열결되면서 동맥고리를 이룬다. 여기에 앞섬모체동맥이 연결되어 홍채큰동맥고리를 구성한다. 한편 긴뒤섬모체동맥의 역행지는 짧은뒤섬모체동맥과 문합한다.

· 짧은뒤섬모체동맥(short posterior ciliary artery)

약 7개가 있으며 10~20개의 지류로 분지한 후 시신경주변을 따라 주행하여 시신경유두주위의 공막을 뚫고 들어가 맥락막에 분포한다. 이때 짧은섬모체신경도 같이 진행한다. 맥락막 앞쪽까지 혈액을 공급하며 여기서 긴뒤섬모체동맥의 되돌이가지, 홍채큰동맥고리 및 앞섬모체동맥과도 연결된다.

짧은뒤섬모체동맥의 작은 가지들은 유두를 둘러싸는 Zinn혈관고리를 구성한다. 이 혈관고리의 지류들은 연질막의 혈관들과 연결되며, 15~20%의 사람들에서 섬모체망막동맥(cilioretinal artery)이 이들 Zinn 혈관고리에서 발생된다. 섬모체망막동맥은 시신경 외측부를 통해 다시 눈알로 들어가 시신경유두와 황반 사이의 망막에 주로 분포한다. 이 동맥은 망막중심동맥의 순환장애 시에 매우 중요하다(그림 III-1-18).

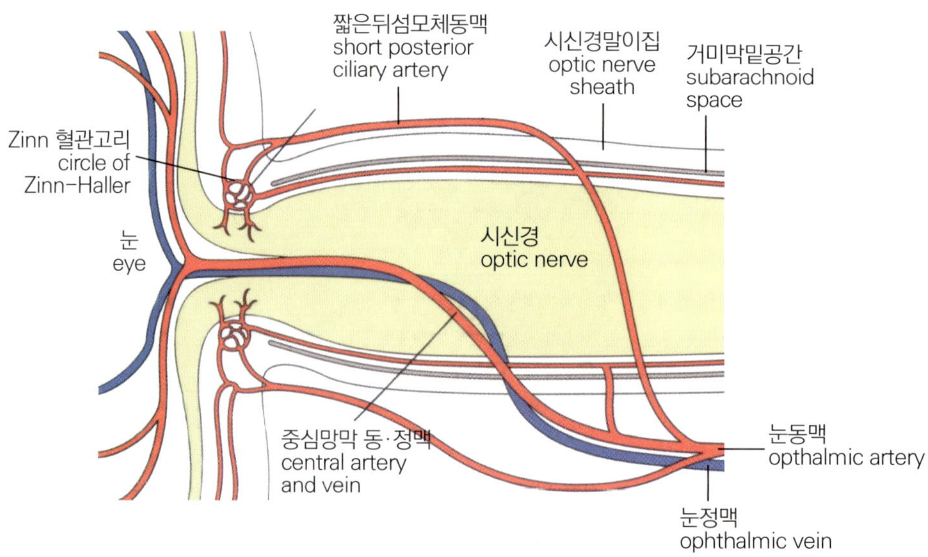

그림 Ⅲ-1-18. Zinn혈관고리

· **앞섬모체동맥(anterior ciliary artery)**

눈동맥의 근육가지에서 발생하며 4개의 곧은근에 분포한다. 각 곧은근들에는 앞섬모체동맥이 2개씩 있으나 가쪽곧은근만 1개뿐이다. 이들 동맥은 공막과 결막에 분포하며 곧은근 정지부의 공막을 통과한다. 이들은 후에 긴뒤섬모체동맥과 만나 홍채큰동맥고리를 이룬다.

④ 근육동맥(muscular artery)

외안근에 분포하며 외안근의 곧은근에 분포하는 근지들은 앞섬모체동맥이 되어 섬모체와 홍채에서 뒤섬모체동맥과 연결된다. 대부분의 근지들은 눈돌림신경과 함께 주행한다.

⑤ 안와위동맥(supraorbital artery)

안와위동맥은 눈동맥이 시신경을 가로지르는 부위에서 시작해서 눈꺼풀올림근과 안와위벽 사이를 주행한다. 안와위동맥은 안와위패임 또는 안와위구멍을 통해 안면으로 나온 후에 이마근의 머리 피부로 올라간다. 눈꺼풀올림근과 이마굴, 위눈꺼풀 그리고 이마피부 및 머리 피부에 분포한다.

⑥ 앞벌집동맥(anterior ethmoidal artery)

뒤벌집동맥보다는 큰 동맥으로 눈동맥으로부터 분지되어 앞벌집뼈신경과 함께 앞벌집구멍으로 들어간다. 이후 앞머리뼈우묵(anterior cranial fossa)으로 들어가 벌집뼈의 벌집체판을 통해 비강으로 들어간다. 앞·중간벌집봉소와 이마굴, 비강의 앞쪽 점막 그리고 코의 피부에 주로 분포한다.

⑦ 뒤벌집동맥(posterior ethmoidal artery)

뒤벌집동맥은 눈동맥이 안와안벽에 이른 후에야 비로소 분지되며 안쪽곧은근과 위빗근의 위 가장자리 사이를 내측으로 지나 뒤벌집구멍(관)으로 들어간다. 이 동맥은 뒤벌집봉소와 앞머리뼈우묵의 경질막 그리고 위코길 점막에 분포한다.

⑧ 도르래위동맥(supratrochlear artery)

도르래위동맥은 눈동맥의 종말지이며 위빗근의 위아래로 안와사이막을 통해 안와를 나간다. 안와위신경과 함께 주행하며 이마동맥이 되어 이마피부에 분포한다.

⑨ 콧등동맥(dorsal nasal artery)

눈동맥의 종말지로서 안와사이막을 뚫고 안쪽눈꺼풀인대의 위쪽을 지나 코의 가쪽을 따라 내려간다. 눈물주머니와 콧뿌리부에 분포하며 안쪽눈구석동맥과 상호 교통한다.

⑩ 안쪽눈꺼풀동맥(medial palpebral artery)

안쪽눈꺼풀동맥은 2개이며 도르래 아래쪽의 안동맥에서 시작한다. 이 2개의 동맥은 눈물주머니 뒤쪽을 거쳐 안쪽 눈꺼풀인대의 위아래에 있는 안와사이막을 관통하여 눈꺼풀로 들어간다. 위아래눈꺼풀에서 각각 안쪽눈꺼풀동맥은 다시 2개의 지류로 분지하여 가쪽눈꺼풀동맥과 만나 동맥연속활을 형성한다. 이 동맥연속활들은 후에 눈둘레근과 눈꺼풀판 사이를 주행하며 눈꺼풀과 결막에 주로 분포한다.

안쪽눈꺼풀동맥의 가지

- 말초동맥연속활(terminal arterial arch, 위눈꺼풀테동맥연속활)
- 눈꺼풀가장자리동맥연속활(marginal arterial arch, 아래눈꺼풀테동맥연속활)

⑪ 되돌이동맥(recurrent artery)

눈알에서 다시 위안와틈새를 통해 머리뼈 안으로 들어간다.

⑫ 눈동맥의 수막가지(small meningeal branch)

이들은 위안와틈새를 통해 중간머리뼈우묵의 수막에 혈액을 공급하는 한 개의 작은 동맥이다.

(3) 안와아래동맥(Infraorbital artery)

안와아래동맥은 위턱동맥으로부터 분지된다. 위턱신경의 연장인 안와아래신경(infraorbital nerve)과 함께 아래안와틈새를 통해 안와내로 들어간다. 이들은 안와아래구멍을 통해 얼굴에 분포한다. 얼굴의 피부와 조직, 위턱굴, 위턱의 치아에 분포하고 아래곧은근, 아래빗근 및 눈물주머니에서 그들의 가지를 분지시킨다.

(4) 눈알의 혈액공급

눈알의 혈액공급은 주로 눈동맥의 분지인 망막중심동맥과 섬모체동맥에 의해 이루어진다. 망막중심동맥과 그 분지는 망막의 안쪽 2/3에 분포되어 영양을 공급하며 망막의 바깥 1/3에는 혈관분포가 되어있지 않다. 따라서 망막의 바깥층은 맥락막 혈관에서 영양공급을 담당하고 있다.

섬모체동맥 중 앞섬모체동맥과 긴뒤섬모체동백은 다양한 연결을 통해 홍채와 섬모체 및 눈의 앞부분에 혈액공급을 담당하며 짧은뒤섬모체동맥은 맥락막에 주로 분포되어 이 막이 눈알의 영양공급 기능을 수행할 수 있게 한다(표 III-1-2).

표 Ⅲ-1-2. 눈에 분포된 동맥의 흐름도

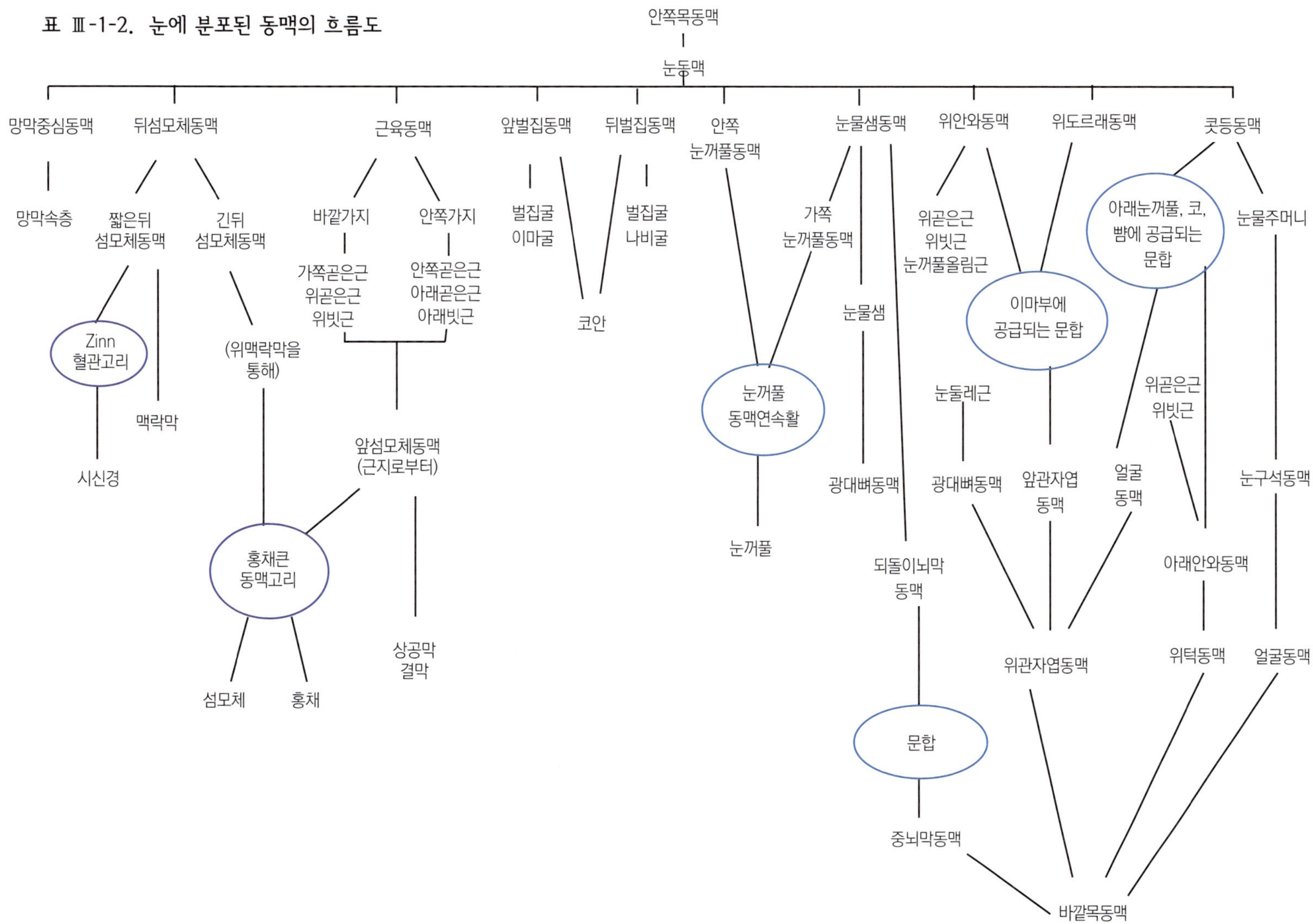

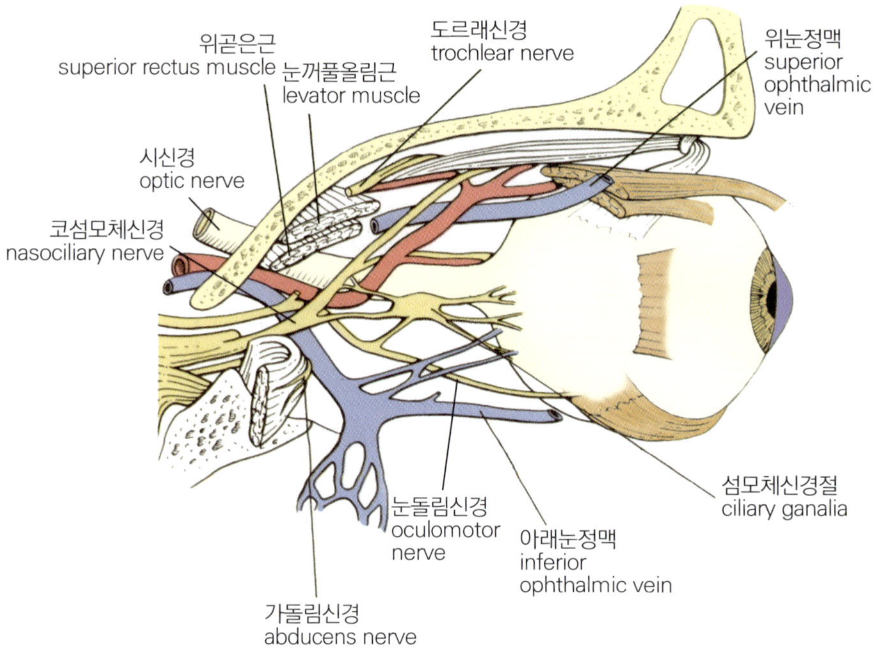

그림 Ⅲ-1-19. 눈의 혈관과 신경분포

(5) 눈알의 혈관과 신경지배

망막중심동맥은 위목교감신경절의 절이후섬유의 지배를 받으며 맥락막동맥도 절이후 교감신경의 지배를 받는다. 신체에서 교감신경의 흥분은 동맥을 수축시켜 혈압을 상승시키고 이로 인해 혈류는 감소되고 반면 조직액의 생성은 증가하게 된다. 교감신경의 흥분은 눈물샘에서는 혈류의 제한으로 눈물생성이 감소되며, 또한 방수 생성의 감소에도 영향을 미친다.

부교감신경은 맥락막의 혈관을 이완시키는 것으로 생각되며 이는 안압의 상승을 일으키는 것으로 알려져 있다(그림 Ⅲ-1-19).

2) 안와의 정맥(Vein of the orbit)

안와로부터 배출되는 정맥들은 동맥계와는 다른 경로를 따른다. 눈물샘정맥과 벌집뼈정맥을 제외한 안와의 정맥들은 안와동맥과 평행하게 주행하지 않는다. 안와의 정맥들은 판막이 없다.

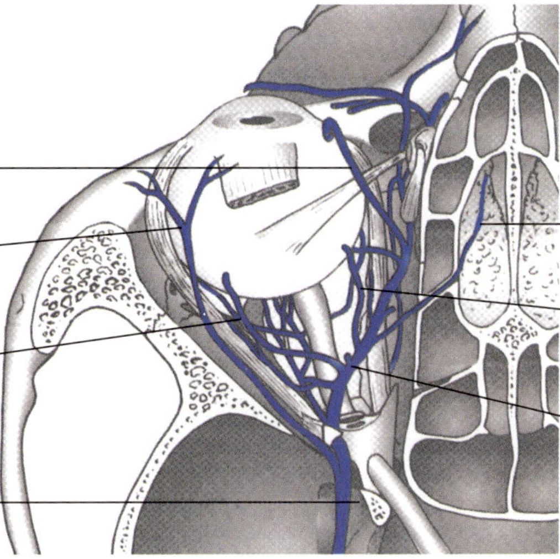

그림 Ⅲ-1-20. 안와의 정맥

안와의 정맥의 흐름은 ① 해면정맥굴(cavernous sinus)로 들어가는 경로, ② 아래안와틈새을 통해 날개얼기(pterygoid plexus)로 가는 경로, ③ 눈정맥의 자유교통지를 통해 눈구석정맥(angular vein)과 얼굴정맥계(facial vein system)로 유입되는 경로가 있다(그림 Ⅲ-1-20).

(1) 위눈정맥(Superior ophthalmic vein)

위눈정맥은 얼굴정맥(facial vein)과 안와위정맥(supraorbital vein)의 분지들이 합쳐져서 이루어지며 아래눈정맥 보다 크다. 얼굴정맥과 안와위정맥의 지류들은 안와사이막을 관통하여 안와로 들어간다. 위눈정맥은 대부분의 눈동맥의 지류들을 받으며 눈알의 위쪽의 혈액을 거두어 들인 2개의 또아리정맥을 받는다. 위눈정맥은 눈동맥과 함께 시신경을 가로질러 위안와틈새의 위쪽을 통해 안와를 벗어나 해면정맥굴로 유입된다.

(2) 아래눈정맥(Inferior ophthalmic vein)

아래눈정맥은 안와바닥 앞쪽의 정맥얼기(venous plexus)에서 시작하여 아래쪽의 얼굴정맥과 교통하며 아래안와틈새를 통해 날개정맥얼기와도 교통한다.

아래눈정맥은 근육가지와 함께 눈알의 아래쪽에 있는 2개의 또아리정맥을 받는다.

아래눈정맥은 뒤로는 위안와틈새의 아래를 통과하여 위눈정맥과 문합하기도 하고 해면정맥굴로 직접 유입되기도 한다. 일부는 아래안와틈새를 통해 날개정맥얼기로 유입된다. 그러나 림프관은 증명되지 않고 있다.

제 1 장 · 안와

(3) 안와아래정맥(Infraorbital vein)

안와아래정맥은 얼굴로부터 시작하며 안와아래구멍, 안와아래관 및 안와아래고랑을 통과해 뒤쪽으로 주행한다. 이 정맥은 아래안와틈새를 통해 날개정맥얼기로 유입된다. 또한 안와 아래벽 가까이 있는 구조로부터도 작은 정맥분지를 받으며 아래눈정맥과도 교통한다.

3) 안와혈관의 이상

(1) 뇌척수압의 증가

두개내압의 증가는 거미막밑공간을 채우고 있는 뇌척수액에 의해 그 압력이 공막의 사상판에 전달된다. 망막중심동·정맥은 시신경의 거미막밑공간을 통과하여 사상판을 거쳐 망막 내로 들어오므로 뇌척수압(cerebraspinal pressure)의 증가가 영향을 미칠 수 있다. 특히 얇은 정맥은 눌려서 정맥울혈과 망막의 부종, 유두부종을 유발할 수 있다. 그러나 망막중심동맥의 벽은 두꺼워서 뇌척수압의 영향을 받지 않는다.

(2) 눈동맥과 지류들의 구조적 변이

드물지만 눈동맥 이 속목동맥에서 분지되지 않고 중뇌막동맥(midmeningeal artery)으로부터 분지되기도 한다. 대략 15% 정도의 사람들은 눈동맥이 시신경의 위를 통과하지 않고 오히려 시신경의 아래쪽으로 지나가기도 한다.

(3) 속목동맥이나 눈동맥의 폐쇄와 시기능의 관계

눈동맥의 지류들과 바깥목동맥의 지류들 사이에 많은 문합들이 얼굴 및 머리 피부에서 나타난다. 이들 문합들은 대부분의 사람들에 있어서 망막중심동맥에 적당한 혈액을 공급하기 위한 구조들이다. 따라서 눈동맥이나 속목동맥이 차단되어도 이러한 문합들로 인해 영구적으로 실명이 초래되지는 않는 경우가 많다.

(4) 망막중심동맥의 폐쇄

망막중심동맥 폐쇄는 유두부근에서 대부분 일어나며 완전폐쇄의 경우는 시력장애가 급격히 나타난다. 그러나 15~20%의 환자들은 섬모체망막동맥(cilioretinal artery)이 존재하여 중심오목 부위에 혈액공급이 유지되어 중심시야가 보존되므로 완전실명으로부터 보호된다. 섬모체망막동맥은 Zinn혈관고리(circle of Zinn)에서 시작하며 시신경유두와 황반 사이의 망막으로 들어간다.

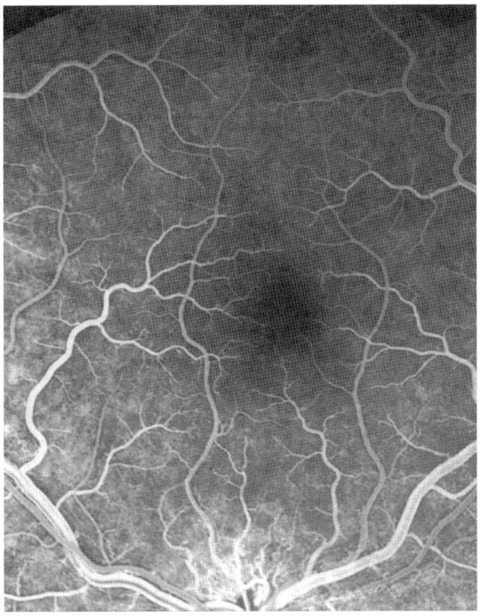

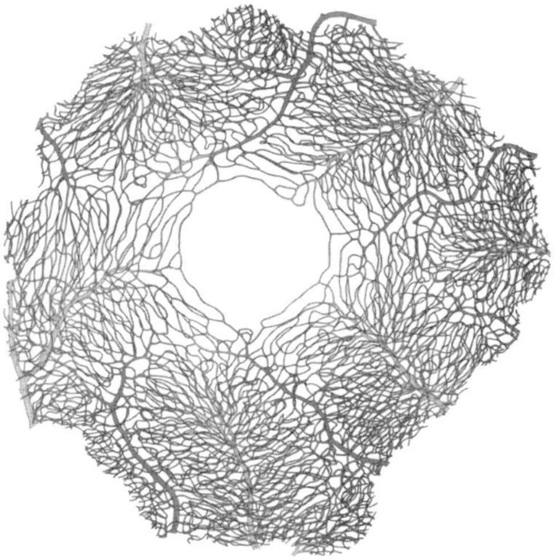

그림 Ⅲ-1-21. 황반부 중심오목의 무혈관 지역

(5) 무혈관 중심오목

중심오목은 무혈관조직으로 매우 취약한 구조를 갖고 있다. 망막중심동맥의 지류는 하나도 없고 전적으로 맥락막모세혈관의 영양상태에 달려 있다(그림 III-1-21).

(6) 질병과 망막중심동·정맥의 관계

망막중심동맥이 정맥을 가로질러 주행하므로 망막동맥의 상태변화는 정맥에도 영향을 줄 수 있다. 예로서 동맥경화 시에 중심정맥은 동맥과의 교차부에서 압박될 수 있다.

5. 안와의 신경구조

안와 내에는 운동신경, 감각신경, 자율신경이 모두 통과한다. 특수감감신경인 시신경과 운동신경으로는 눈돌림신경, 도르래신경, 가돌림신경이 있고 감각신경으로는 삼차신경의 지류인 눈신경과 위턱신경이 있다. 또한 혼합신경인 얼굴신경과 자율신경으로는 안와의 혈관이나 각종 선들에 분포하는 교감신경과 부교감신경이 분포한다(그림 III-1-22).

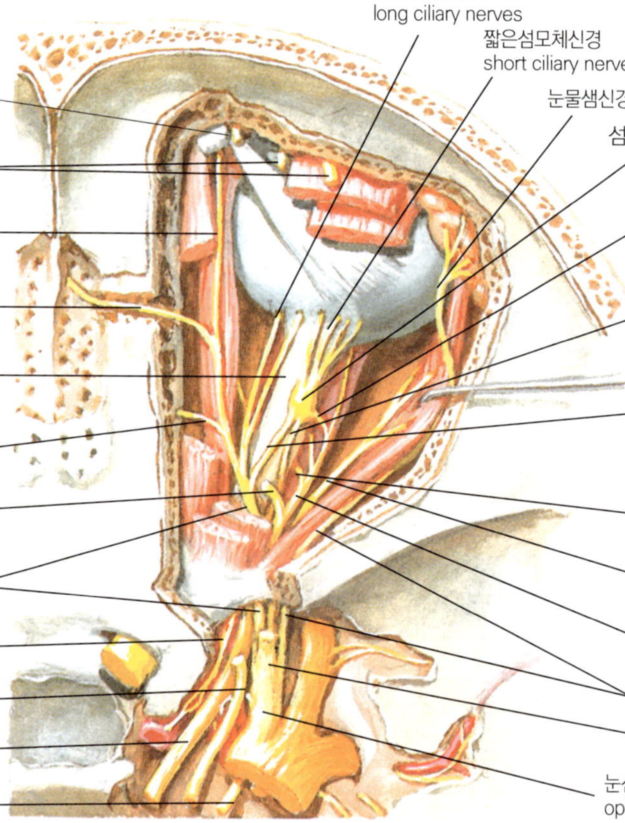

그림 Ⅲ-1-22. 일부 외안근을 제거하고 본 안와의 신경들

Ⅲ. 눈의 부속기

1) 감각신경

(1) 시신경(Optic nerve)

제2뇌신경인 시신경은 특수감각신경으로 망막 신경절세포로부터 나온 약 100만개의 축삭으로 구성되어 있으며 시신경구멍을 지나 머리 안으로 나온다. 여기에서 양 코쪽 시신경은 상호 시교차(optic chiasma)를 이룬 다음, 시각로(optic tract)가 되어 사이뇌의 가쪽무릎체와 중간뇌에 이른다. 시각로는 시각로부챗살(optic radiation)이 되어 뒤통수엽의 뒤 끝에 있는 시각중추(visual center)에 이른다. 망막에서 뒤통수엽의 시각중추까지의 경로를 시각경로(visual pathway)라고 하며 시각경로에 대한 상세한 내용은 IV장에서 다루기로 한다.

(2) 제5뇌신경, 삼차신경(Trigeminal nerve)

삼차신경은 머리뼈 표면, 입, 코, 혀의 앞 2/3에서 오는 자극을 집합하는 감각신경과 씹기 근육의 운동을 담당하는 운동신경으로 이루어진 혼합신경이다(그림 III-1-23, 표 III-1-3).

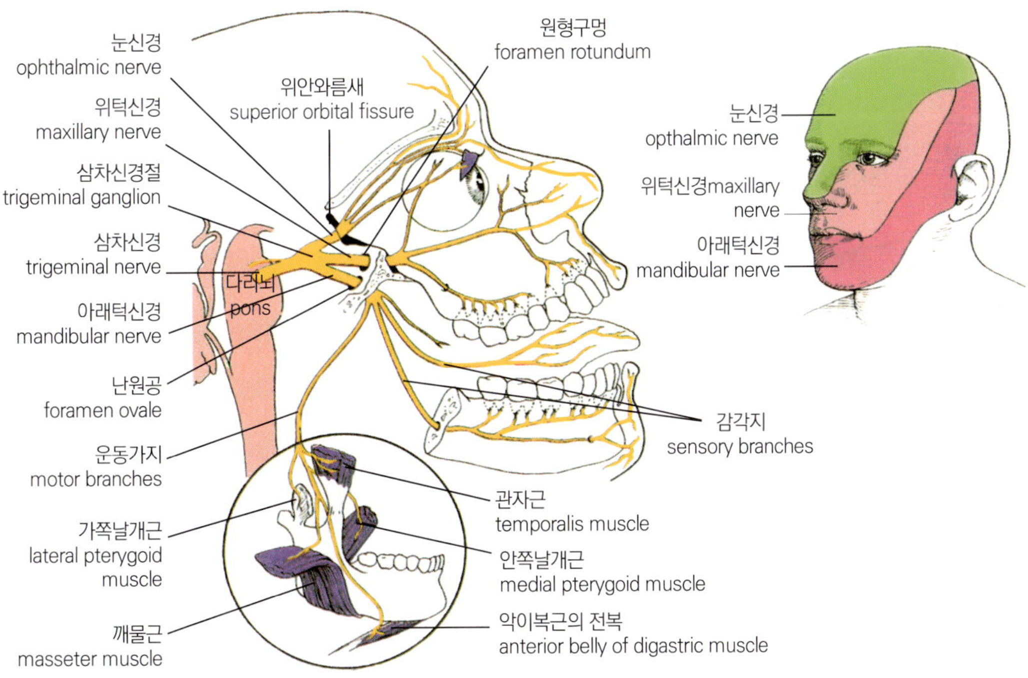

그림 Ⅲ-1-23. 삼차신경의 분포

제1장 · 안와

표 Ⅲ-1-3. 삼차신경

중추	신경절	분지	분포 지역
다리뇌	삼차신경절	제1지(눈신경)	눈알, 위눈꺼풀, 앞이마 및 코점막 등
		제2지(위턱신경)	아래눈꺼풀 피부와 결막, 위턱에 분포
		제3지(아래턱신경)	아래턱과 혀에 분포

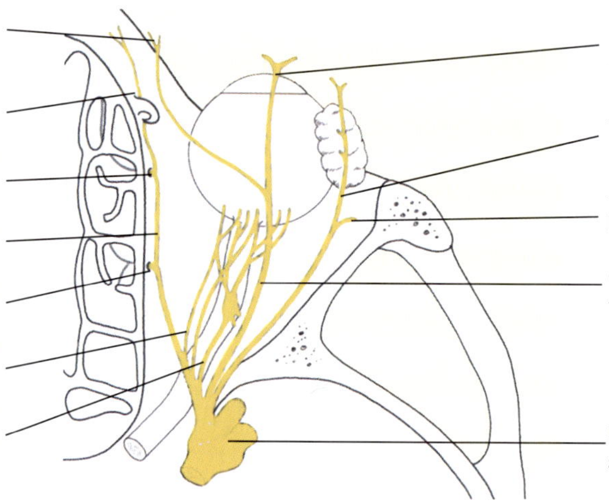

그림 Ⅲ-1-24. 제1지 눈신경의 분포

① 눈신경(Ophthalmic nerve), 제1지

눈신경은 위안와틈새를 거쳐 안와로 들어가 눈알, 위눈꺼풀, 앞이마 및 코점막에 분포하는 순수한 감각신경이다. 눈신경의 장애는 신경 분포지역에 무감각증이 일어나 눈깜박임반사가 일어나지 않는다. 눈신경은 다시 3개의 신경지로 분지된다(그림 III-1-24).

a. 이마신경(frontal nerve)

눈신경 중에서 가장 큰 신경가지로 위안와틈새를 통해 안와로 들어가서 안와위벽 아래에서 앞으로 주행한다. 안와꼭지 근처에서 안와위신경(supraorbital nerve)과 도르래위신경(supratrochlear nerve)으로 분지한다. 안와위신경은 안와위패임이나 안와위구멍을 통과해 얼굴로 나오고 도르래위신경은 안와사이막을 통과해 얼굴로 나온 다음 눈둘레근과 이마근에 도달한다.

분포지역	위눈꺼풀의 피부와 결막, 이마피부, 두피
분 지	안와위신경, 도르래위신경

b. 눈물샘신경(lacrimal nerve)

눈물샘신경은 삼차신경 중 가장 작은 신경으로 위안와틈새를 통해 안와로 들어와 안와 가쪽벽을 지나 눈물샘에 분포한다.

눈물샘신경은 위턱신경가지인 광대신경 중 한 가지를 받는데 여기에 얼굴신경으로부터 오는 부교감신경인 분비촉진섬유가 포함되어 있다. 눈물샘신경은 안와사이막을 관통해 얼굴로 나와서 위눈꺼풀 가쪽부분의 피부에 분포한다.

c. 코섬모체신경(nasociliary nerve)

코섬모체신경은 시신경과 위곧은근 사이로 나와 안와 안벽을 따라 전진하여 눈알에 감각지를 낸다. 눈물샘신경과 이마신경 보다 낮은 곳에 있으며 눈돌림신경의 2개의 분지 사이를 지나 위안와틈새 안쪽을 통해 안와로 들어가 공동힘줄고리의 중앙으로 나오며 끝부분은 앞벌집신경이 된다.

분포지역	눈알, 코점막의 위쪽, 눈꺼풀, 콧등의 피부, 코곁굴 점막 등
분 지	신경절가지, 긴섬모체가지, 뒤벌집신경, 도르래아래신경, 앞벌집신경

· 신경절가지(ganglion branches)

이 신경지는 코섬모체신경이 안와로 들어간 직후에 분지해서 시신경의 가쪽을 전진하여 섬모체신경절에 도달한다. 섬모체신경절에서 신경연접 없이 짧은섬모체신경의 형태가 되어 눈알로 들어간다. 눈알로부터 오는 감각신경섬유를 함유하고 있다.

· 긴섬모체신경(long ciliary nerve)

긴섬모체신경은 짧은섬모체신경과 함께 앞쪽으로 나란히 달려 시신경 부근에서 공막을 관통해 전진하여 섬모체, 홍채, 각막에 분포한다.

긴섬모체신경은 동공확대근에 분포하는 교감신경의 신경절이후섬유와 각막의 감각섬유를 포함한다.

· 뒤벌집신경(posterior ethmoidal nerve)

뒤벌집신경은 뒤벌집뼈구멍으로 들어가 뒤벌집굴과 나비굴에 분포한다.

· 앞벌집신경(anterior ethmoidal nerve)

코섬모체신경의 끝부분은 앞벌집신경이 되어 앞벌집구멍을 통과해 앞벌집굴에 분포하며 코뼈 아래로 내려가 바깥코신경이된다.

· 도르래아래신경(infratrochlear nerve)

도르래아래신경은 끝가지로 도르래 아래를 통해 안와를 나온 후 안와사이막과 눈둘레근을 관통해 눈물주머니, 결막, 안쪽눈구석부위 및 코의 위쪽 피부에 분포한다.

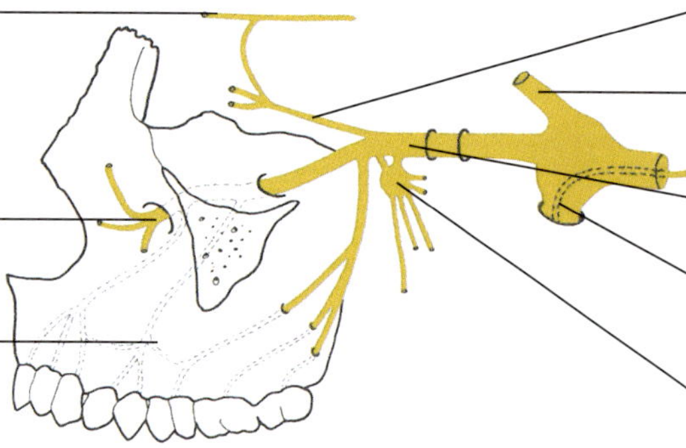

그림 Ⅲ-1-25. 위턱신경

② 위턱신경(Maxillary nerve), 제2지

위턱신경은 삼차신경의 중간에 위치하고 있으며 나비뼈의 원형구멍을 지나 날개입천장오목으로 나온다. 이어서 아래안와틈새를 지나 안와로 들어가 안와아래신경이 되어 얼굴로 나온다. 위턱신경은 아래눈꺼풀 피부와 결막, 위치아, 뺨, 입천장, 윗입술, 그리고 위턱굴 등에 분포하는 지각신경이다.

한편 날개입천장신경절(pterygopalatine ganglion)에서 연접하여 눈물샘, 코안, 입천장의 점액샘으로 가는 얼굴신경에서 유래한 부교감성 분비섬유가 위턱신경을 거쳐 간다(그림 III-1-25).

③ 아래턱신경(Mandibular nerve), 제3지

원형구멍을 지나 관자아래우묵으로 나오는 혼합신경으로 운동신경은 씹기근육을 지배하며, 지각신경은 관자부 및 바깥귀, 뺨, 아랫입술, 턱, 입점막, 아래치아, 혀의 앞 2/3에 분포한다.

2) 운동신경

눈에 분포된 운동신경들은 비교적 크며 신체의 다른 부위 보다 근섬유에 대한 운동신경섬유의 비율이 높아 눈알운동의 섬세한 조절이 가능하다.

각 운동신경의 핵들은 양쪽 대뇌반구로부터 피질핵섬유를 받으며 또한 덮개숨뇌섬유를 받고 이것을 개재해 위둔덕을 경유해 시각피질과도 교통한다. 또한 핵윗길인 안쪽세로다발에서 오는 섬유도 들어가므로 제3, 4, 6, 8뇌신경의 핵들은 서로 교통하므로 상호정보 교환을 통해 두눈운동이 원활히 일어나게 한다.

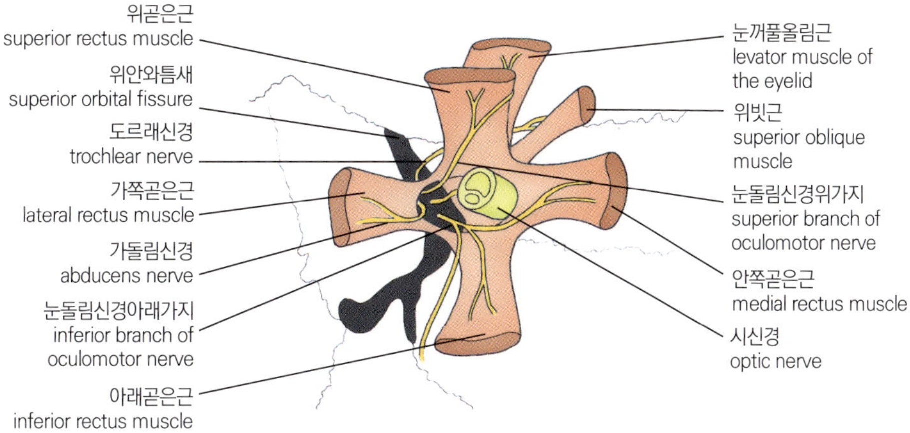

그림 Ⅲ-1-26. 안와의 운동신경

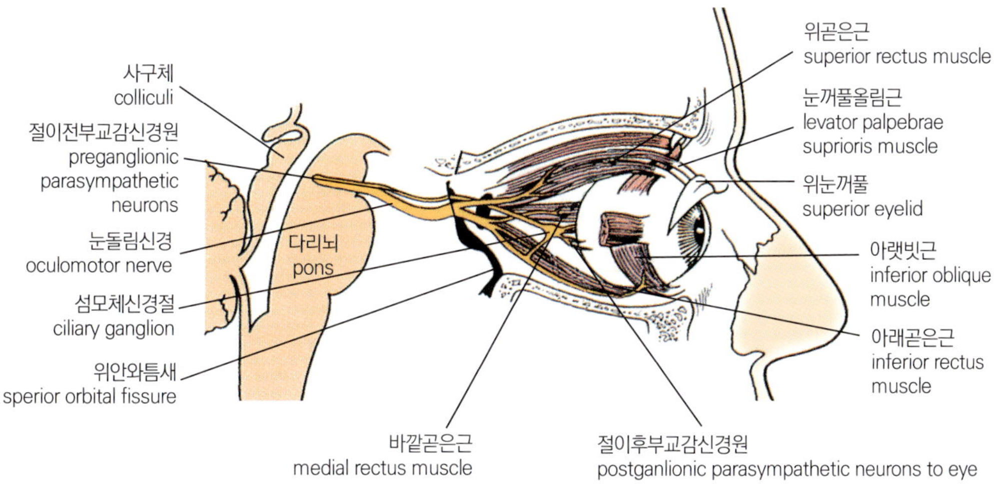

그림 Ⅲ-1-27. 눈돌림신경

눈에 분포하는 운동신경의 상세한 작용에 대해서는 각 장에서 다루기로 한다(그림 III-1-26).

(1) 눈돌림신경(Oculomotor nerve), 제3뇌신경

중뇌의 앞쪽에서 시작하며 공동힘줄고리 안쪽의 위안와틈새를 통과해서 안와 내로 들어간다. 눈돌림신경은 위가지와 커다란 아래가지로 나누어진다.

눈돌림신경은 주운동핵과 부교감신경핵을 가지며 주운동핵은 중간뇌수도관을 둘러싸는 회색질에 위치한다. 부교감신경핵은 Edinger-Westphal핵이라고도 부르며 주운동핵의 바로 뒤에 위치한다(그림 III-1-27).

표 Ⅲ-1-4. 눈돌림신경의 분포

중추	신경핵	분지	분포 지역
중간뇌	눈돌림신경핵	위가지	위곧은근, 눈꺼풀올림근
		아래가지	안쪽곧은근, 아래곧은근, 아래빗근
	Edinger-Westphal핵	부교감신경	동공조임근, 섬모체근

부교감신경섬유는 섬모체신경절(ciliary ganglion)에서 연접하며 절이후섬유는 홍채에 있는 동공조임근에 분포하여 동공을 축소시키며 또한 섬모체에 분포하여 수정체의 조절에 관여하다. 섬모체신경절을 지나는 또 하나의 신경인 교감신경섬유는 윗목신경절에서 나와 섬모체신경절을 거쳐 동공확대근에 분포하여 동공을 넓혀준다.

① 눈돌림신경의 눈 지배

· 눈꺼풀올림근 : 하나의 핵이 양쪽 눈꺼풀올림근을 지배한다.
· 위곧은근 : 양쪽의 각 핵이 반대편 위곧은근을 교차 지배한다.
· 안쪽곧은근, 아래곧은근, 아래빗근 : 양쪽의 각 핵이 같은 쪽의 외안근을 동측지배한다.

② 눈돌림신경 장애로 인한 증상

· 외안근의 마비로 눈알의 올림, 내림, 안쪽돌림 불능
· 외사시(external strabismus), 복시(diplopia)현상
· 눈꺼풀올림근의 마비로 눈꺼풀 처짐
· 동공조임근의 마비로 대광반사는 소실되고 산동
· 섬모체근의 마비로 조절마비

(2) 도르래신경(Trochlear nerve), 제4뇌신경

도르래신경은 중간뇌의 뒤에서 기시하여 위안와틈새를 지나 안와로 들어가 위빗근에 분포하는 운동신경이다. 뇌신경 중 가장 작으며 머리안에서의 경과는 뇌신경 중 가장 길다(그림 Ⅲ-1-28).

양쪽의 핵에서 나온 각각의 신경은 회색질을 돌아 중뇌의 뒷면에 도달해 위숨뇌천장(susperior medullary velum)내에서 교차한다. 그러므로 도르래신경의 양쪽 핵은 반대편 위빗근을 교차지배한다. 이들은 뇌줄기의 뒤에서 나오는 유일한 뇌신경이다.

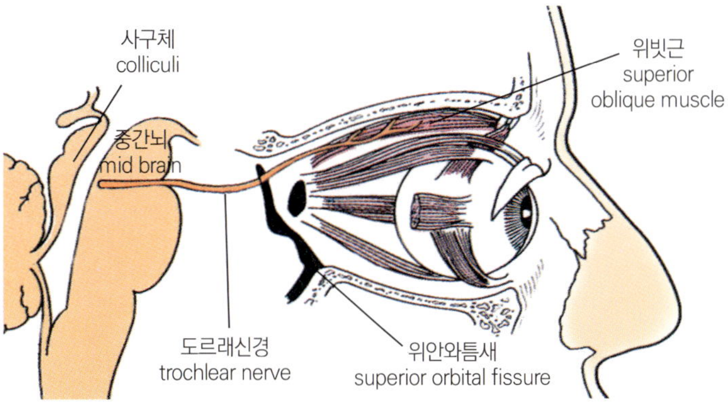

그림 Ⅲ-1-28. 도르래신경

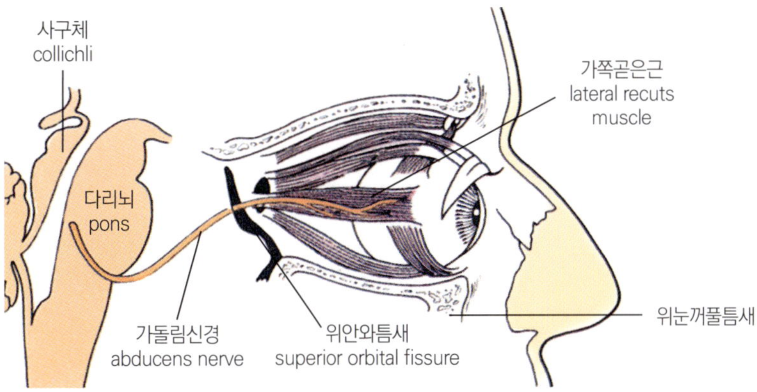

그림 Ⅲ-1-29. 가돌림신경

① 도르래신경 장애로 인한 증상

· 위빗근의 기능상실로 아래안쪽으로 눈을 돌릴 수 없다.

· 길항근인 아래빗근의 과잉작용으로 상사시가 됨

· 복시를 피하기 위해 턱을 당기고 반대쪽으로 머리를 기울임

(3) 가돌림신경(Abducens nerve), 제6뇌신경

가돌림신경은 뇌줄기의 앞면으로부터 다리뇌의 아래가장자리에서 시작해서 위안와틈새를 지나 가쪽곧은근에 분포한다. 가쪽곧은근의 가쪽돌림에 관여하는 완전한 운동신경이다. 가돌림신경핵은 제4뇌실 아래벽에 있고 이것을 통해 시각피질과 교통한다. 양 쪽의 각 핵이 같은 쪽 가쪽곧은근을 동측지배한다(그림 III-1-29).

① 가돌림신경 장애로 인한 증상

· 가돌림신경의 마비는 눈알의 가쪽돌림 장애

· 안쪽곧은근의 과잉으로 내사시가 유발

3) 얼굴신경(Facial nerve), 제7뇌신경

얼굴신경은 다리뇌와 숨뇌 사이의 뇌줄기 옆면에서 나오는 제7뇌신경으로 운동과 감각의 혼합신경이다. 얼굴신경은 가쪽머리뼈의 속귀길을 통과한 후 얼굴신경관(facial canal)을 통해 붓꼭지구멍(stylomastoid foramen)을 지나 머리뼈 외부로 나오게 된다(그림 III-1-30, 그림 III-1-31).

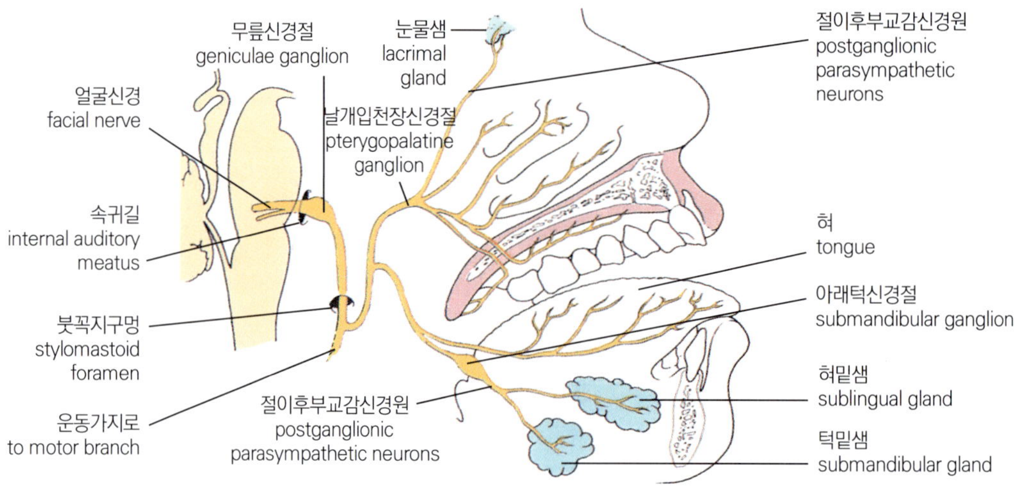

그림 Ⅲ-1-30. 얼굴신경(감각 및 부교감신경원)

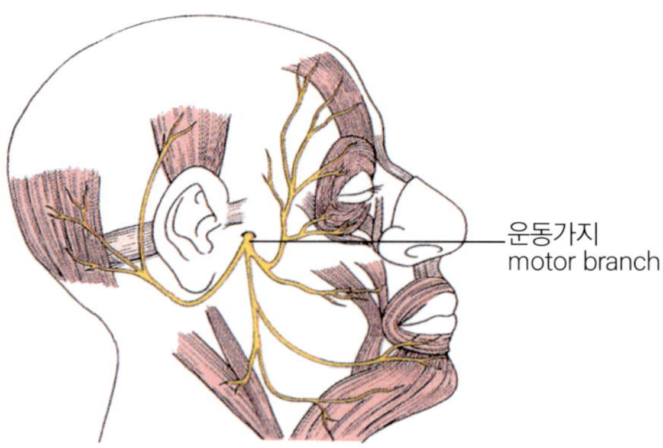

그림 Ⅲ-1-31. 얼굴신경의 운동가지

① 얼굴신경의 눈 지배

관자분지 - 위눈꺼풀의 눈둘레근에 주로 분포한다.

광대뼈분지 - 아래눈꺼풀의 눈둘레근에 주로 분포한다.

부교감신경 - 눈물샘에 분포하여 눈물흘림(lacrimation)을 유발시킨다.

4) 자율신경계(Autonomic nervous system)

자율신경계는 심장을 비롯한 민무늬근, 샘 등과 같은 불수의적인 구조들에 분포되어 있으며 교감신경계와 부교감신경계로 구분된다. 자율신경계는 중추 및 말초신경계에 모두 분포되어 있으며 구심성 및 원심성의 신경섬유를 갖는다. 교감신경계는 신체가 위험에 직면했을 때 대비하게 하는 신경이며 부교감신경계는 평화로운 상황에서 에너지를 보존하고 저장하는 기능을 담당한다. 자율신경계에 대해서는 기초편 제1장에서 이미 상세히 다루었다.

눈의 자율신경계는 동공조임근과, 동공확대근, 눈꺼풀의 민무늬근, 맥락막과 결막의 혈관 및 눈물샘에 분포되어 있다.

(1) 교감신경(Sympathetic nerve)

교감신경은 시상을 경유해 말단부가 목뼈의 바깥쪽에 있는 경로를 통해 조절된다. 안와구조의 섬세한 교감신경얼기는 속목동맥얼기를 떠나 각 담당 구조물을 향해 복잡한 경로들을 형성한다. 교감신경은 다음과 같이 4가지 경로를 통해 안조직으로 들어간다(그림 III-1-32).

① 동공확대근(iris dilator muscle)

교감신경 섬유의 일부는 삼차신경의 제1지인 눈신경과 함께 속목동맥얼기에서 안와로 들어간다. 후에 안와에서 코섬모체신경을 따라 가고 다시 긴섬모체신경과 함께 홍채의 동공확대근과 섬모체근으로 들어가 동공확대와 섬모체근의 약한 억제작용을 나타낸다.

② 맥락막혈관과 결막혈관(choroidal and conjunctival blood vessels)

일부 교감신경섬유는 속목동맥얼기로부터 코섬모체신경 경로를 통해 섬모체신경절에 교감신경뿌리(sympathetic root)으로 들어간다. 이들은 섬모체신경절에서 신경연접을 이루지 않고 짧은섬모체신경이 되어 눈알로 들어가 맥락막혈관에 분포한다.

이와 달리 교감신경지가 속목동맥얼기에서부터 직접 나와서 섬모체신경절로 가는 경로도 있다. 결막혈관으로 가는 교감신경은 긴섬모체신경과 짧은섬모체신경 모두를 경유한다. 교감신경의 자극은 맥락막과 결막의 혈관수축을 일으킨다(표 III-1-5).

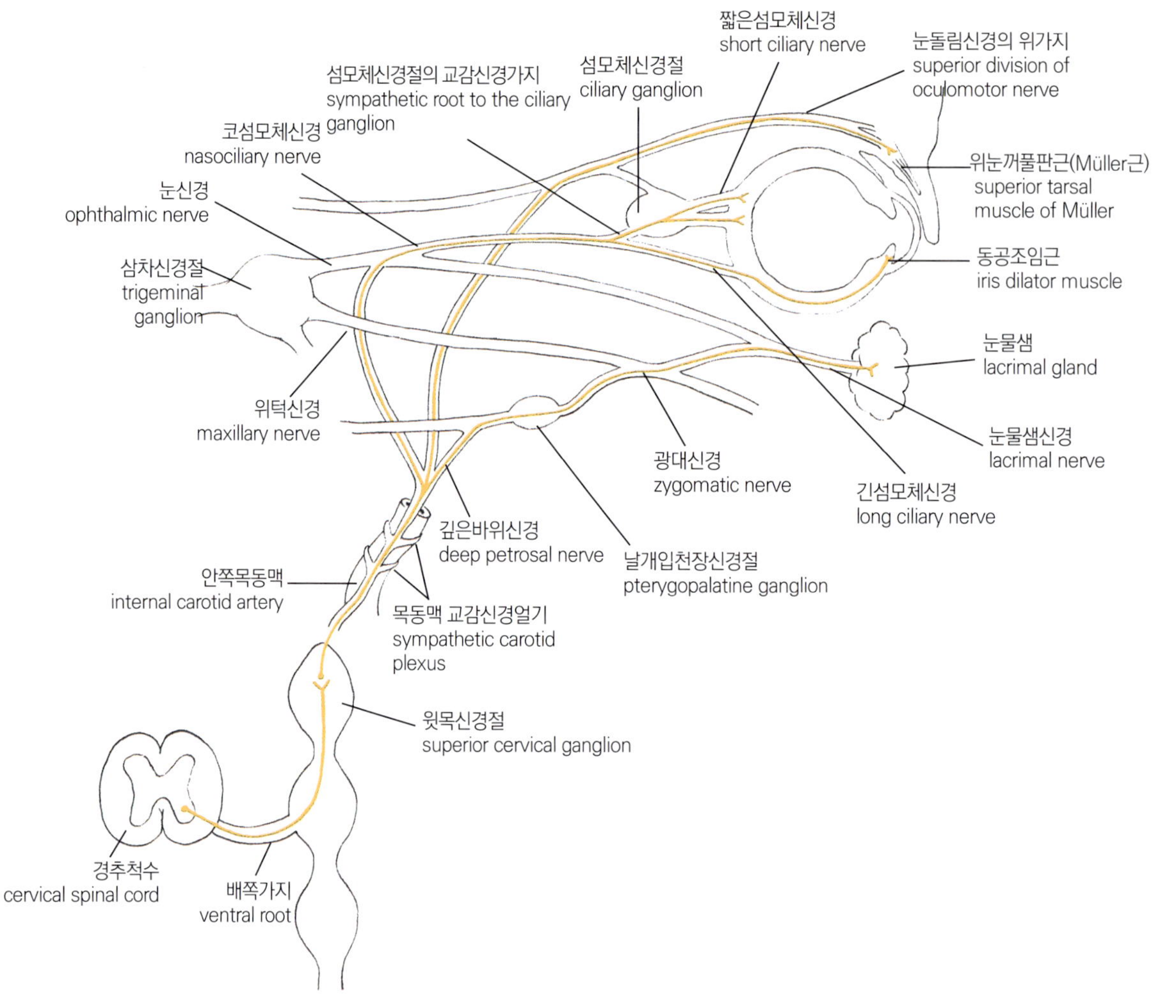

그림 Ⅲ-1-32. 눈알의 교감신경 지배경로

③ 눈꺼풀판근(tarsal muscle)

속목동맥신경얼기에서 나온 교감신경 중 일부는 눈돌림신경과 결합하여 안와로 들어가 위눈꺼풀의 민무늬근에 분포한다. 이들 경로는 눈돌림신경의 위가지와 같은 경로를 따라 간다.

교감신경의 자극은 위눈꺼풀의 민무늬근인 뮐러근(위눈꺼풀판근)을 자극해 눈꺼풀틈을 넓혀 준다. 광대신경으로부터 온 교감신경섬유는 아래눈꺼풀의 뮐러근에 분포된다.

④ 눈물샘혈관(blood vessels of lacrimal gland)

눈물샘으로 가는 교감신경섬유는 속목동맥신경얼기를 거쳐 깊은바위신경(deep petrosal

표 Ⅲ-1-5. 자율신경계의 흐름도(교감신경 지배경로)

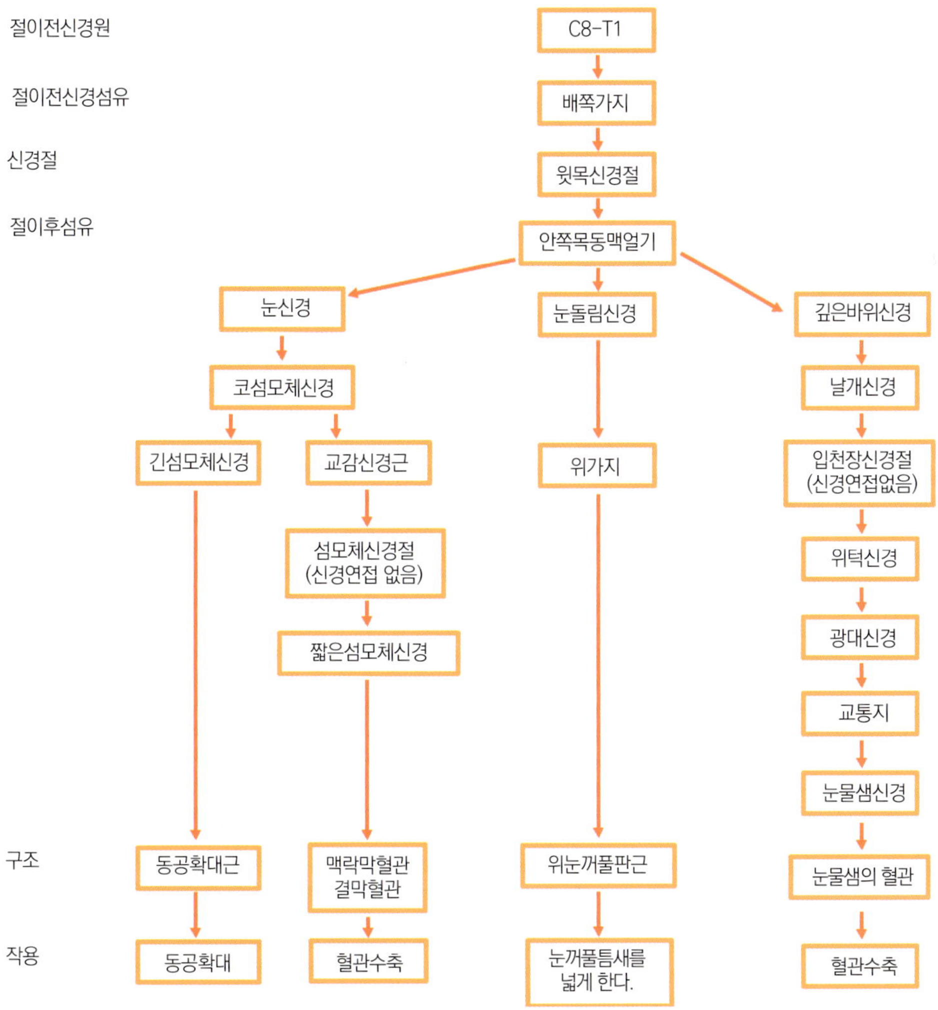

nerve)과 합쳐져서 날개신경(vidian nerve)이 되며 신경연접 없이 날개입천장신경절로 들어간다. 여기에서 다시 위턱신경, 광대뼈 신경, 교통지인 광대뼈 관자신경을 경유해 결국 눈물샘신경과 합쳐져서 눈물샘의 혈관으로 들어간다. 교감신경은 단순하게 눈물샘의 혈관운동 기능만 한다고 생각되나 구체적인 조절기전에 대해서는 잘 알려져 있지 않다.

삼차신경의 어떤 가지의 자극은 구심성 반사를 활성화시켜 반사성 눈물 분비의 증가를 촉진시킨다.

(2) 부교감신경(Parasympathetic nerve)

부교감신경은 중간뇌에 있는 제3뇌신경핵의 부교감신경핵인 E-W핵에서 출발한다. 이 절이전섬유는 운동신경인 눈돌림신경과 함께 핵을 떠나 아래가지를 따라 안와로 들어간다. 다시 눈돌림신경 아래가지를 떠나 섬모체신경절로 들어가 부교감신경뿌리(parasympathetic root)가 된다. 부교감신경은 동공조임근, 섬모체근에 분포하며 또한 얼굴신경 경로를 따라 눈물샘에도 분포한다(그림 Ⅲ-1-33).

① 동공조임근(iris sphincter muscle)

E-W 핵에서 출발하여 눈돌림신경 아래가지를 따라 섬모체신경절을 거쳐 짧은섬모체신경이 되어 동공조임근으로 들어간다. 부교감신경의 자극은 동공의 수축을 일으켜 망막의 광량을 감소시키며 또한 색수차와 구면수차를 감소시킨다(표 Ⅲ-1-6).

② 섬모체근(ciliary muscle)

동공조임근의 신경 경로와 동일한 경로를 따라 짧은섬모체신경이 되어 섬모체근으로 들어간다. 섬모체근의 수축은 가까운 거리의 물체에 초점이 맞도록 조절하는 작용을 한다.

③ 눈물샘(lacrimal gland)

부교감신경의 신경절이전신경은 다리뇌의 얼굴신경의 눈물분비핵에서 출발한다. 얼굴신경을 따라 큰바위신경, 날개신경, 날개입천장신경절, 위턱신경, 광대신경, 교통지, 눈물샘신

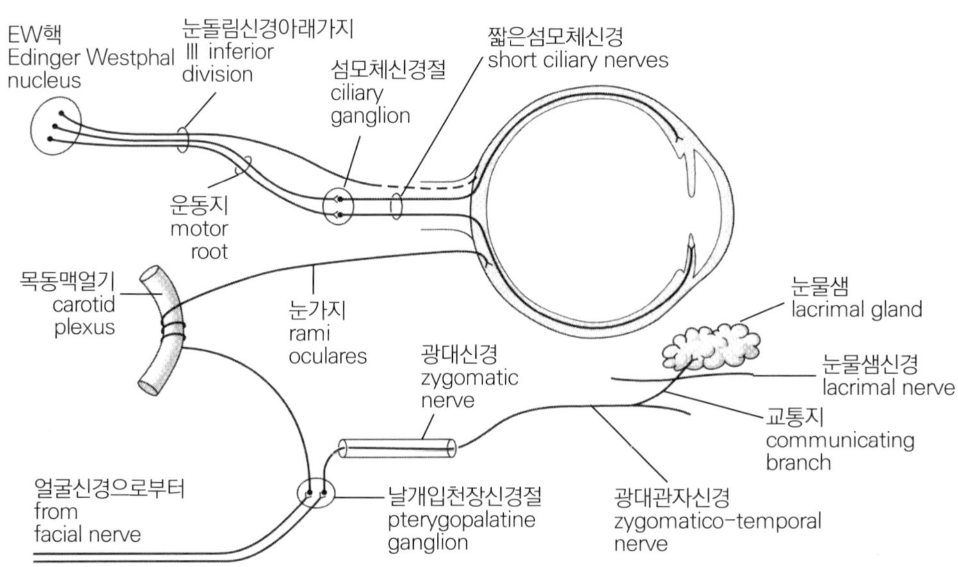

그림 Ⅲ-1-33. 눈의 부교감신경

표 Ⅲ-1-6. 자율신경계의 흐름도(부교감신경 지배경로)

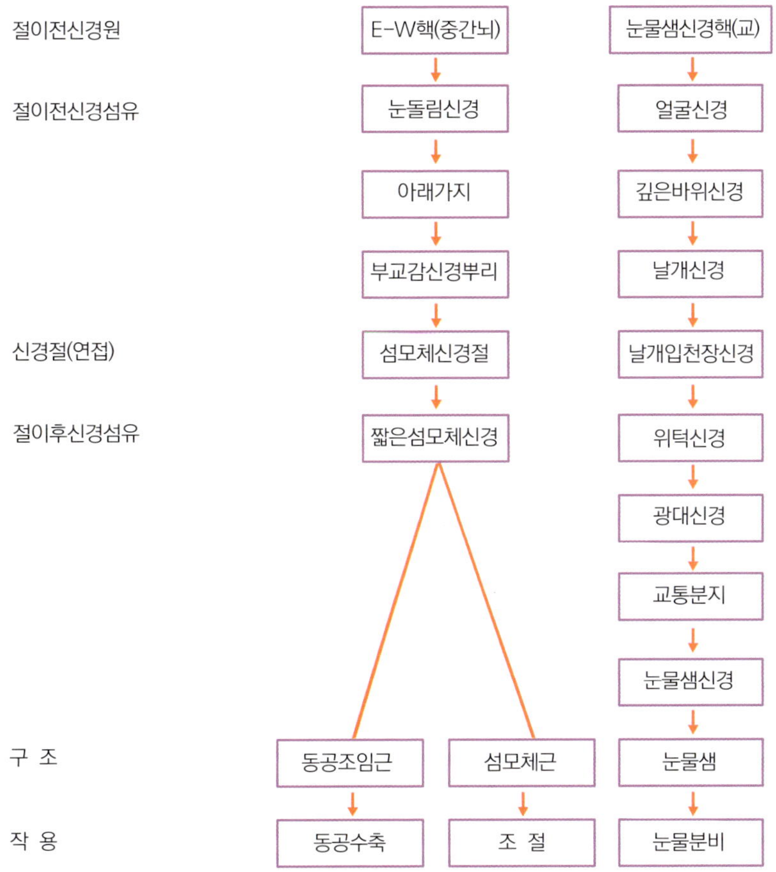
절이전신경원
절이전신경섬유
신경절(연접)
절이후신경섬유
구 조
작 용
E-W핵(중간뇌)
눈돌림신경
아래가지
부교감신경뿌리
섬모체신경절
짧은섬모체신경
동공조임근
섬모체근
동공수축
조 절
눈물샘신경핵(교)
얼굴신경
깊은바위신경
날개신경
날개입천장신경
위턱신경
광대신경
교통분지
눈물샘신경
눈물샘
눈물분비

경이 되어 눈물샘으로 들어가 눈물분비를 일으킨다. 부교감신경은 눈물의 감정적인 분비에 관여한다.

(3) 섬모체신경절(Ciliary ganglion)

섬모체신경절은 길이가 2㎜, 높이가 1㎜인 작고 약간 편평한 구조로 시신경과 가쪽곧은근 사이의 근원추 안에 위치하며 시신경관의 약 1㎝ 앞에 위치한다. 모든 뇌신경절과 같이 3개의 뿌리를 받고 눈알과는 짧은섬모체신경으로 연결된다.

부교감신경뿌리, 감각신경뿌리 및 교감신경뿌리의 3개의 뿌리가 신경절의 뒤쪽 모서리에 위치한다. 따라서 눈알로 가는 운동신경, 감각신경 그리고 교감신경의 중추로 작용한다. 3개의 신경뿌리 중 부교감신경뿌리만 섬모체신경절에서 신경연접을 하고 나머지는 신경연접 없이 통과한다(그림 Ⅲ-1-34).

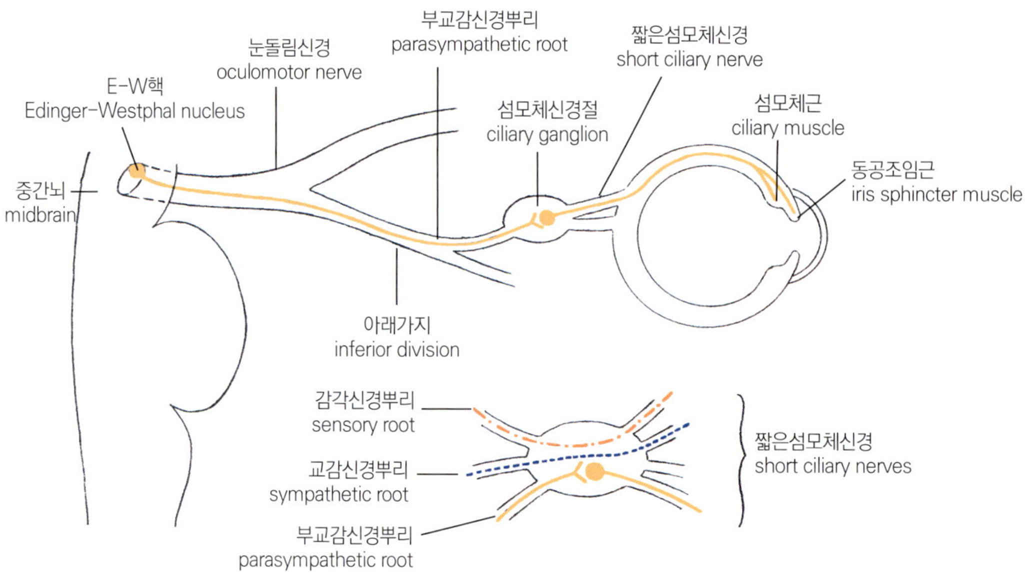

그림 Ⅲ-1-34. 부교감신경 지배경로와 섬모체신경절

① 부교감신경뿌리(parasympathetic root)

E-W핵에서 출발하여 눈돌림신경 아래가지를 따라 섬모체신경절에서 신경연접을 이루며 동공조임근과 섬모체근에 분포한다.

② 감각신경뿌리(sensory root)

긴뿌리로 눈알로부터 나온 감각신경이 짧은섬모체신경을 통해 섬모체신경절로 온 다음 코섬모체신경으로 합류된다.

③ 교감신경뿌리(sympathetic root)

이 신경섬유는 속목동과 눈동맥의 혈관주위얼기에서 나와 맥락막혈관과 동공확대근에 분포하여 혈관수축작용과 산동작용을 한다.

(4) 짧은섬모체신경(Short ciliary nerve)

섬모체신경절의 앞쪽 모서리에는 약 12개의 짧은섬모체신경이 있다. 여기에는 눈알에서 나오는 일반 감각신경, 동공확대근에 분포하는 교감신경가지, 동공조임근과 섬모체근에 분포하는 부교감신경이 포함된다. 이 부교감신경은 대부분 섬모체근에 분포하고 동공조임근에는 약 3%만 공급된다.

표 Ⅲ-1-7. 각막의 통증으로 유발되는 동공수축, 눈깜박임, 눈물흘림의 신경 경로

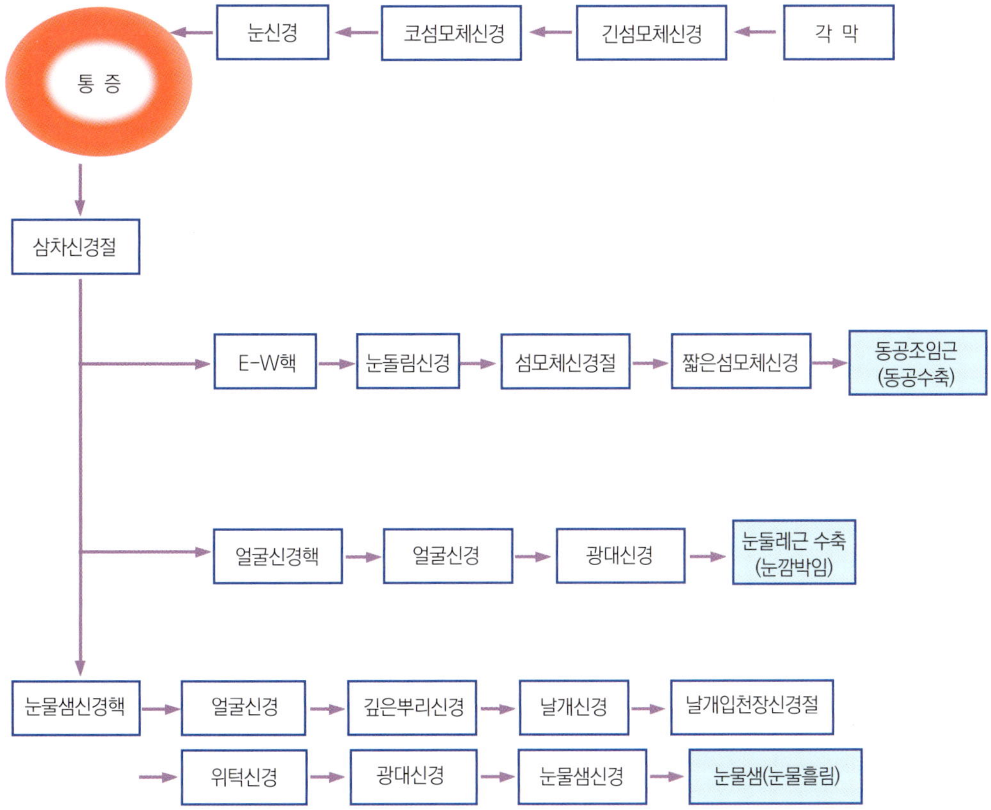

(5) 각막반사(Corneal reflex)

각막의 접촉은 눈물흘림, 동공수축 및 보호성 눈깜박임의 3가지 각막반사를 유발시킨다. 접촉에 의한 통각은 삼차신경절에 전달되어 유도된다. 삼차신경절로부터 E-W 핵으로의 상호 교통으로 인해 동공조임근의 흥분이 유발된다. 얼굴신경핵과의 교통은 얼굴신경의 운동신경 경로를 활성화시켜 눈깜박임을 유발한다. 또한 눈물샘핵과의 교류로 눈물샘으로 가는 부교감신경경로의 자극이 눈물분비를 일으킨다(표 III-1-7).

6. 안와의 근육 구조

눈의 외기성근육에는 눈알의 외부에 부착되어 눈알을 움직이는 6개의 외안근과 눈꺼풀운동을 담당하는 눈꺼풀올림근(lavator palpebrae superioris)과 얼굴근육인 눈둘레근(obricularis oculi)이 있다. 내기성근으로는 눈알의 내부에 있는 민무늬근인 홍채근육과 섬모체근이 있다. 근육에 대한 내용은 각 해당 장에서 상세히 다루도록 하겠다.

이것만은 꼭 알아둡시다.

1. 안와의 구성뼈 : 7개의 뼈가 피라미드형을 이룸
위턱뼈, 입천장뼈, 이마뼈, 나비뼈, 벌집뼈, 광대뼈, 눈물뼈

2. 안와의 벽

벽	구성뼈	특 징
위 벽	이마뼈, 나비뼈작은날개	
안 벽	위턱뼈, 광대뼈, 입천장뼈의 안와돌기	시축과 평행, 바깥벽과 45°
아래벽	눈물뼈, 벌집뼈, 위턱뼈의 이마돌기,나비뼈	
바깥벽	광대뼈, 나비뼈큰날개	양 바깥벽과 90°

3. 안와의 내용물
눈알, 외안근, 눈물샘, 눈물주머니, 골막, 테논낭, 신경, 혈관, 지방조직, 결합조직

4. 안와 개구부의 통과 혈관 및 신경
① 시신경구멍
시신경, 눈동맥, 교감신경, 뇌막동맥
② 위안와틈새
눈돌림신경, 도르래신경, 가돌림신경, 눈신경(코섬모체신경), 섬모체신경절의 교감신경뿌리, 위아래눈정맥, 눈물샘되돌이동맥
③ 아래안와틈새
위턱신경, 광대신경, 아래안와동정맥, 아래눈정맥

5. 안와의 주변구조
코곁굴 : 이마굴, 나비굴, 위턱굴, 벌집굴

6. 안와의 혈관
1) 안와의 동맥
① 눈동맥의 분지
망막중심동맥, 눈물샘동맥, 긴뒤섬모체동맥, 짧은뒤섬모체동맥, 앞섬모체동맥, 근육동맥, 안와위동맥, 앞벌집동맥, 뒤벌집동맥, 도르래위동맥, 콧등동맥, 안쪽눈꺼풀동맥, 되돌이동맥, 눈동맥의 수막가지
② 안와아래동맥
2) 안와의 정맥
① 위·아래눈정맥
② 안와아래정맥

7. 안와의 신경
1) 특수감각신경
시신경(시각)
2) 운동신경
눈돌림신경(눈꺼풀올림근, 위곧은근, 안쪽곧은근, 아래곧은근, 아래빗근), 도르래신경(위빗근), 가돌림신경(가쪽곧은근)

이것만은 꼭 알아둡시다.

3) 지각신경
   삼차신경의 제1지 눈신경(눈알, 위눈꺼풀, 앞이마 및 코점막 등)
   제2지 위턱신경(아래눈꺼풀 피부와 결막 등)
4) 혼합신경
   얼굴신경(눈둘레근)
5) 자율신경
   교감신경(동공확대근, 눈꺼풀판근, 혈관)
   부교감신경(동공조임근, 섬모체근)

Ⅲ·눈의 부속기

학습목표

- 눈꺼풀의 구조를 설명할 수 있다.
- 눈꺼풀의 조직층에 대해서 설명할 수 있다.
- 눈꺼풀의 근육의 종류와 기능을 설명할 수 있다.
- 눈꺼풀의 기능을 이해할 수 있다.
- 눈꺼풀의 혈관과 신경지배에 대해서 이해할 수 있다.
- 눈꺼풀에 분포된 샘의 종류와 기능을 설명할 수 있다.

신용어미리보기

가쪽돌림 : 외전
가로얼굴동맥 : 안면횡동맥
가쪽눈구석 : 외측안각
구석결막 : 원개결막
널힘줄 : 건막
눈구석정맥 : 안각정맥
눈꺼풀고랑 : 안검구
눈꺼풀솔기 : 안검봉선
눈꺼풀테 : 안검연
눈꺼풀틈새 : 검열
눈꺼풀판결막 : 검결막
눈꺼풀판동맥연속활 : 안검동맥궁
눈꺼풀판밑고랑 : 검판하구
눈썹내림근 : 미모하제근
눈썹주름근 : 추미근
눈물언덕 : 누구
눈물못 : 누호
눈알결막 : 구결막
도르래 : 활차
속눈썹증 : 첩모난생
술잔세포 : 배상세포
안구집 : 안구
안쪽눈구석 : 내측안각
얕은 귀밑샘 : 천부이하선
턱끝밑림프절 : 이하림프절
턱밑림프절 : 악하림프절
털낭 : 모낭
피부기름샘 : 피지선

제2장 눈꺼풀(Eyelide)

눈꺼풀은 눈알의 앞쪽을 덮는 위아래 2개의 피부조직으로 인체에서 가장 얇고 탄력성이 강한 조직이다. 그러나 기본구조는 몸의 피부조직과 동일하다. 눈꺼풀은 외상과 과잉의 광선으로부터 눈알을 보호하며 눈을 감으므로 망막과 뇌를 쉬게 하는 역할을 담당한다.

눈알이 운동하는 동안 눈꺼풀은 각막을 가로질러 이동하므로 눈깜박임 운동에 의해 눈물을 분포시키고 펌핑작용에 의해 눈물이 눈물길로 배출되도록 돕는다.

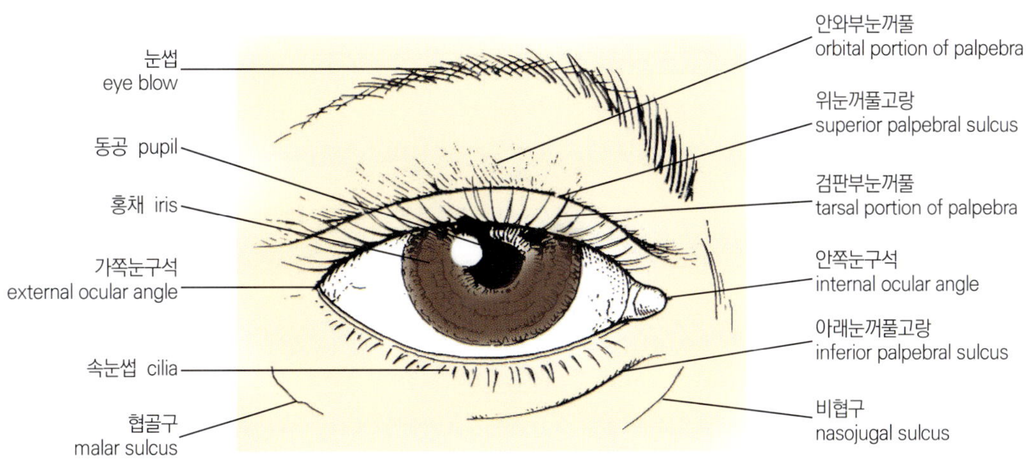

그림 Ⅲ-2-1. 눈의 전면도

1. 눈꺼풀의 구조

눈꺼풀[1]은 위눈꺼풀과 아래눈꺼풀로 구분되고 위눈꺼풀이 아래눈꺼풀보다 더 넓고 가동성이 크며 눈알 앞쪽 표면의 대부분을 차지한다.

위아래눈꺼풀은 수평으로 파인 눈꺼풀고랑(superior palpebral sulcus)과 아래눈꺼풀고랑(inferior palpebral sulcus)에 의해 안와부와 눈꺼풀부로 구분된다. 위눈꺼풀고랑은 위눈꺼풀의 피부에 정지하는 눈꺼풀올림근의 널힘줄에 의해 형성되며, 아래눈꺼풀고랑은 피부와 눈둘레근 사이의 연접에 의해 형성된다. 노인들에서는 안와골막에 피부가 쳐져 매달려 있기 때문에 종종 2개의 아래눈꺼풀고랑이 안와아래가장자리 바로 밑에 나타나기도 하는데 가쪽은 관골구(malar sulcus)와 안쪽은 비협구(nasojugal sulcus)가 형성된다(그림 III-2-1).

1) 눈꺼풀틈새(Palpebral fissure)

(1) 눈구석부(Ocular angle)

위아래눈꺼풀 사이의 타원형의 눈꺼풀틈새[2]는 안팎으로 안쪽눈구석(internal ocular angle)과 가쪽눈구석(external ocular angle)을 형성한다. 눈꺼풀틈새의 가장자리 부위는 눈꺼풀테(lid margin)라 부른다. 눈의 가쪽각은 눈알과 직접 닿지만 안쪽각은 눈알과 약 6㎜ 정도 안쪽으로 떨어져 있다. 특히 안쪽눈구석에는 황색의 근육 융기물인 눈물언덕(caruncle)이 있으며 이보다 가쪽에는 반달주름(semilunar fold)이 있다(그림 III-2-2).

백인이나 흑인은 눈꺼풀틈새의 안쪽 1/3 부위에서 가장 넓으나 동양인은 눈꺼풀틈새의 중앙부에서 가장 넓다. 이는 동양인들은 안쪽각이 수직의 피부주름인 안쪽눈구석주름(epicanthus), 일명 몽고주름에 의해 덮여 있기 때문이다.

눈을 감을 때 위눈꺼풀은 눈의 각막을 완전히 덮지만 눈을 뜨거나 똑바로 앞을 주시할 때 위눈꺼풀은 각막 위쪽가장자리만을 약간(1/4~1/5) 덮어 준다. 아래눈꺼풀은 눈을 뜰 때는 각막의 바로 아래에 위치하며 눈을 감을 때는 각막의 아래가장자리 약간만을 덮게 된다.

1) 일반적으로 눈꺼풀 전면의 넓이는 성인 남자는 약 30㎟ 정도이며 성인 여자는 이보다 약간 좁아 약 28㎟가 된다. 이러한 눈꺼풀의 넓이는 출생 시는 약 17㎟로 성장과 함께 25세경까지 점차 넓어진다. 눈꺼풀의 정상적인 무게는 약 12~15g 정도이나 눈꺼풀틈새를 좁혀 떨림을 만들면 무려 100g까지 된다고 알려져 있다.

2) 정위(orthophoria) 상태에서 눈꺼풀틈새의 폭은 10~15㎜이며 인종에 따라 그 형태가 다르다. 눈을 크게 떴을 때 눈꺼풀틈새의 가쪽각은 약 60°이며 안쪽각은 둥글게 나타난다. 백인이나 흑인에서 가쪽각은 안쪽각보다 약 2㎜ 정도 높게 위치하며 동양인에서는 가쪽각이 안쪽각보다 약 5㎜ 정도 높게 위치한다.

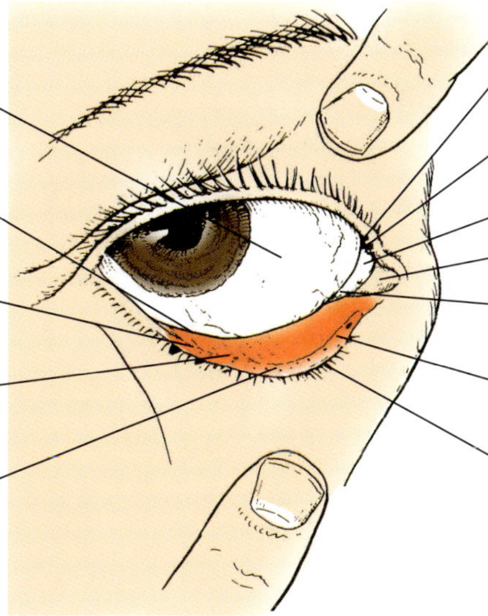

그림 Ⅲ-2-2. 안쪽눈구석의 구조

(2) 눈물언덕(Caruncle)

눈물언덕은 안쪽눈구석의 작고 붉은 융기물로 피부의 변형물이지만 피부와 달리 비각화되어 있다. 눈물언덕에는 가는 털과 털낭에서 개구하는 땀샘(sweet gland), 피부기름샘(sebaceous gland)과 덧눈물샘이 존재한다. 눈물언덕의 털은 15~20개 정도로 안쪽으로 자라고 있어서 눈물의 불순물을 걸러 주는 트랩의 기능을 한다.

(3) 반달주름(Plica semilunaris conjunctiva)

반달주름은 하등척추동물의 제3의 눈꺼풀이고 조류와 파충류에서는 순막을 의미하는 구조이지만 인간과 포유류에서는 그 구조와 기능이 다르다. 반달주름은 눈알결막에서 유래된 점막의 주름으로 다른 결막부위에 비해 혈관이 많아 밝은 붉은 색이다. 이 주름은 눈알이 가쪽돌림할 때 느슨해져 가쪽돌림이 잘 일어나게 한다.

(4) 눈물유두(Lacrimal papilla)

눈물유두는 안쪽눈구석에서 약 5㎜ 지역의 눈꺼풀테에 있는 흰색의 작은 융기부이다. 이 눈물유두에는 직경이 0.3㎜ 정도인 눈물점(lacrimal punctum)이 개구하고 있다.

2) 눈꺼풀테와 속눈썹(Lidmargin and cilia)

(1) 눈꺼풀테

각 눈꺼풀테는 결막과 피부의 경계부에 해당되며 두께는 약 2㎜이며 길이는 약 3㎝이다. 눈꺼풀테는 눈물유두를 경계로 가쪽 5/6는 섬모부(ciliary portion)이며 안쪽 1/6은 눈물주머니부(lacrimal portion)이다. 섬모부에는 2~3줄의 속눈썹이 나 있다. 눈꺼풀테에는 눈꺼풀판샘이 개구하고 있으며 속눈썹과 눈꺼풀판샘의 개부구 사이에 눈꺼풀테를 따라서 회백색의 선이 달리고 있다. 이 선을 중심으로 눈꺼풀을 안팎 두 부분으로 구분할 수 있다. 바깥은 피부와 눈둘레근, 안쪽은 눈꺼풀판과 결막으로 쉽게 분리된다. 이 선을 따라 절개하면 최소한의 흉터를 남기므로 눈꺼풀의 수술 시에 중요한 부위이다.

(2) 속눈썹

위눈꺼풀의 속눈썹은 길이가 길고 약 150개 정도이며 3~4줄이 위를 향해 구부러져 있다. 아래눈꺼풀테에서는 약 75개 정도의 가늘고 짧은 속눈썹이 2줄로 아래를 향해 구부러져 있다. 이들 속눈썹은 평활근이 없으나 신경은 풍부하게 분포되어 있다. 속눈썹은 1년에 2~3번 새로 난다.

속눈썹은 정상적으로는 바깥쪽으로 휘어 있는데 때때로 속눈썹의 일부 또는 전부가 눈알쪽으로 향하게 되어 결막이나 각막을 찌르는 수도 있다. 이를 속눈썹증(trichiasis)이라 하며 선천적으로 우성유전(dominant inheritance)하는 것으로 생각된다.

(3) 눈썹(Eyebrows)

위눈꺼풀과 이마의 연접부에 눈썹이 위치하는데 안쪽 끝은 안와가장자리 바로 아래에 위치하며 가쪽 끝은 안와가장자리의 약간 위에 위치한다.

① 눈썹부위의 피부

눈썹부위의 피부는 주변 피부보다 더 두터우며 큰 털낭과 피부지방샘이 풍부하며 눈썹은 가쪽으로 수평방향으로 뻗어 있다.

② 눈썹부위의 근육

일부의 얼굴표정근들이 피부에 부착되어 눈썹의 운동을 가능하게 한다.

눈썹을 움직이는 근육은 표 III-2-1과 같다. 이들 모든 근육들은 제7뇌신경인 얼굴신경에 의해 지배된다(그림 III-2-3).

표 Ⅲ-2-1. 눈썹의 근육과 기능

근 육	기 능
이마근	눈썹을 들어 올림
안와부 눈둘레근	눈썹을 끌어내림
눈썹주름근	눈썹을 안쪽으로 끌어 들임
눈썹내림근	눈살을 찌푸림

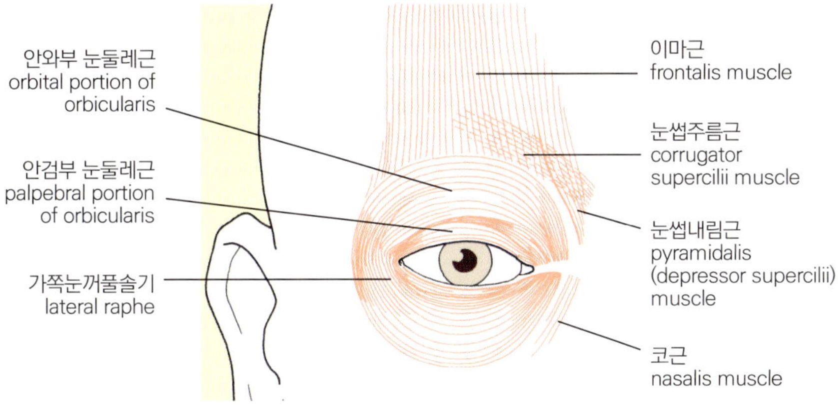

그림 Ⅲ-2-3. 안와주위의 얼굴표정근

③ 혈관과 림프조직

눈썹은 눈동맥의 분지인 안와위동맥가지와 도르래위동맥가지에 의해 혈액을 공급받으며 눈구석정맥을 통해 얼굴정맥으로 배출된다. 가쪽끝의 림프들은 얕은귀밑샘림프절(superficial parotid lymph node)로 합류되며 안쪽 끝의 림프들은 턱밑림프절(submandibular lymph node)로 합류된다.

④ 눈썹의 기능

눈썹은 눈을 강한 광선으로부터 보호하며 얼굴표정에 중요한 역할을 담당한다. 또한 가쪽으로 나 있으므로 땀으로부터 눈을 보호하고 털낭에 신경이 많이 분포되어 있어 매우 예민하므로 확실한 보호 기능을 담당한다.

⑤ 눈썹 관련질환

피부의 다른 털들처럼 눈썹 역시 많은 피부질환의 자각 증상부위이다.[3)]

3) 원형탈모증(alopecia areata)은 털이 뭉텅이로 빠져 나가는 영양장애의 하나이다. 갑상선기능저하증(hypothyloidism)은 눈썹의 가쪽 1/3이 빠진다. 눈썹주름근은 눈썹 피부에 정지하기 때문에 둔기에 의한 이 부위의 상처는 근육의 미는 힘에 의해 열상(gaping wound)을 초래한다.

2. 눈꺼풀의 층구조

눈꺼풀의 층구조는 표면에서부터 안쪽으로 다음과 같이 구분된다(그림 III-2-4).

눈꺼풀의 조직층

- 피부(skin)
- 피부밑조직(subcutaneous tissue)
- 근육층(muscular layer)
- 섬유층(fibrous layer)
- 눈꺼풀판결막(palphebral conjunctiva)

1) 피부

눈꺼풀의 가장 바깥층을 구성하는 피부는 매우 얇고 인체에서 가장 민감하다. 쉽게 주름지며 탄력성이 있고 현미경으로 보면 피부지방샘과 연결된 많은 작은 털들과 작은 땀샘들을 볼 수 있다.

표피(epidermis)는 많은 멜라닌세포(melanocytes)들을 포함하고 있다. 눈꺼풀테의 진피(dermis)는 세포가 조밀하며 유두들이 다른 부위에 비해 크다. 피부는 눈꺼풀판샘의 개구부 즉 눈꺼풀테 안쪽에서 결막으로 연속된다.

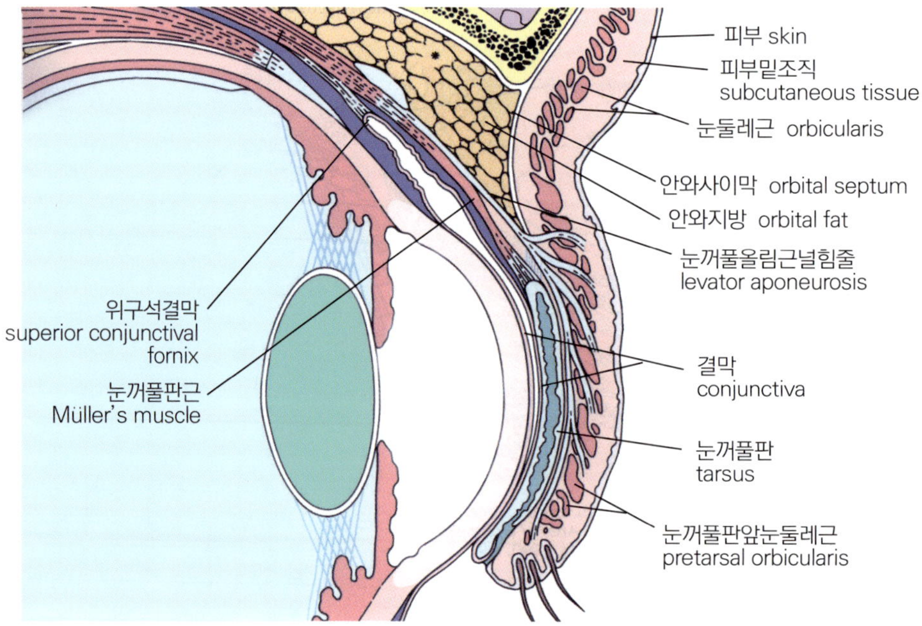

그림 Ⅲ-2-4. 눈꺼풀의 시상면

2) 피부밑조직

피부밑조직은 세포가 매우 엉성하며 탄력섬유(elastic fiber)가 풍부하고 유연하다. 백인들은 피부밑조직에 지방질이 거의 없으나 동양인들은 지방이 많이 축적되어 있다. 피부아래에는 속눈썹에 관련된 샘조직들이 분포하고 있다. 몰샘(Moll gland)은 일종의 땀샘으로 털낭에 개구하며 나선상의 관을 갖는다. 또한 짜이스샘(Zeis gland)은 몰샘에 비해 작으며 변형된 피부지방샘로 역시 털낭으로 열린다.

눈꺼풀의 근육

· 눈둘레근(Orbicularis oculi)
· 눈꺼풀올림근(Levator palpebrae superioris)
· 눈꺼풀판근(Tarsal plate muscle)

3) 근육층(Muscular layer)

(1) 눈둘레근

눈둘레근은 눈꺼풀의 조임근으로 얼굴표정근 중의 하나로 얼굴신경의 지배를 받는 횡문근이다. 눈둘레근은 안와가장자리를 둘러싸는 편평 타원형의 근육으로 앞쪽으로는 눈꺼풀로 연속되고 뒤로는 눈물주머니까지 확장된다. 눈둘레근은 눈꺼풀틈새를 따라 동심형으로 주행해서 눈꺼풀과 안와의 눈썹 부위까지 이른다. 안와부 눈둘레근과 눈꺼풀부 눈둘레근으로 구분된다(그림 III-2-5).

① 시작과 정지부

· 시작 - 안쪽눈꺼풀인대
· 정지 - 가쪽눈꺼풀솔기

눈둘레근은 안와의 안쪽가장자리에 있는 안쪽눈꺼풀인대에서 시작하지만 일부 소량의 근육은 눈물주머니와 연결되어 있으며 이를 Horner근이라 하고 이 부위를 눈물부(lacrimal portion)라 한다. 이 부위의 수축 시 눈물의 펌프작용에 관여한다.

② 안와부 눈둘레근

안와부 눈둘레근은 주변부를 차지하며 이마와 위턱 부위를 덮고 있다. 밝은 빛이나 수정체의 심한 조절이 필요할 때 눈꺼풀을 강하게 감는데 작용하며 이마, 관자놀이 그리고 뺨의 피부를 돈주머니를 죄는 끈처럼 안쪽눈구석으로 잡아당긴다. 대부분 수의운동이지만 반사적으로 수축하는 일도 있다.

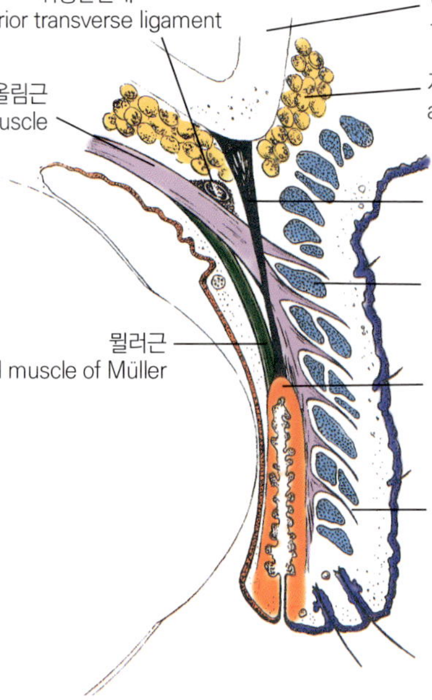

그림 Ⅲ-2-5. 위눈꺼풀의 근육

③ 눈꺼풀부 눈둘레근

눈꺼풀부 눈둘레근은 안쪽눈꺼풀인대로부터 시작되는 얇은 섬유다발로 구성된다. 눈꺼풀부의 눈둘레근은 두 부분으로 눈물주머니능선에 부착되어 눈물소관을 감싸고 있는 부분인 눈물부(Horner근)와 눈꺼풀테을 따라 배열된 속눈썹부(Riolan근)로 구분된다.

이 부위는 전체 눈둘레근 두께의 1/3에 해당되며 위눈꺼풀은 끌어내리고 아래눈꺼풀은 끌어 올려 눈을 감게 한다. 각막이 건조해 지면 눈깜박임 반사를 일으켜 눈물층이 각막을 덮게 하며 강하게 수축 시 위아래눈꺼풀이 안쪽으로 잡아 당겨진다.

눈물주머니부분의 눈둘레근은 눈꺼풀을 안쪽으로 당기고 눈물주머니의 근막을 잡아당겨 눈물주머니을 확장시킨다. 이로 인해 눈물의 펌프작용을 제공하며 또한 눈물점이 눈알이나 눈물못에 접하도록 하는데 도움을 준다. 이들 작용은 수의적이기도 하고 불수의적이기도 하다.

④ 지배신경

얼굴신경의 관자분지와 광대분지기 바깥쪽으로부터 근의 심층으로 들어간다.

⑤ 장애

얼굴신경의 장애로 눈둘레근이 마비되면 눈이 감기지 않아 노출로 인한 노출성 각막궤양이 일어나기 쉬우며 눈꺼풀겉말림으로 눈물점이 눈물못과 접하지 못하므로 눌물흘림 현상이 동반될 수 있다. 노화로 인한 눈둘레근의 약화도 이와 같은 현상을 일으킬 수 있다.

(2) 눈꺼풀올림근

눈꺼풀올림근은 강력한 횡문근으로 얇고 납작한 이등변 삼각형의 구조를 하고 있다. 눈꺼풀올림근의 널힘줄은 근복보다 약간 폭이 넓으며 양쪽 주변부가 확장되어 뿔 구조를 이룬다. 가쪽뿔은 안와위벽 쪽에 있는 눈물샘을 감싸서 지지하고 눈물샘을 안와부와 눈꺼풀부로 나눈다. 이 뿔은 바깥쪽눈꺼풀인대와 안와바깥벽 결절에 부착한다. 안쪽뿔은 안쪽눈꺼풀인대와 안와 안쪽가장자리에 부착한다(그림 III-2-6).

① 시작과 정지부

· 시작 - 위곧은근의 시작부 바로 위의 안와꼭지

· 정지 - 눈꺼풀판의 앞면과 위쪽, 안팍의 눈꺼풀인대, 위눈꺼풀의 피부

눈꺼풀올림근은 위곧은근의 시작부 바로 위의 안와꼭지에서 시작하여 안와사이막의 바로 앞에서 부채꼴 모양으로 넓게 퍼진 널힘줄이 된다. 위눈꺼풀올림근의 널힘줄은 안와사이막의 뒤쪽에서 이 막을 관통하고 내려와 위눈꺼풀의 피부, 눈꺼풀판의 앞면과 위, 안밖 눈꺼풀힘줄 등에 넓게 부착된다. 일부 섬유는 눈둘레근 다발 사이를 뚫고 피부에 부착되어 위눈꺼풀주름을 형성한다.

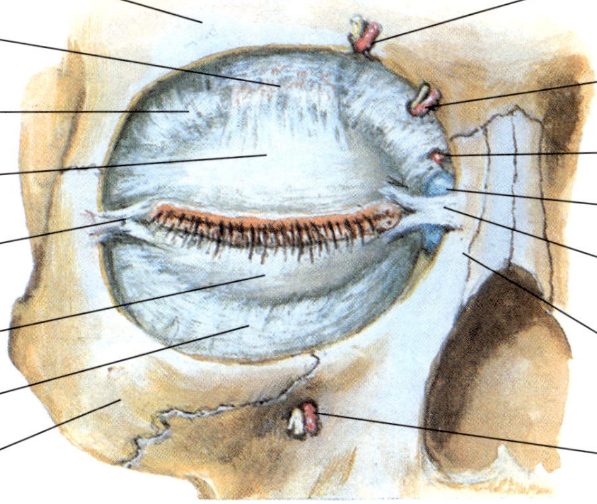

그림 Ⅲ-2-6. 눈꺼풀의 앞면(피부제거 후)

② 지배신경

눈꺼풀올림근은 눈돌림신경 위쪽가지의 지배를 받는다.

③ 작용

눈꺼풀올림근은 눈꺼풀을 끌어올려 눈을 뜨게 한다. 눈꺼풀올림근의 근막과 위곧은근의 근막 사이의 결합은 눈꺼풀의 운동과 눈알의 운동이 대응하게 일어나도록 하여 눈알이 올림할 때 위눈꺼풀도 올라가도록 해준다. 아래눈꺼풀의 후인근(retractor)은 눈꺼풀을 끌어 내린다.

④ 마비

눈돌림신경 위가지의 장애는 눈꺼풀올림근의 마비를 초래하여 위눈꺼풀이 밑으로 쳐지고 눈꺼풀틈새가 작아지는 눈꺼풀처짐(blepharoptosis)를 일으킨다.

(3) 눈꺼풀판근

눈꺼풀판근은 Müller근이라고도 하며 위아래눈꺼풀에 모두 존재하는 평활근이다.

① 시작과 정지부

· 시작 - 위눈꺼풀올림근이 끝나는 부위에 연속
· 정지 - 눈꺼풀판 위쪽 가장자리

위눈꺼풀판근은 위쪽에서 위눈꺼풀올림근에 연속되어 내려와 눈꺼풀판 위쪽 가장자리에 부착된다. 아래눈꺼풀판근은 아래눈꺼풀판의 아래 가장자리에 부착하여 아래곧은근 근막과 연결된다.

② 신경지배

위아래눈꺼풀판근은 위목교감신경절에서 오는 교감신경의 지배를 받는다.

③ 작용

위눈꺼풀판근은 눈꺼풀을 들어 올리며 아래눈꺼풀판근은 아래눈꺼풀을 내리므로 개검운동에 관여한다.

④ 장애

교감신경 경로의 장애는 위눈꺼풀판근을 마비시켜 경도의 눈꺼풀처짐을 유발 시킨다.

⑤ 눈꺼풀의 운동

위눈꺼풀올림근의 이완과 눈둘레근의 수축은 눈꺼풀을 닫게 한다. 반대로 위눈꺼풀올림근의 수축과 눈둘레근의 이완으로 눈꺼풀이 열리게 된다. 이러한 눈의 개검과 눈감음을 눈깜박임(blinking)이라 하며 얼굴신경에 의한 일종의 반사작용이다. 눈깜박임은 1분에 10~20회를 반복하게 되며 한번 깜박이는데 소요되는 시간은 대략 0.2~0.3초이다. 이러한 반사운동은 생후 약 6개월이 지나야 가능하다.

얼굴신경 외에도 건조가 하나의 반사작용으로 삼차신경을 흥분시키기도 하고 하품을 하거나 재채기를 할 때 또는 강한 광선의 조사나 눈의 기계적인 자극 등에 의해서도 눈깜박임 현상이 반사적으로 나타나게 된다.

수의적인 눈감음은 눈꺼풀부 눈둘레근이 수축되어 일어나며 경련성 눈감음은 전체 눈둘레근의 수축과 더불어 눈썹주름근과 얼굴근육도 동시에 수축하므로 미간에 주름을 만들기도 한다.

얼굴신경이 마비되면 눈을 감을 때 눈꺼풀이 완전히 닫히지 않아 백색의 공막이 밖으로 드러나 보이는 경우도 있다. 이는 외부자극에 의해 눈을 감게 되면 각막을 보호하기 위해 눈알이 위쪽으로 회전하기 때문이며 이것을 벨현상(Bell's phenomenon)이라 한다. 안와부 눈둘레근의 길항근은 이마근이며 눈꺼풀부 눈둘레근의 길항근은 위눈꺼풀올림근이다.

눈깜박임 작용의 기능

· 이물질의 눈알내 침입 방지
· 각막의 건조 방지
· 눈알 표면의 고형 이물질 제거
· 눈꺼풀의 압박에 의해 눈물의 배출과 분포를 도움

4) 섬유층(Fibrous layer)

섬유층은 눈꺼풀의 골격구조에 해당되며 아래의 구조를 포함하고 있다.

섬유층

· 안와사이막(orbital septum)
· 위아래눈꺼풀판(tarsal plate)
· 눈꺼풀인대(palpebral ligament)

(1) 안와사이막(Orbital septum)

막성 안와사이막은 눈꺼풀의 섬유성 구조로 안와가장자리의 골막에서 시작하여 눈꺼풀판의 주변 가장자리를 향해 내부로 퍼져서 눈꺼풀판의 중간섬유층 높이에서 완성되는 얇은 섬유성 막이다. 안와사이막은 안와강 내의 부속물들로부터 눈꺼풀을 분리시키며 안와가장자리와 눈꺼풀판을 연결시킨다.

(2) 눈꺼풀판(Tarsal plate)과 눈꺼풀판샘(Tarsal gland)

① 눈꺼풀판

눈꺼풀판은 치밀섬유조직으로 눈꺼풀의 골격에 해당되어 눈꺼풀의 형태를 유지시켜 준다. 두께는 약 1㎜ 정도이며 가장자리로 가면서 얇아져 눈꺼풀의 근막을 형성한다.

위눈꺼풀의 눈꺼풀판은 아래눈꺼풀보다 크며 엎어 놓은 D자 모양을 한다. 크기는 중앙이 약 10㎜이며 가장자리로 갈수록 점차 좁아져서 안팎의 눈구석에서 눈꺼풀인대를 형성하여 뭉치게 된다. 아래눈꺼풀의 눈꺼풀판은 위눈꺼풀의 눈꺼풀판보다 작아 약 5㎜ 정도이며 가장자리로 갈수록 점점 작아지며 아래 가장자리는 안와사이막으로 연결된다.

② 눈꺼풀판샘

눈꺼풀판샘은 눈꺼풀판의 기질 속에 묻혀 있는 긴 지방샘으로 마이봄샘(Meibomian gland)이라고도 한다. 눈꺼풀판샘은 긴 다엽성으로 포도송이 모양을 하고 있으며 눈꺼풀테와 수직으로 나열되어 있으며 속눈썹 뒤의 눈꺼풀테에 개구한다. 위눈꺼풀에 30~40여개, 아래눈꺼풀에는 20~30여개가 존재하며 눈꺼풀을 뒤집었을 때 눈꺼풀판결막을 통해 황색의 수직선으로 관찰된다. 눈꺼풀판샘은 지방질을 분비하여 눈물막(tear film)의 지방층을 형성한다. 눈물의 지방층은 눈물의 과도한 증발을 억제하며 눈꺼풀틈새를 밀폐시키는 기능을 한다. 눈꺼풀판샘에 균이 감염되면 염증이 잘 생기며 때로는 무균적으로도 이상이 나타날 수 있다(그림 Ⅲ-2-7).[4)]

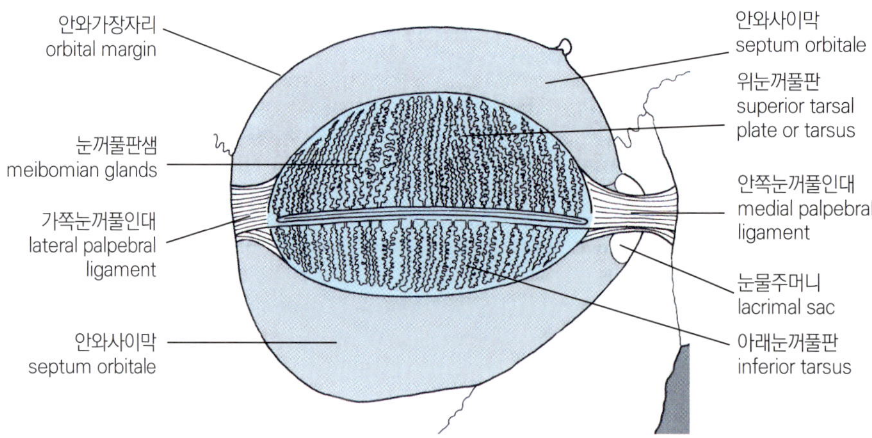

그림 Ⅲ-2-7. 눈꺼풀판샘

4) 눈꺼풀판샘의 화농성염증은 속다래끼(internal hordeolum)라 한다. 다래끼는 주로 포도알균의 감염으로 생기며 발적 및 종창이 나타나고 샘 내강에 고름집(abscess)이 생긴다. 만약 짜이스샘이나 몰샘에 감염이 되면 비교적 종창이 작고 외부에 나타나기 때문에 겉다래끼(external hordeolum)라 한다. 눈꺼풀판샘의 개구부가 폐쇄되면 비염증성 눈꺼풀종양(palpebral tumor)인 콩다래끼(chalazion)가 발생된다.

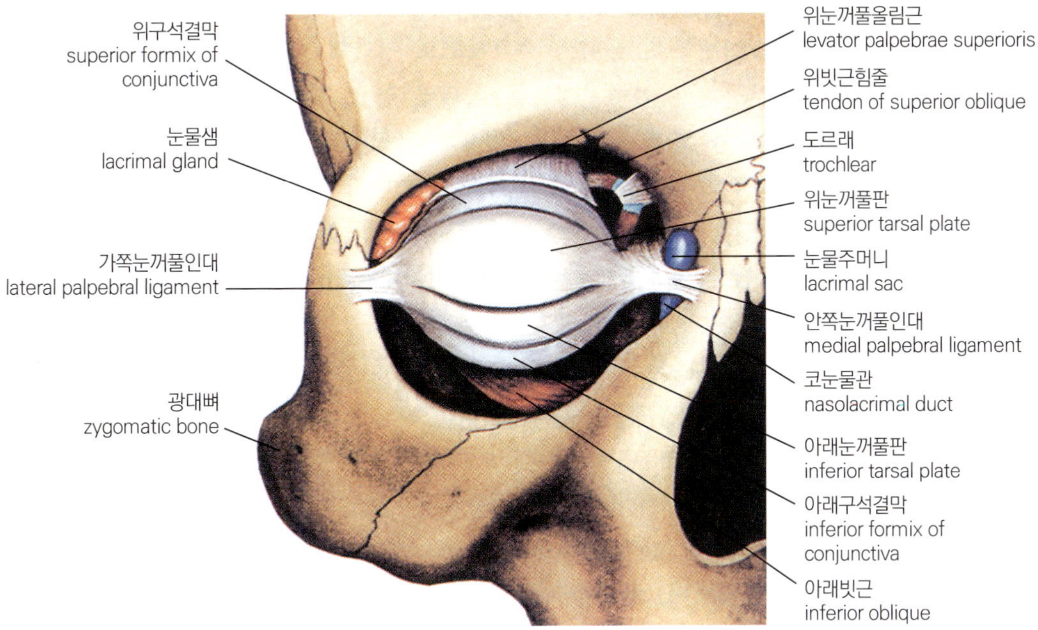

그림 Ⅲ-2-8. 오른쪽 눈꺼풀의 전면부(피부, 근육 제거)

(3) 눈꺼풀인대(Palpebral ligament)

눈꺼풀인대는 치밀한 결합조직으로 눈꺼풀판을 안와가장자리에 연결시키는 밴드의 역할을 한다. 또한 눈알이나 눈꺼풀이 움직일 때 눈꺼풀판이 제 위치에 있도록 잡아 주는 기능을 한다(그림 III-2-8).

안쪽눈꺼풀인대는 눈꺼풀판의 안쪽 끝에서부터 안와 안벽까지 주행하며 눈물주머니오목를 싸기 위해 두 가닥으로 분리되어 눈물주머니오목의 앞과 뒤로 가서 눈물주머니오목 및 위턱뼈 이마돌기에 부착한다. 안쪽눈꺼풀인대는 안와사이막 앞에 존재한다.

가쪽눈꺼풀인대는 안와사이막 뒤에 존재하며 눈꺼풀판의 가쪽 가장자리에서 출발해 안와 바깥벽인 광대뼈의 안와가장자리 결절에 부착한다. 이 인대보다 바깥쪽에 눈둘레근섬유의 결합부위인 가쪽눈꺼풀봉선이 위치한다.

5) 눈꺼풀판결막(Palpebral conjunctiva)

눈꺼풀판결막은 눈꺼풀의 가장 안쪽층으로 눈꺼풀판 쪽에 견고하게 부착되어 있다. 눈꺼풀판결막은 눈꺼풀 안쪽을 싸는 얇은 점막으로 구석결막으로 연결된다.

3. 눈꺼풀의 기능

눈꺼풀의 기능을 요약하면 다음과 같다.

· 눈알을 외부로부터 보호
· 눈에 이물질이 들어가는 것을 방지
· 눈물과 함께 이물질을 제거
· 수면 중에 눈알의 노출 방지
· 과잉의 빛으로부터 눈을 보호
· 눈물의 배출과 분포를 도움

4. 눈꺼풀의 혈관

1) 눈꺼풀의 동맥

눈꺼풀에는 안쪽눈꺼풀동맥과 가쪽눈꺼풀동맥이 위아래눈꺼풀판동맥연속활(superior & inferior arterial arcade)을 이루어 분포하고 있다. 눈꺼풀의 안쪽은 도르래 아래에서 눈동맥으로부터 시작한 안쪽눈꺼풀동맥이, 바깥쪽은 눈물샘에서 유래한 가쪽눈꺼풀동맥이 위아래 눈꺼풀에 각각 2개씩 분포한다. 이들 두 동맥은 서로 연결되어 위아래눈꺼풀에 2개씩의 눈꺼풀판동맥연속활을 형성한다. 각 동맥연속활은 얼굴에 있는 동맥들인 앞관자엽동맥, 가로얼굴동맥, 아래안와동맥과도 연결된다(그림 III-2-9).

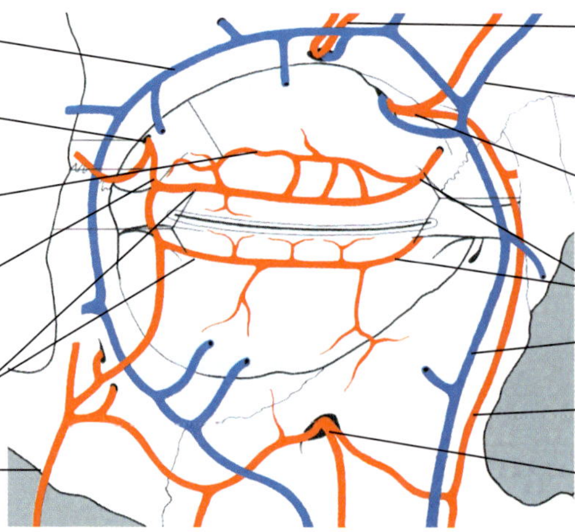

그림 Ⅲ-2-9. 눈꺼풀의 혈관

Ⅲ. 눈의 부속기

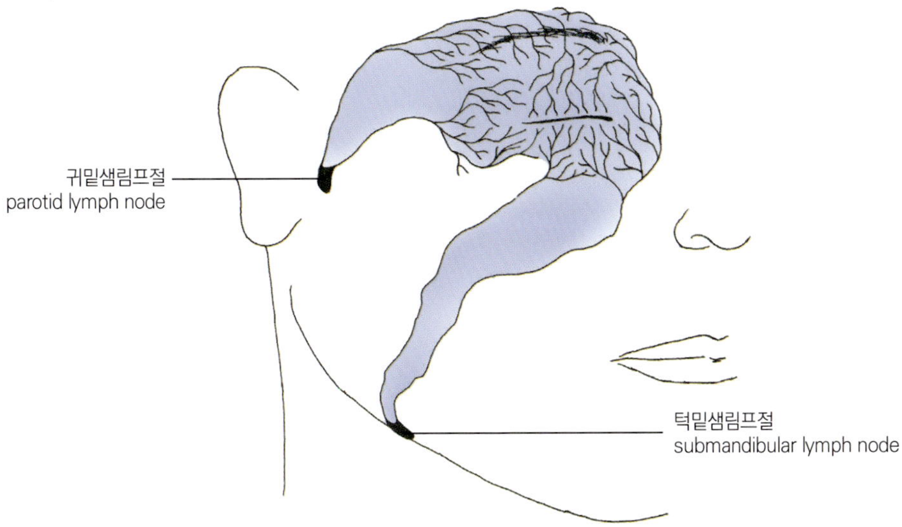

그림 Ⅲ-2-10. 눈꺼풀의 림프조직

2) 눈꺼풀의 정맥

눈꺼풀의 정맥은 동맥보다 더 크고 수도 많으며 표층에 있다. 정맥활은 안쪽으로는 눈구석정맥으로 들어가고 가쪽으로는 표층 관자정맥과 눈물정맥으로 들어간다.

3) 눈꺼풀의 림프조직

눈꺼풀의 림프는 두 군의 림프관에 의해 배출되는데 안쪽군은 위눈꺼풀의 안쪽 1/3과 아래눈꺼풀의 안쪽 2/3에 분포하여 턱밑림프절로 유입되고 나머지 가쪽 부분은 얕은귀밑샘림프절로 연결된다.

5. 눈꺼풀의 지각신경

위눈꺼풀의 지각신경은 눈신경의 분지인 눈물샘신경, 안와위신경 그리고 도르래아래신경이다. 아래눈꺼풀에는 위턱신경의 분지인 아래안와신경이 분포한다. 또한 안쪽눈구석에는 위·아래눈꺼풀에 모두 도르래아래신경이 분포한다(그림 Ⅲ-2-11).

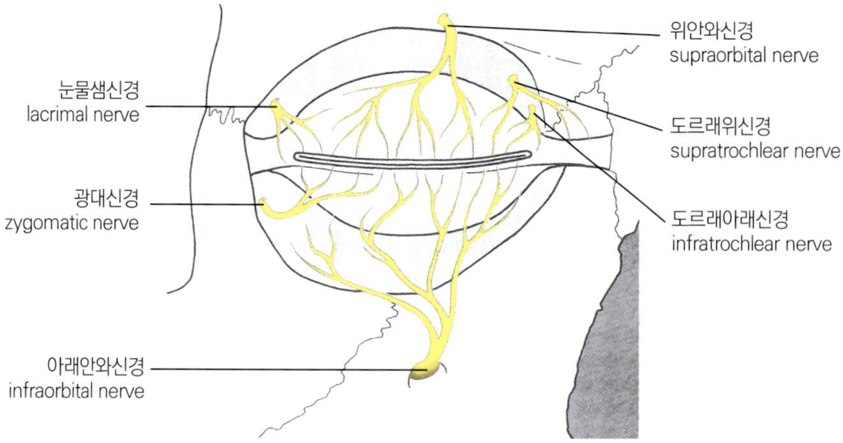

그림 Ⅲ-2-11. 눈꺼풀의 신경 분포

6. 눈꺼풀의 관련질환

눈꺼풀의 노인성 변화로는 눈꺼풀 피부조직의 노화에 의한 눈꺼풀의 탄력성 상실과 피부 이완으로 인한 눈꺼풀피부이완증(dermatochalasis)이 있다. 피부, 결막 및 눈꺼풀판의 흉터 또는 눈둘레근의 긴장성경련 등이 원인이 되어 초래되는 눈꺼풀속말림(entropion)이나 눈꺼풀겉말림(ectropion)과 위눈꺼풀이 아래로 쳐지는 눈꺼풀처짐 등의 눈꺼풀의 구조 및 위치 이상이 있다.

이것만은 꼭 알아둡시다.

1. 눈꺼풀의 조직층
 피부→ 피부밑조직 → 근육층 → 섬유층 → 눈꺼풀판결막

2. 눈꺼풀의 근육의 종류와 기능

근 육	작 용	지배신경
눈둘레근	눈을 감게한다	얼굴신경
위눈꺼풀올림근	눈꺼풀을 들어 올린다.	눈돌림신경
눈꺼풀판근	눈꺼풀을 들어 올린다.	교감신경

3. 눈꺼풀의 샘
 ① 마이봄샘(gland of Meibom) : 지방샘
 ② 짜이스샘(gland of Zeis) : 지방샘
 ③ 몰샘(gland of Moll) : 땀샘

4. 눈꺼풀의 기능
 ① 눈알 보호
 ② 이물질 방지 & 제거
 ③ 수면 중 눈알 노출 방지
 ④ 과잉의 빛으로부터 눈 보호
 ⑤ 눈물의 배출과 분포를 도움

5. 눈꺼풀의 혈관
 안쪽눈꺼풀동맥 + 가쪽눈꺼풀동맥 = 위아래눈꺼풀판동맥연속활

6. 눈꺼풀의 지각신경
 눈신경의 분지(눈물샘신경, 안와위신경, 도르래아래신경)
 위턱신경의 분지(아래안와신경)

학습목표

결막의 구조에 대해 이해한다.
결막의 조직층에 대해 설명할 수 있다.
결막의 샘조직에 대해 설명할 수 있다.

신용어미리보기

구석결막 : 원개결막
군날개 : 익상편
눈꺼풀판결막 : 검결막
눈알결막 : 구결막
정맥얼기 : 정맥총
술잔세포 : 배상세포
덧눈물샘 : 부누선
눈꺼풀테 : 안검연
결막주머니 : 결막낭
눈꺼풀판밑고랑 : 검판하구
눈깜박임 : 순목
눈물언덕 : 누구

제3장 결 막(Conjunctiva)

결막은 눈꺼풀의 뒷면과 공막의 앞면을 덮고 있는 투명한 점막조직으로 눈꺼풀을 덮는 눈꺼풀판결막(palpebral conjunctiva)과 눈알의 공막을 덮는 눈알결막(bulbar conjunctiva), 이들 양 결막을 연결하는 구석결막(conjunctival fornix)으로 구성되어 있다(그림 III-3-1). 구석결막은 맹낭을 이루므로 결막은 전체적으로 결막주머니를 형성하며 이 주머니의 입구가 눈꺼풀테가 된다. 결막은 점액을 분비하여 눈꺼풀과 눈알의 운동이 원활히 일어나도록 한다. 결막은 피부아래조직이 치밀하지 못해서 신체 어느 부위보다 부종(edema)이 잘 일어나며 심하게 부어오르는 경우도 있다. 결막 내에는 크라우제샘과 볼프링샘 등의 덧눈물샘(accessory lacrimal glands)이 있어서 부분적인 눈물 분비기능에 의해 결막주머니와 각막의 습도를 조절해 준다.

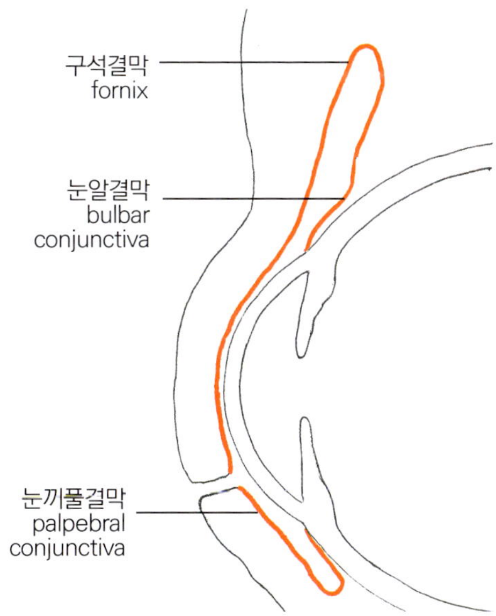

그림 Ⅲ-3-1. 결막의 구조

표 Ⅲ-3-1. 결막의 구성

구 분	부 위
눈꺼풀판결막(palpebral conjunctiva)	눈꺼풀의 뒷면을 싸고 있는 결막
구석결막(conjunctival fornix)	눈꺼풀판결막과 눈알결막의 연결부위
눈알결막(bulbar conjunctiva)	눈알 전면을 덮고 있는 결막

1. 결막의 구조

1) 눈꺼풀판결막

눈꺼풀판결막은 비각화된 편평상피이며 눈꺼풀테의 점막피부 이행 부위에서 각화편평상피인 눈꺼풀피부로 이행된다. 이곳의 조직은 평활하지 못하고 이랑과 봉우리 같은 구조를 가진다. 이런 구조는 각막과 약간의 마찰만을 일으키며 눈물이 이들 이랑 사이의 함몰부로 빠져 나가도록한다. 또한 염증 시에 유두비대를 잘 일으킨다.

위눈꺼풀의 가쪽에는 눈물샘의 눈꺼풀부가 결막 위에 놓여 있고 이 부위에 눈물샘관의 개구부가 놓여 있다. 눈꺼풀판결막은 눈꺼풀판부와 안와부의 두 부분으로 구분된다. 위눈꺼풀판결막은 눈꺼풀판과 전체가 강하게 붙어 있으나 아래눈꺼풀판결막은 위쪽 반만 눈꺼풀판에 부착되어 있다.

안와부는 수평주름을 이루어 아래 조직에 느슨하게 부착되어 있다.

눈꺼풀판부는 얇고 혈관이 많아 선홍색이며 눈꺼풀판의 뒷쪽에 밀착되어 있고 투명해서 아래의 마이봄선이 노란색 선으로 관찰된다.

눈꺼풀을 뒤집어보면 눈꺼풀테에서 2㎜ 지역의 눈꺼풀판결막에 얕은 고랑이 눈꺼풀테와 평행으로 나 있는데 이것을 눈꺼풀판밑고랑이라 한다.[1)]

2) 구석결막

구석결막 부위는 눈꺼풀에서 눈알표면으로 반전되는 결막의 주름으로 형성된 원형의 맹낭이다. 구석결막부는 다른 부위보다 더 두껍고 많은 주름이 있어서 흔히 먼지나 기타 작은

1) 눈꺼풀판밑고랑은 눈꺼풀판 앞면의 혈관들이 눈꺼풀판의 뒷면으로 이행하는 부위에 생기며 깊이는 1㎜ 이하이다. 눈꺼풀판밑고랑은 각막에 손상을 줄만한 이물들을 걸러내어 점액에 싸서 눈깜박임작용으로 코쪽으로 이동시키며 이들은 눈물언덕에 있는 털에 의해 모아지게 된다. 이러한 눈꺼풀판밑고랑의 기능은 임상적으로 중요하다.

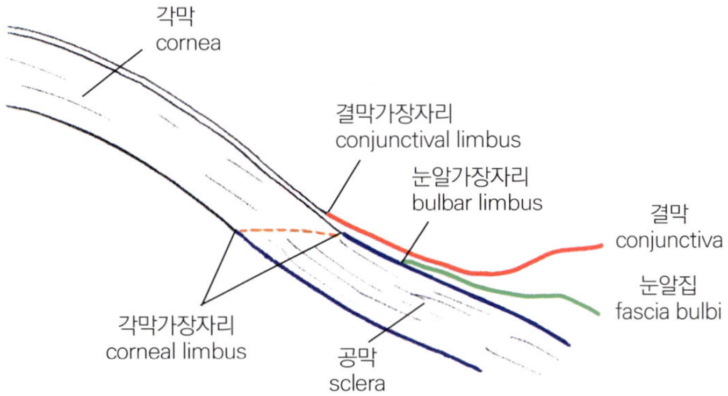

그림 Ⅲ-3-2. 눈알결막, 눈알집, 공막 및 각막의 위치

이물질 등이 잘 걸리며 눈알이 눈꺼풀과 별개로 자유롭게 움직이게 한다. 이들 주름에는 많은 정맥얼기들이 분포되어 있다. 위구석결막의 가쪽에는 눈물샘의 배설관(excretory duct)이 6~12개나 개구한다.

구석결막은 위, 아래, 가쪽곧은근의 근막과 적당하게 연결되어 있어서 이들 외안근의 운동에 따라 같이 움직인다. 그러나 코쪽에는 구석결막이 없으므로 결막반달주름이 안쪽곧은근의 근막과 연결되어 있어서 구석결막의 기능을 담당한다.

구석결막의 깊이는 개체간의 차이가 매우 크나 각막가장자리로부터 위쪽이 약 10㎜, 아래쪽은 약 8㎜, 가쪽은 눈알의 적도 후부까지 연장되어 약 14㎜ 정도 된다.

3) 눈알결막

눈알결막은 얇고 투명하며 혈관도 적어 결막을 통해 흰색의 공막을 볼 수 있다. 눈알결막은 눈알집의 앞부분에 의해 눈알과 분리되며 각막가장자리 3㎜ 부위에서 눈알집과 단단히 결합되어 있으며 이 부위를 제외하고 아래 조직과 느슨하게 연결되어 있다. 각막가장자리에서 눈알집은 끝이 나지만 결막은 상피층이 감소된 상태로 각막상피로 직접 연속되어 눈알결막의 각막부분을 형성한다(그림 Ⅲ-3-2). 이러한 특징으로 인해 눈알결막의 질병은 각막으로 이행되기 쉽다.

2. 결막의 조직

결막은 조직학적으로 표층의 상피와 결체조직으로 된 고유층으로 이루어져 있으며 점액 분비는 적고 큰 장액성 눈물샘이 있는 특수한 형태이다.

- 결막조직
  - 결막상피
  - 고유층
    - 아데노이드층
    - 섬유층

1) 결막상피(Epithelium)

눈꺼풀판 부위의 결막상피는 2~3층 이상의 중층원주상피로 되어 있다. 이 부위는 매우 얇고 융기와 홈 등이 있는 평탄하지 않은 구조여서 마찰을 적게 하지만 동시에 이물질과 세균이 모이게 하는 장소가 되기도 한다.

눈꺼풀테에서부터 눈꺼풀판밑고랑까지의 상피는 다층비각화편평상피이며 구석결막 부위도 3~4층의 편평상피이지만 눈알결막으로 갈수록 층수가 많아져서 눈알결막에서는 중층편평상피로 이행된다. 각막가장자리 근처는 8~10층 정도의 중층이 된다.

상피층에는 많은 술잔세포가 위치하여 점액을 분비한다.

2) 고유층(Lamina propia)

결막기질인 고유층은 아데노이드층(adenoid layer)과 섬유층으로 구성되어 있다.

아데노이드층은 림프조직을 함유한 여포와 같은 구조이며 눈꺼풀의 림프와 결합하여 풍부한 림프얼기(lymphatic plexus)를 형성한다. 이 층은 생후 3~4개월경에 형성된다. 안쪽의 섬유층은 두꺼운 결막밑결합조직으로 망상구조이다. 구석결막에서 가장 두꺼우며 다른 부위에서는 얇아지며 눈꺼풀테와 눈꺼풀판부에는 없다. 신경과 혈관이 결막의 섬유층까지 도달한다.

3) 결막의 샘조직

(1) 술잔세포(Goblet cell)

술잔세포는 기저상피 쪽에서 발견되는 단세포성 점액분비샘이지만 많은 학자들은 진정한

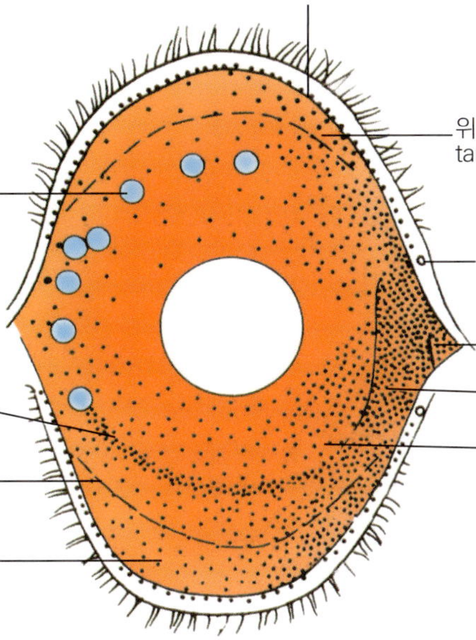

그림 Ⅲ-3-3. 결막의 술잔세포의 분포도

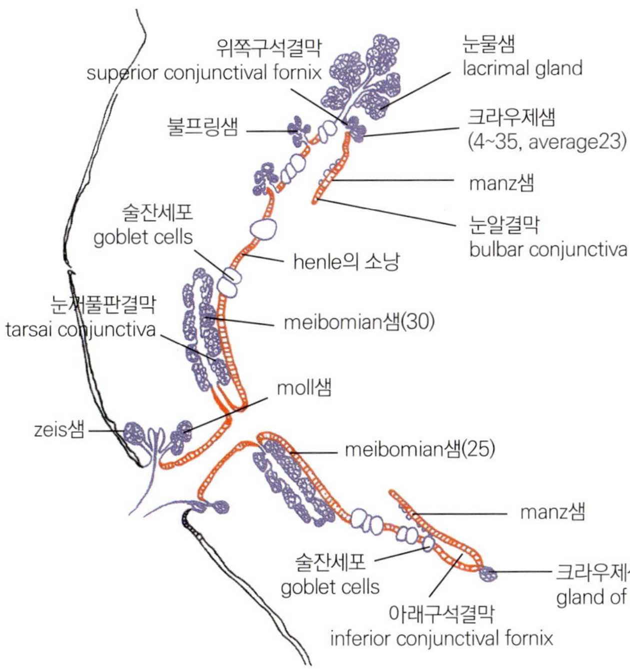

그림 Ⅲ-3-4. 결막의 샘구조를 나타내는 안검의 시상면

샘이 아니라 결막의 추벽으로 생각하며 결막소낭(conjunctival crypts)이라고 부른다. 약 150만개 정도의 술잔세포가 결막주머니에서 발견되며 아래 코쪽에 가장 잘 발달되어 있다. 술잔세포는 상피 내에서 표면으로 점액을 분비해 눈물막을 형성하는데 사용된다(그림 III-3-3).

(2) 덧눈물샘(Accessory lacrimal glands)

덧눈물샘은 구조적으로 눈물샘과 같으며 단지 큰 굴곡된 배설관을 가지고 있는 것이 다르다. 신경이 분포되어 있지 않으므로 눈물량이 일정하게 유지된다(그림 III-3-4).

① 크라우제샘(Gland of Krause)

크라우제샘은 구석결막을 따라 퍼져있으며 특히 가쪽에 많고 아래눈꺼풀보다 위눈꺼풀에 더 많다. 위눈꺼풀 결막에 40여개, 아래눈꺼풀 결막에 6~8개가 상피밑에 있어서 구석결막부로 개구한다.

② 볼프링선(Gland of Wolfring)

볼프링선은 크라우제샘보다 크지만 수는 적어서 위눈꺼풀판의 위쪽에 2~5개, 그리고 아래눈꺼풀의 밑쪽에는 거의 없거나 2개 정도 있다.

(3) 기타

Henle샘은 진정한 의미의 샘은 아니고 눈꺼풀판결막 상피세포의 함몰에 의해 생긴 선상조직(crypt or pseudogland)이다.

Manz샘 역시 각막가장자리에 있는 눈알결막의 선상함몰(glandular recess)로서 실질적인 샘조직은 아니다.

3. 결막의 혈액순환과 신경

1) 결막의 동맥

결막의 동맥은 눈꺼풀에 있는 2개의 눈꺼풀판동맥연속활과 앞섬모체동맥에서 시작한다. 눈꺼풀판동맥연속활은 위눈꺼풀판동맥연속활과 아래눈꺼풀판동맥연속활로 이루어져 있으며 눈꺼풀판과 눈꺼풀테의 안와가장자리 주변을 따라 달린다. 눈꺼풀판동맥연속활의 가지들은 눈꺼풀판결막, 구석결막, 눈알결막에 분포하며 앞섬모체동맥과 연락한다.

위눈꺼풀판동맥연속활의 작은가지들은 눈꺼풀결막에 혈액을 공급하며 아래눈꺼풀판동맥연속활의 작은 가지들은 구석결막으로 혈액을 공급한다. 이들로부터 나온 많은 가지들은 눈알결막 밑에 분포하는 뒤결막동맥(posterior conjunctival arteries)을 형성하여 눈알결막에 혈액을 공급한다. 이들 동맥은 각막쪽으로도 뻗어 각막가장자리에서 앞섬모체동맥의 분지인 앞결막동맥(anterior conjunctival arteries)과 연결한다(그림 III-3-5).

2) 결막의 정맥

일반적으로 결막의 정맥은 동맥과 동행하는데 각각 하나 또는 둘이 있어서 동맥보다 수가 많다. 대부분이 뒤눈꺼풀판정맥얼기(retro tarsal venous plexus)를 통해 눈꺼풀정맥으로 가거나 직접 위·아래 눈정맥으로 흘러간다. 결막밑의 출혈은 주로 눈알결막에서 나타나고, 부종도 주로 눈알결막에서 나타난다.

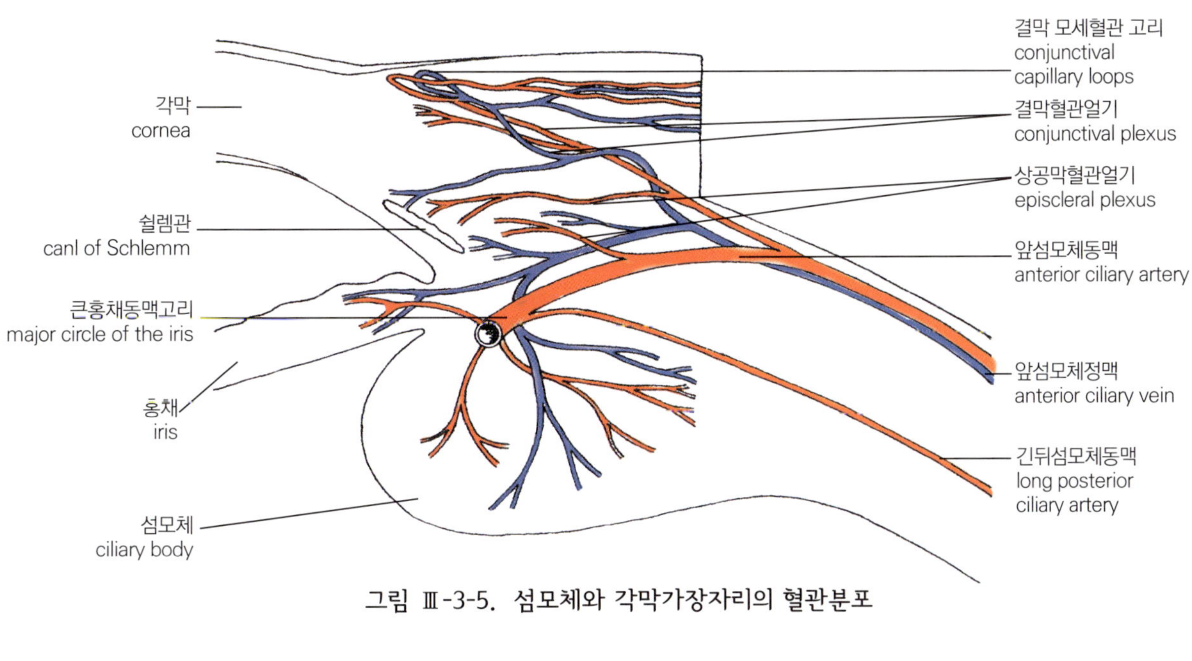

그림 Ⅲ-3-5. 섬모체와 각막가장자리의 혈관분포

3) 결막의 림프조직

결막의 림프는 가쪽에서는 얕은귀밑샘림프절로 가고 안쪽에서 턱밑림프절로 간다. 아래 눈꺼풀의 림프조직은 위눈꺼풀보다 더 쉽게 발견할 수 있으며 눈꺼풀판부는 미미하다.

4) 결막의 신경

결막은 코섬모체신경의 도르래아래가지, 긴섬모체신경, 눈물샘신경을 통해서 눈신경의 지배를 받고 있다. 이들 신경은 눈꺼풀피부보다 넓은 부위에 분포하고 있다.

4. 결막 관련질환

결막은 자체의 분비기능에 의해 항상 습윤되어 있으며 눈물샘의 절제 시에도 결막은 건조해지지 않는다. 다만 결막의 질환이나 전신 Vitamin A 결핍 시에는 결막건조증(conjunctival xerosis)이 나타난다. 퇴행성 변화로 검열반(pinguecula)과 군날개(pterygium)가 흔히 발생한다.

이것만은 꼭 알아둡시다.

1. 결막의 구조
   ① 눈꺼풀판결막 - 눈꺼풀의 뒷면을 싸고 있는 결막
   ② 구석결막 - 눈꺼풀판결막과 눈알결막의 연결부
   ③ 눈알결막 - 눈알 전면을 덮고 있는 결막

2. 결막의 조직층
   - 결막상피
   - 고유층
     - 아데노이드층
     - 섬유층

3. 결막의 샘
   ① 술잔세포 - 점액분비
   ② 덧눈물샘 - 눈물분비(크라우제샘 & 볼프링샘)

4. 결막의 혈관
   눈꺼풀판동맥연속활 + 앞섬모체동맥

Ⅲ·눈의 부속기

학습목표

• 눈물샘의 종류에 대해서 설명할 수 있다.
• 눈물의 성분에 대해서 이해할 수 있다.
• 눈물의 배출경로에 대해서 설명할 수 있다.
• 눈물막의 구조에 설명할 수 있다.
• 눈물의 기능에 대해서 이해할 수 있다.
• 눈물분비의 신경지배에 대해서 설명할 수 있다.

신용어미리보기

공동눈물소관 : 총눈물소관
귓바퀴앞림프절 : 이전림프절
날개입천장신경절 : 익구개신경절
널힘줄 : 건막
눈물길 : 누도
눈물못 : 누호
눈물주머니 : 누낭
눈물흘림 : 유루
덧눈물샘 : 부누선
술잔세포 : 배상세포
아래코선반 : 하비갑개
아랫콧길 : 하비도
안쪽눈구석 : 내안각
앞위이틀신경 : 전상치조신경
코눈물관 : 비루관

제4장 눈물기관
(Lacrimal apparatus)

눈물기관은 눈물을 직접 분비하는 눈물샘(lacrimal gland)과 이 눈물을 코안으로 배출하는 작은 관들 즉, 눈물길(lacrimal duct)로 구성된다(그림 III-4-1).

1. 눈물샘

눈물샘은 주눈물샘과 덧눈물샘으로 구성되며 주눈물샘은 결막의 샘 중 가장 크고 주된 샘이며 같은 성질의 샘으로 현미경 크기의 작은 덧눈물샘(크라우제샘과 볼프링샘)이 있다.

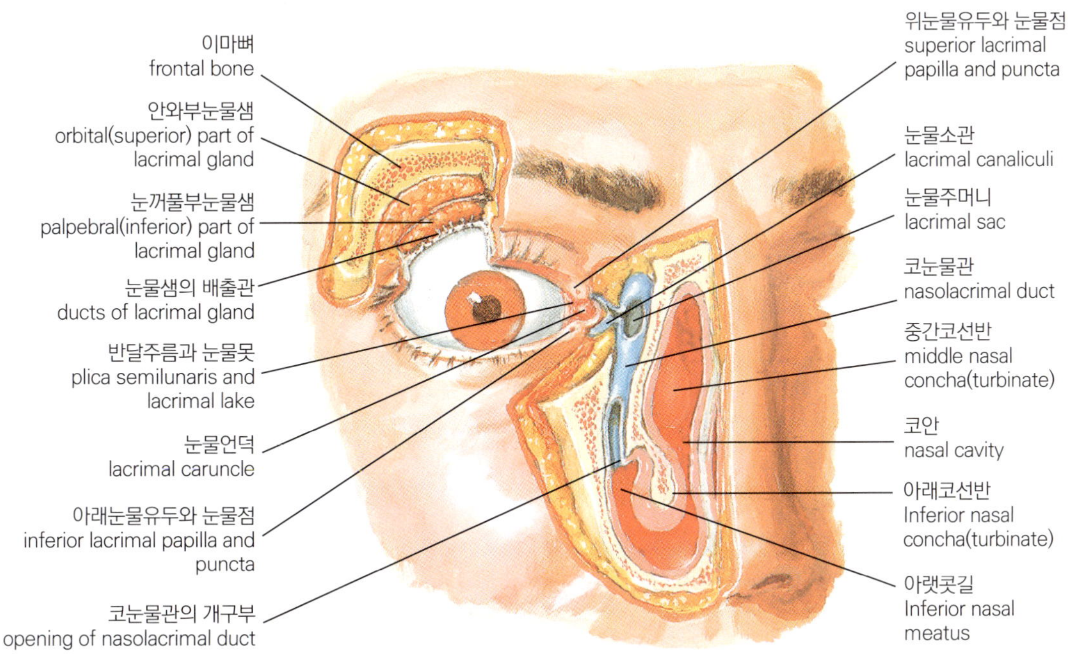

그림 Ⅲ-4-1. 눈물기관의 전면도

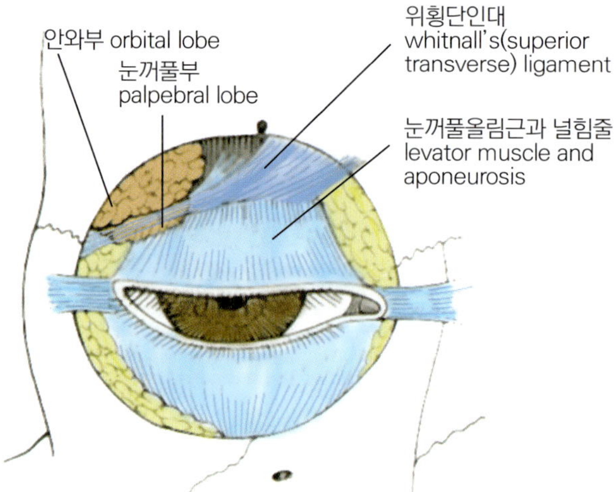

그림 Ⅲ-4-2. 눈물샘

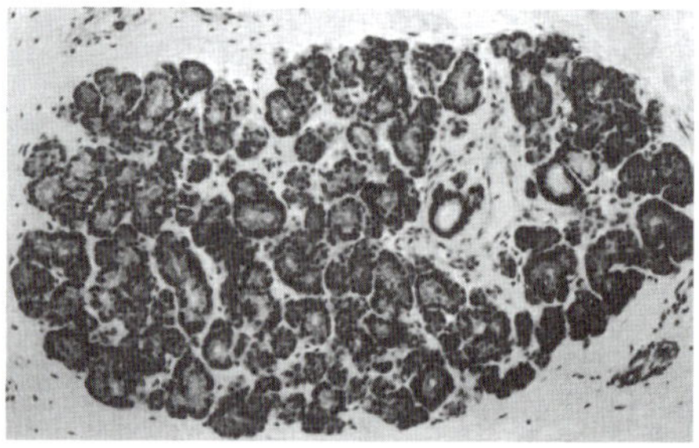

그림 Ⅲ-4-3. 눈물샘의 소엽 구조

주눈물샘은 안와위벽 바깥쪽에 위치하는 아몬드형의 장액샘(serous gland)으로 황적색이며 안와 지방보다 어둡게 보인다. 이 눈물샘은 앞쪽을 지나는 위눈꺼풀올림근의 널힘줄 때문에 깊숙이 갈라져 위·아래로 분리되어 각각 안와부(orbital lobe)와 눈꺼풀부(palpebral lobe)로 구분된다.[1](그림 III-4-2)

눈물샘에는 큰 구경의 10~12개의 배출관이 존재하는데 위쪽 결막주머니의 바깥쪽으로 개구한다.

1) 안와부 눈물샘

위쪽에 있는 안와부 눈물샘(orbital part of lacrimal gland)은 안와위벽 바깥쪽에 위치하는 안와의 눈물샘오목(lacrimal fossa)에 평행하게 들어있다. 아래에 있는 눈꺼풀부 눈물샘보다 더

1) 눈물샘은 핀머리 크기의 여러 개의 소엽조직으로 되어있으며 관상포도상선(tubular racemose gland)으로 무게는 약 1g 정도이다.

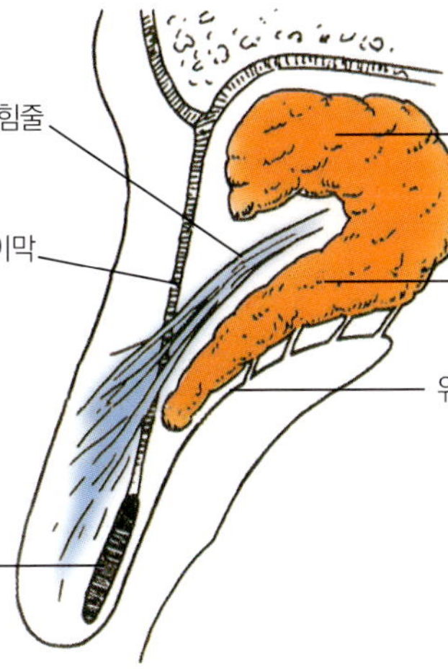

그림 Ⅲ-4-4. 눈물샘의 측면도

크고 강낭콩 같은 타원형 조직덩어리를 형성하는데 길이 20㎜, 너비 12㎜, 두께 5㎜ 정도이다. 눈물은 배출관을 통해 눈꺼풀부 눈물샘으로 보내고 일부는 직접 구석결막부로 열린다.

2) 눈꺼풀부 눈물샘

눈꺼풀부 눈물샘(palpebral part of lacrimal gland)은 안와부 눈물샘의 1/2~1/3 크기로 너비는 약 15㎜이다. 앞쪽은 분리되어 있으나 뒤쪽에는 안와부 눈물샘과 연결되어 있다. 윗면은 위눈꺼풀올림근 널힘줄 밑에 있고 아래는 구석결막부에 직접 접촉되어 배출관이 구석결막부에 열려있다. 따라서 위눈꺼풀을 뒤집으면 결막을 통해 눈물샘이 눈꺼풀판 위쪽 가장자리에서 관찰된다(그림 Ⅲ-4-4).

3) 혈관 및 림프조직의 분포

눈동맥의 분지인 눈물샘동맥에서 혈액공급을 받고 있다. 눈물샘동맥은 눈물샘의 뒤쪽에서 눈물샘으로 들어가고 눈꺼풀을 향해 눈물샘 표층을 지나간다. 또한 안쪽 위턱동맥(internal maxillary artery)의 분지인 안와아래동맥도 가끔 눈물샘에 혈액을 공급한다.

눈물샘의 정맥들은 눈물샘정맥을 형성하여 눈정맥으로 들어가고 해면정맥굴로 유입된다. 림프조직은 눈물샘 표면에 국한되어 있고 결막과 눈꺼풀로 들어가서 귓바퀴앞림프절로 들어간다.[2)]

2) 눈물샘의 악성종양이 있을 때 얼굴과 귓바퀴앞림프절이 붓는 것을 볼 수 있다.

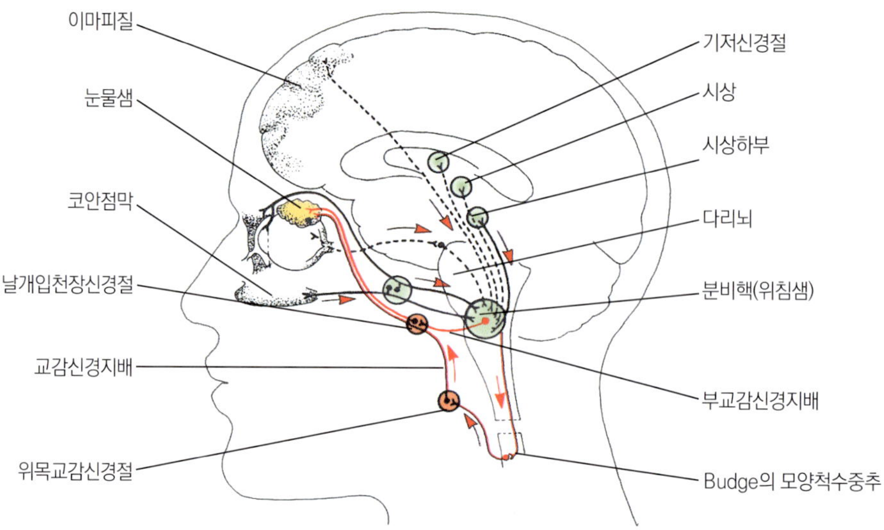

그림 Ⅲ-4-5. 눈물샘의 신경조절

4) 눈물샘의 신경

눈물샘은 부교감신경, 교감신경, 감각신경의 지배를 받으며 이러한 신경들은 핵윗길의 직접적인 영향을 받기도 한다. 눈물샘을 지배하는 신경을 구심성과 원심성으도 나눌 수 있다. 구심성신경은 삼차신경이며, 원심성신경은 부교감신경으로 이들에 의해 눈물의 분비가 증가하기도 하고 감소하기도 한다. 눈알의 지배신경이 주로 작용하여 눈물의 분비를 조절하지만 구토, 기침, 재채기 및 정신적 요인에 의해서도 눈물분비가 증가되기도 한다(그림 Ⅲ-4-5).

(1) 부교감신경 경로

부교감신경은 감정적 눈물분비에 관여한다.

부교감신경은 다리뇌에 있는 얼굴신경의 눈물분비핵에서 출발한다. 절이전섬유는 얼굴신경을 따라 진행하여 날개입천장신경절로 들어가며 절이후신경은 진행하여 위턱신경과 합쳐진 뒤 눈신경의 분지인 눈물샘신경과 함께 눈물샘으로 들어간다(그림 Ⅲ-4-6).

(2) 교감신경 경로

교감신경은 일상적인 눈물분비를 담당한다.

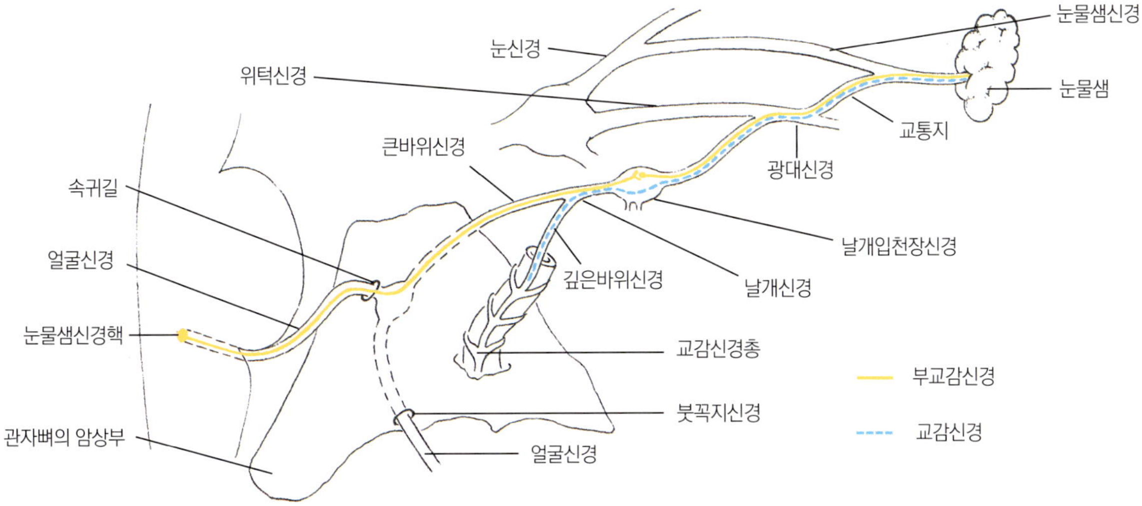

그림 Ⅲ-4-6. 눈물샘의 자율신경 경로

교감신경계는 위목교감신경절에서 시작해서 속목동맥신경얼기로 들어간다. 이 신경은 깊은바위신경과 합쳐져서 날개입천장신경절로 들어가서 부교감신경경로와 동일하게 눈물샘신경과 함께 눈물샘으로 들어간다. 교감신경은 눈물샘의 혈관수축 작용을 담당하며 눈물분비의 구체적인 조절기전에 대해서는 잘 알려져 있지 않다.

(3) 감각신경

감각섬유는 눈의 여러 가지 자극이 삼차신경의 눈신경 분지인 눈물샘신경으로 들어가 눈물샘에 도달한다.

(4) 핵윗길

다리뇌의 부교감신경성 눈물분비핵에는 시상하부피개로(hypothalamotegmental pathway)를 통하여 피질계(cortical system), 변연계(limbic system), 시상하부(hypothalamic system) 등으로부터 나온 신경섬유들이 오므로 눈물분비는 뇌의 직접적인 영향을 받기도 한다. 따라서 뇌의 질환이 눈물분비에 영향을 미치기도 한다.

5) 눈물의 분비

성인의 하루 눈물 분비량은 극히 소량으로 0.5~1.0ml/day이며 최대 12ml/day까지 분비한다. 이에 반해 어린이들은 1.1~1.7ml/day 정도의 눈물을 분비한다. 수면 시에는 눈물의 생산은 정지된다. 정상인의 눈물의 양은 각각의 눈에 약 7±2$\mu\ell$ 정도이며 이들 중 약 1.2$\mu\ell$/min 이 교체된다. 여자가 비교적 분비량이 많고 일반적으로 나이의 증가에 따라 분비기능이 저하된다. 눈물분비는 눈물샘의 주작용 이지만 평소에는 덧눈물샘과 술잔세포, 지방분비샘들만으로도 충분한 눈물분비가 이루어진다.

눈물분비를 일으키는 요인들에는 다음과 같은 여러 가지가 있다.

(1) 눈물분비의 종류

① 일상적 눈물분비(normal flow)

덧눈물샘인 크라우제샘과 볼프링샘에서 분비되는 눈물로 각막과 결막상피를 보호하고 건강하게 유지하기위해 지속적으로 분비되는 눈물이다.

② 반사 눈물분비(reflex lacrimation)

눈이나 코점막, 얼굴로 가는 삼차신경의 말단신경지를 자극하여 오는 반사적 분비로 눈, 코, 얼굴 등에 빛, 추위, 바람, 이물, 자극 등이 감지될 때 분비된다.

③ 감정적 눈물분비(emotional weeping)

인간 특성인 심리적인 울음으로 감정에 의해 분비되는 눈물은 겉질눈물분비중추의 작용에 의한 것이다. 출생 직후에는 감정적 눈물분비는 되지 않는데 이는 눈물체계를 간접적으로 지배하는 중추가 완전히 발달하지 않았기 때문이다.[3]

④ 유도 눈물분비(induced tears)

눈이 밝은 빛에 노출되었을 때 일어나는 망막과 시신경을 통해 받는 자극에 의해 유도되는 눈물로 하품, 기침, 폭소 등에 의해 나는 눈물이다.

(2) 눈물 분비의 장애

눈물기관의 장애환자들은 건안(dry eyes) 또는 눈물의 분비장애를 호소한다. 눈물의 분비장애는 보통 눈물배출계의 장애나 과잉분비 때문이다. 그러나 눈알이 건조하다면 대부분 눈물분비 이상이다. 눈물흘림은 대부분 결막염, 각막염, 홍채염 또는 이물질에 의해 나타난다. 단순한 눈물흘림 증세는 대부분 눈물배출계의 장애 때문이다. 겨울철이나 찬바람이 부는 날 특히 눈물이 많이 나는 것은 피부가 추운 날씨에 의해 오그라들어 눈물길을 막기 때문이다.

눈물의 양은 콘택트렌즈의 사용 시에 매우 중요하며 눈물의 양을 측정하기 위해서는 Shirmer's Test가 대표적으로 이용된다.

3) 출생 시에는 감정적 눈물분비를 담당하는 부교감신경계가 미완성상태이므로 적어도 생후 3~4개월이 지나야만 가능해진다.

6) 눈물의 성분(Composition of tear)

눈물은 무색이며 pH는 평균 7.4의 약알카리성이며 0.9% NaCl인 등장액(isotonic solution)이다. 98~99%가 물로 구성되어 있으며 약 1.8%의 고형물을 포함한다.

눈물의 조성은 혈장과 비슷하다(표 III-4-1).

표 Ⅲ-4-1. 눈물과 혈장의 성분 비교

특 징	Tear	Plasma
Physical properties(물리적 특성)		
osmotic pressure	302±6.3m osm/L	6.62atm
pH	7.4(7.3 to 7.7)	7.93
General chemical components (일반 화학성분)		
ash	1.05 gm / 100㎖	0.6 to 1.0 gm / 100㎖
solids, total	1.8 gm / 100㎖	8.6 gm / 100㎖
water	98.2 gm / 100㎖	94 gm / 100㎖
Electrolytes(전해질)		
bicarbonate	26 mEq / liter	24.3 mEq / liter
chloride	135 mEq / liter	102 mEq / liter
potassium	15 to 29 mEq / liter	5 mEq / liter
sodium	142 mEq / liter	137 to 142 mEq / liter
Nitrogenous substances(질산화물)		
total protein	0.669 to 0.800 gm / 100㎖	6.7 gm / 100㎖
albumin	0.394 gm / 100㎖	4.00 to 4.8 gm / 100㎖
globulin	0.275 gm / 100㎖	2.3 gm / 100㎖
ammonia	0.005 gm / 100㎖	0.047 mg / 100㎖
uric acid		3 to 5 mg / 100㎖
urea	0.004 mg / 100㎖	26.8 mg / 100㎖
Nitrogen(질소)		
total nitrogen	158 mg / 100㎖	1140 mg / 100㎖
nonprotein nitrogen	51 mg / 100㎖	27(15 to 42) mg / 100㎖
Carbohydrates(탄수화물)		
glucose	2.5(. to 5.0) mg / 100㎖	80 to 90 mg / 100㎖
Miscelloneous organic acid(기타유기산)	vitamins, enzymes	
citric acid	0.6 mg / 100㎖	2.2 to 2.8 mg / 100㎖
ascorbic acid	0.14 mg / 100㎖	0.1 to 0.7 mg / 100㎖
lysozyme	1438(viscosimetric) (800 to 2500) unit / ㎖	

눈물의 포도당과 요소의 농도는 혈장 보다 낮고 K^+, Na^+, Cl^-는 혈장보다 농도가 높다. 단백질로는 알부민(albumin), 리소자임(lysozyme), 글로블린(globulin) 같은 단백질들이 포함되어 있다. 알부민은 전체 단백질의 40~60%를 차지하며 눈물의 삼투압을 유지하는데 효과가 있는데 만약 반사눈물분비가 일어나면 알부민의 양이 절반 정도로 감소하여 눈물의 삼투압이 낮아져서 각막의 부종을 유발시키는데 영향을 미치게 된다.

리소자임은 정상 눈물에서 가장 중요한 단백질로 세균의 세포벽을 공격하므로 세균에 대한 항균작용이 강하며 특히 그람 양성균(gram-positive)에 효과적이다.

베타라이신(β-lysin, betalysin)도 향균소로서 결막주머니 내의 세균을 용해하거나 증식을 억제시키는 작용이 있다.

면역글로블린은 IgA와 IgG가 주를 이루며 결막의 림프조직에 있는 혈장세포에서 공급되 된다. IgA는 세균이 각결막 세포에 부착하는 것을 방해하며 IgG는 식세포작용과 보체결합 증강 작용으로 미생물이 침입하는 것을 효과적으로 방어하는 역할을 담당한다.[4)]

눈물의 온도는 눈을 뜨고 있는 상태에서 30~35° 사이이며 외부의 온도와 바람에 영향을 받는다.

7) 눈물막(Tear film)

눈물막은 각막과 결막을 덮고 있는 3층 구조의 얇은 막이다. 눈물막은 눈깜박임 직후 가장 두꺼워 약 9㎛ 정도를 나타내고 차츰 감소하여 30초 후 가장 얇아 약 4㎛에 도달한다고 한다. 따라서 눈을 깜빡이지 않으면 건조점이 생겨 눈물막의 파열(break up)이 나타난다(그림 III-4-8).[5)]

눈물의 양은 나이가 들면서 감소하여 70세경에는 젊었을 때에 비해 10%만 존재한다고 알려져 있다.

(1) 지방층(Surface lipid layer)

지방층은 눈물막의 가장 외층이며 두께가 0.1㎛ 정도된다. 인지질(phospholipids), 콜레스테롤(cholesterol)과 유리지방산(free fatty acid), waxy esters 등을 포함하고 있는 단층의 막으로 소수성(hydrophobic)이다(그림 III-4-9).

---

4) 보체란 항체와 반응하여 항체와 결합된 세포의 파괴를 일으키는 단백질을 말한다. 항체가 항체와 결합한 세포를 파괴하는 방법에는 여러 가지가 있는데 그 중의 하나로 항체와 결합한 세포의 표면을 부분적으로 손상시켜 그 세포를 파괴하는 역할을 하는 것이 이 보체이다.

5) 눈물막은 공기의 습도나 온도 그리고 눈깜박임의 속도에 따라 파괴되는데 이 파괴된 부위를 건조점(dry spot)이라 하고 파괴되는데 소요되는 시간을 눈물층파열시간(tear film break-up time : TBUT)이라 한다. 각막의 표면이 건조해지지 않기 위해서는 눈깜박임 운동이 눈물층열시간보다 더 빨라야 한다. 정상적인 눈에서는 10~30초를 주기로 반복적으로 나타나며 적어도 10초 이상 되어야 한다.

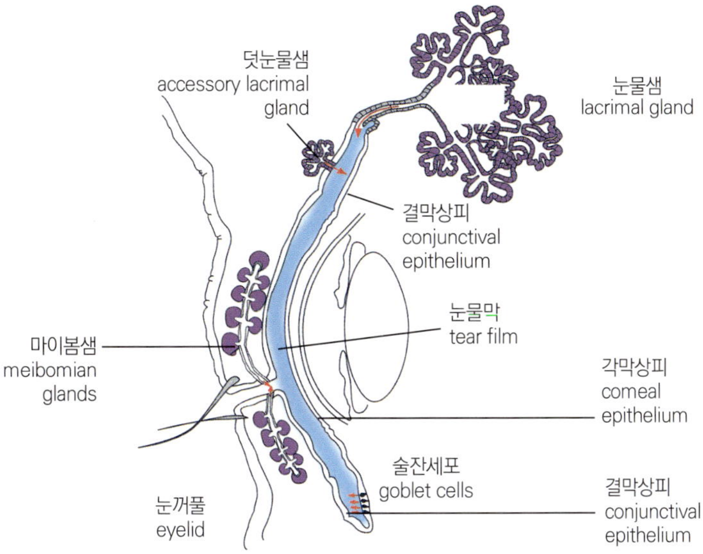

그림 Ⅲ-4-7. 눈물막을 형성하는데 관여하는 샘들

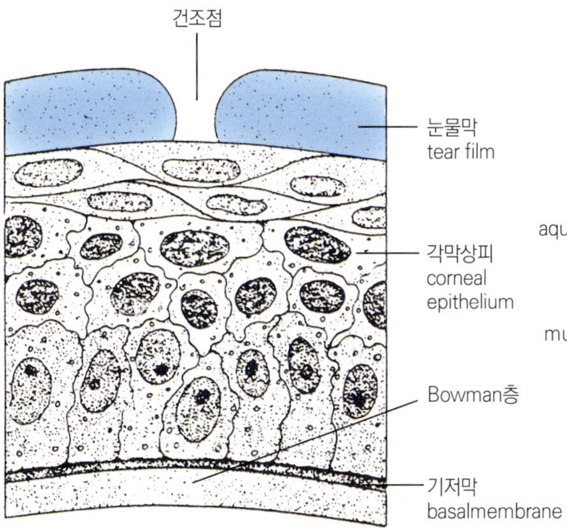

그림 Ⅲ-4-8. 눈물막과 각막상피

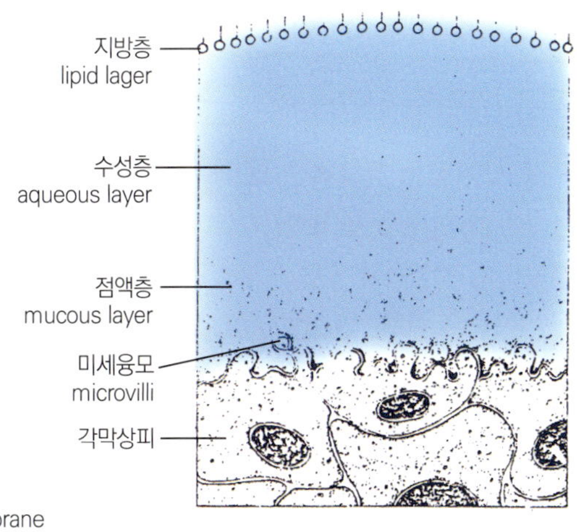

그림 Ⅲ-4-9. 눈물막의 구조

① 분비

주로 마이봄샘에서 생산되며 소량이 짜이스샘에서 생산된다.

② 역할

· 열의 발산
· 눈물의 증발을 감소
· 원활한 눈꺼풀의 운동을 위한 윤활작용
· 눈물이 눈꺼풀테로 흘러넘치는 것을 방지
· 외부의 전염된 공기로부터 각막상피를 보호
· 각막의 전면을 편평하게 하여 빛의 굴절을 일정하게 하는 광학적 작용

(2) 수성층(Middle aqueous layer)

수성층은 눈물막의 중간층으로 3층 중에서 가장 두꺼워 약 90%를 차지한다. 98~99%의 물과 무기염, 포도당, 요소, 효소, 단백질, 당단백질 및 항균물질 등의 고형물이 포함되어 있다.

① 분비

주눈물샘과 덧눈물샘의 분비액이다.

② 역할

· 각막상피의 신진대사를 촉진
· 항균소를 함유하여 세균이나 곰팡이의 감염 방지
· 눈으로 들어오는 외부의 작은 입자들을 운송해 주는 역할

(3) 점액층(Deep mucous layer)

점액층은 눈물막의 가장 안쪽층으로 각결막상피의 상피 표면을 덮고 있다.

① 분비

결막의 술잔세포에서 분비된다.

② 역할

· 소수성인 각막상피를 친수성(hydrophilic)으로 만듬

· 눈물의 표면장력을 낮추어 상피표면에 눈물이 골고루 퍼지게 함
· 점액이 노폐물과 이물질을 둘러싸서 각막 표면으로부터 제거해 주는 역할

8) 눈물의 기능

눈물은 아래와 같은 기능을 한다.
· 눈알의 건조 방지
· 눈꺼풀과 눈알 사이의 윤활작용
· 각막에 필요한 산소의 중요 공급처
· 최적의 광학적 기능을 할 수 있도록 각막 표면의 균일화
· 노폐물과 이물질을 포획하고 탈락된 결막상피와 노폐물을 제거
· 눈물의 증발로 인해 각막의 삼투압이 변해도 각막의 수화 유지
· 감염으로부터 눈알을 방어할 수 있는 항균물질(리소자임, 베타라이신, 락토페린, 면역글로블린 IgA, IgG) 함유

2. 눈물길

눈물은 증발에 의해서 없어지기도 하고 결막조직에 의해 재흡수 되기도 하지만 약 75%는 눈물길을 통해 배출된다. 눈물은 눈의 안쪽눈구석에 있는 눈물못에 모이며 눈물점을 통해 모세관현상에 의해 배출된다(그림 III-4-10).

눈물길은 눈물점(lacrimal puncta), 눈물소관(lacrimal canaliculus), 눈물주머니(lacrimal sac), 코눈물관(nasolacrimal duct)의 순으로 구성되어 있으며 코눈물관은 아랫콧길로 눈물을 배출 시킨다.

1) 눈물점

눈물점은 위·아래눈꺼풀테의 누유두에 있는 약 0.3㎜ 정도의 작은 구멍이다. 위치는 안쪽눈구석에서 외측으로 약 5㎜ 떨어져 있으며 위눈물점은 아래눈물점보다 약간 안쪽에 있어서 눈을 감으면 이 두 점이 함께 접촉되지는 않는다.

눈물점은 눈알 쪽을 향하고 있으므로 눈꺼풀을 가볍게 뒤집어야만 보이고 눈꺼풀판샘의 개구부도 같은 면에 있다. 눈둘레근이 수축하면 눈물점은 뒤쪽으로 밀려 눈물못 쪽을 향하게 된다.

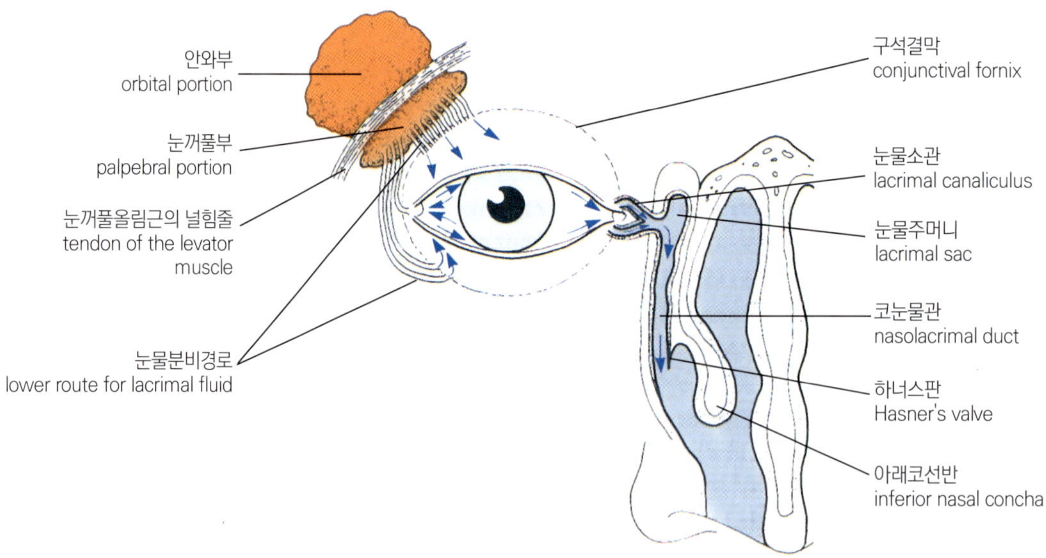

그림 Ⅲ-4-10. 눈물의 생성과 배출경로

2) 눈물소관

눈물소관은 위 · 아래눈물점에서 시작하는 두개의 미세한 관으로 눈물주머니로 연결된다. 길이는 약 10㎜이며 수직으로 약 2㎜, 수평방향으로 8㎜쯤이며 직경이 약 0.5~1.0㎜의 작은 관으로 눈물주머니의 바깥벽에 연결 된다. 수직부분은 뒤집힌 깔대기 모양으로 시작하여 약간 확장되며 수평부로 되면서 좁아진다. 수평부분은 아래눈물소관이 위눈물소관보다 0.5㎜ 정도 더 길고 약간 넓다.

눈물소관벽은 탄력성이 있어서 정상 구경의 세배까지 확장될 수 있다. 이 눈물소관벽의 수평부분에는 눈둘레근섬유(Horner근)들이 싸고 있어서 이 근육의 수축 시 눈물소관 끝의 눈물유두가 내측으로 당겨지므로 눈물점이 눈물못에 닿게 된다(그림 III-4-12).

눈물소관은 약 0.8㎜ 길이의 공동눈물소관을 형성하기 위해 합쳐진다. 공동눈물소관은 눈물주머니의 위쪽 끝 약 2.5㎜ 아래의 바깥벽으로 연결된다.

3) 눈물주머니

눈물주머니는 안와의 안쪽가장자리에 있는 눈물주머니오목에 있는 주머니로 코눈물관으로 이어진다. 길이는 약 10~15㎜, 직경 약 5㎜이지만 크기가 매우 다양하다.

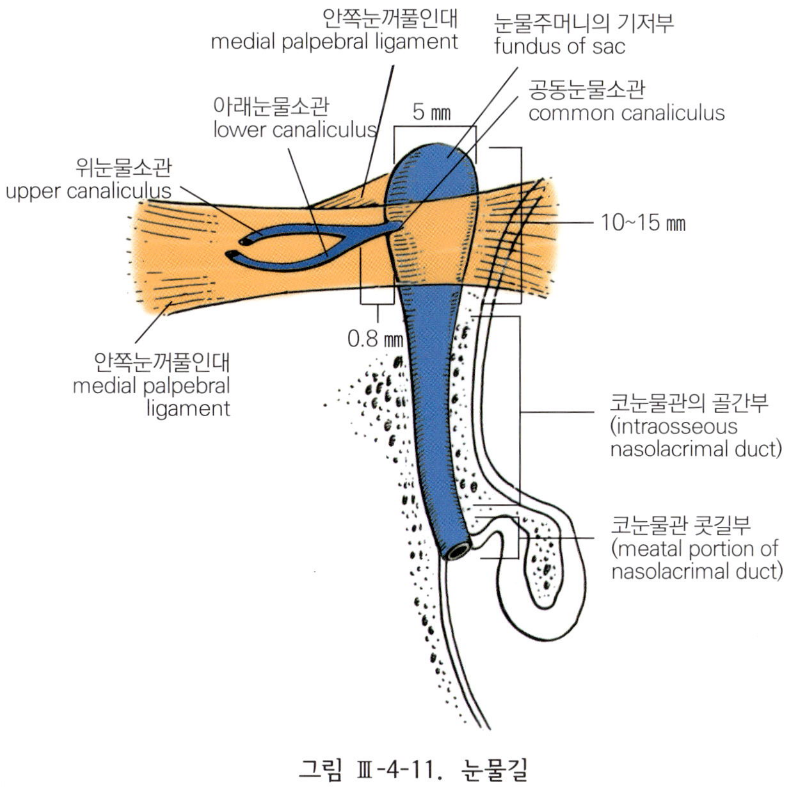

그림 Ⅲ-4-11. 눈물길

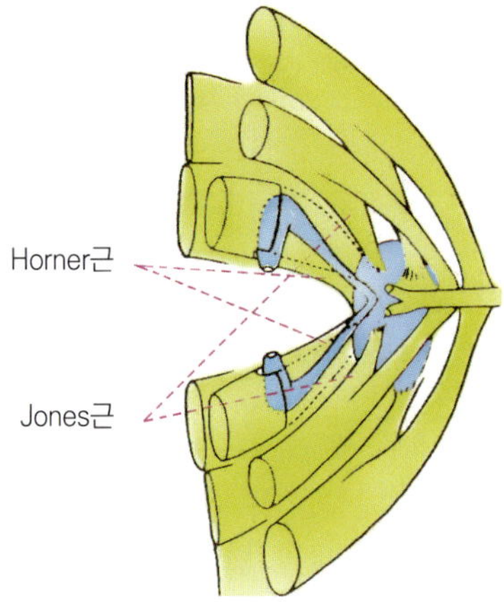

그림 Ⅲ-4-12. 눈물주머니 부위의 눈둘레근

눈물주머니와 코눈물관은 하나의 연속된 막성관으로 발육, 구조 또는 생리학적으로도 거의 유사하다. 눈물주머니의 위쪽을 바닥부라 하고 안쪽눈꺼풀인대의 바로 밑에 위치한다. 눈물주머니의 앞・뒤에서 눈둘레근이 시작하므로 일부 근육은 눈물주머니막에 부착되어 있다. 따라서 눈둘레근이 수축하면 눈물주머니의 외측 벽이 옆으로 당겨져 눈물주머니에 음압이 생기게 된다. 이로 인해 눈물못의 눈물이 눈물소관을 통해 눈물주머니로 빨려 들어가게 된다(그림 III-4-12).

4) 코눈물관

코눈물관은 눈물주머니에서 연속되는 관으로 코안의 아래콧길로 열린다. 길이는 약 17㎜이며 직경은 약 4㎜ 정도이다. 코눈물관은 위턱뼈, 눈물뼈 및 점막밑코선반으로 이루어진 코눈물관강에 들어 있다. 이 코눈물관강은 아래콧길로 열려있으나 코눈물관은 이 골관을 더 지나서 아래콧길의 바깥벽을 덮고 있는 점막까지 내려가서 열린다.

5) 눈물길의 조직

눈물길은 눈물점에서 앞으로는 결막으로 연속되고 코눈물관의 코안의 출구에서는 코점막으로 연속되는 완전한 점막조직으로 되어 있다. 따라서 눈물길 질환의 대부분이 코안질환과 연관되며 결막질환을 일으키는 미생물은 눈물주머니염의 원인이 되기도 한다. 눈물길을 싸고 있는 점막은 눈물소관에서는 탄력성 결체조직과 근육섬유로 보강되어 있고 눈물주머니에서는 섬유성 탄력조직으로, 코눈물관에서는 해면확장조직으로 보강되어 있어서 탄력섬유가 풍부한 결막의 점막과는 다르게 더 두껍고 혈관이 더 많다.

6) 눈깜박임과 눈물의 배출

눈을 깜박이는 동작을 통해 눈물이 순차적으로 눈물길을 통해 코안으로 배출된다(그림 III-4-13).

(1) 눈을 감으면

① 눈둘레근의 수축으로 눈을 감으면 눈알 위의 눈물들이 눈물못으로 모이게 된다.

② 눈물소관의 수평부분에는 눈둘레근섬유(Horner근)들이 싸고 있어서 이 근육이 수축하면 눈물소관이 압박되어 안의 눈물이 눈물주머니로 빨려 들어간다.

③ 눈물주머니막에 부착되어 있는 눈둘레근이 수축하면 눈물주머니의 외측 벽이 옆으로 당겨져 음압이 생기게 된다.

④ 눈물주머니의 음압으로 인해 눈물소관에 들어 있던 눈물이 눈물주머니로 빨려 들어간다. 이때 눈물점은 닫혀 역류를 방지함.

⑤ 또한 눈물소관 끝의 누유두가 안쪽으로 당겨지므로 눈물점이 눈물못에 닿아 다시 눈을 뜰 때 눈물을 빨아들일 수 있는 준비가 이루어진다.

(2) 눈을 뜨면

① 눈물점은 열리고 눈물소관벽을 누르던 눈둘레근이 이완되면서 눈물소관에 음압이 생겨 눈물이 눈물소관으로 빨려 들어감. 이때 눈물의 이동은 눈물소관의 모세관현상과 흡인력에 의해 흡인됨.

② 눈물주머니의 음압이 없어지면서 부피가 작아져 안에 가득 들어 있던 눈물이 코눈물관으로 내려가며 중력에 의해 코안으로 들어가게 된다.

7) 혈관 및 림프관의 분포

눈물주머니에는 눈동맥으로부터 온 위눈꺼풀동맥, 코눈물관에는 아래눈꺼풀동맥이 분포되어 있다. 또한 눈구석동맥, 아래안와동맥, 안쪽위턱동맥(internal maxillary artery)의 분지 및 나비입천장동맥(spheno-palatine artery)의 코분지 등도 눈물주머니와 코눈물관의 혈액 공급에 관여한다. 눈물길의 풍부한 정맥얼기는 눈구석정맥과 아래안와정맥으로 연결된다. 눈물길의 림프관은 위턱림프절로 들어간다.

8) 눈물길의 신경분포

눈물주머니는 삼차신경의 안분지인 도르래아래신경의 지배를 받고 있으며 코눈물관의 아래는 삼차신경의 위턱분지인 앞위이틀신경이 분포되어 있다.

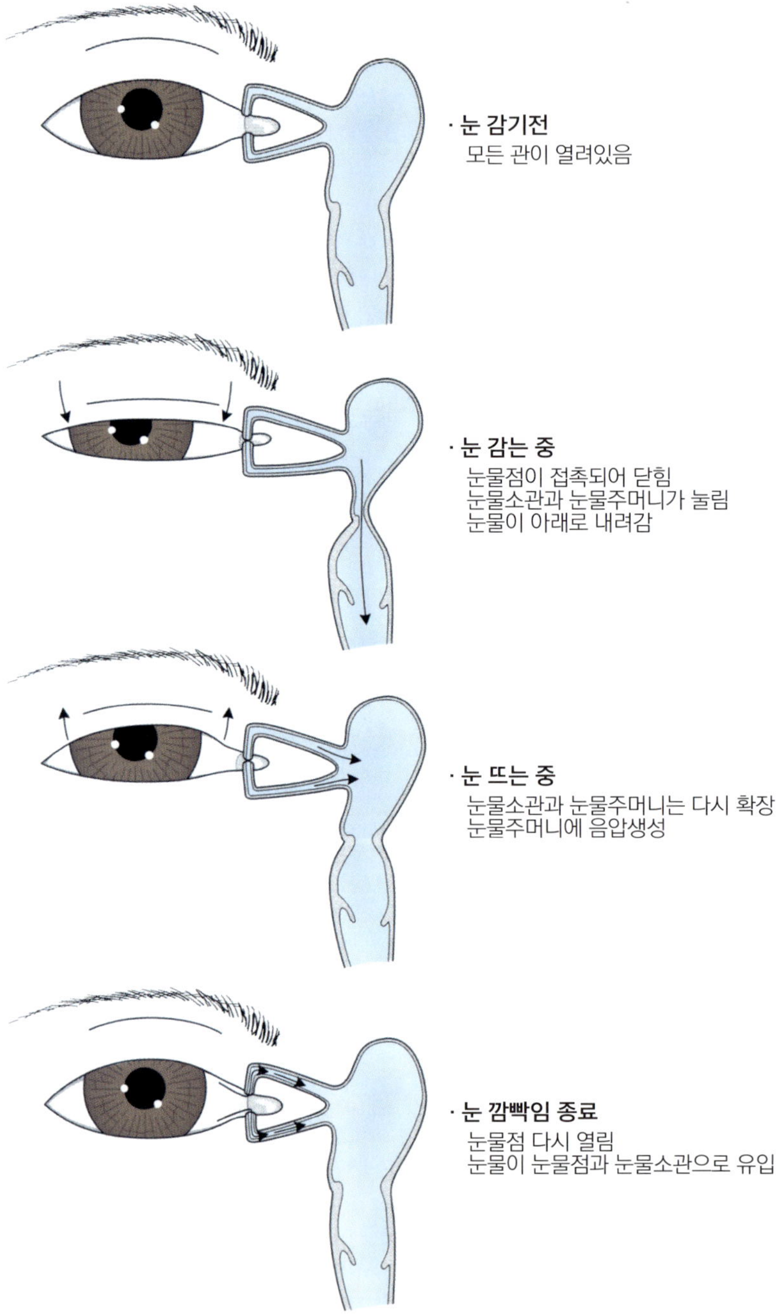

그림 Ⅲ-4-13. 눈깜박임과 눈물의 배출

이것만은 꼭 알아둡시다.

1. 눈물샘의 종류
① 주눈물샘(안와부와 눈꺼풀부) – 안와위벽 바깥쪽에 위치
② 덧눈물샘(크라우제샘과 볼프링샘) – 구석결막부에 위치

2. 눈물분비의 신경지배
① 교감신경 – 일상적인 눈물분비
② 부교감신경 – 감정적 눈물분비
③ 감각신경 – 자극에 의한 반사적 분비

3. 눈물의 항균물질
리소자임, 베타라이신, 면역글로블린(IgA, IgG)

4. 눈물막의 특징

눈물막	생성장소	역할
지방층	마이봄샘, 짜이스샘	눈물의 증발 방지, 눈물의 넘침 방지
수성층	주눈물샘, 덧눈물샘	각막상피의 신진대사, 항균소 함유, 외부의 물질 운송
점액층	결막의 술잔세포	각막의 친수성화, 눈물의 표면장력 낮춤, 이물포획 & 제거

5. 눈물의 배출경로
눈물길 : 눈물점→ 눈물소관→ 눈물주머니→ 코눈물관→ 아랫콧길

6. 눈물의 기능
· 눈알의 건조를 방지
· 눈꺼풀과 눈알 사이의 윤활작용
· 노폐물과 이물질 제거
· 각막에 산소 공급
· 각막 표면의 균일화로 광학적 기능 향상
· 항균물질로 감염으로부터 눈알 방어
· 각막에 수분 공급

학습목표

- 외안근의 해부학적 구조를 설명할 수 있다.
- 외안근의 종류를 설명할 수 있다.
- 외안근의 눈알운동을 이해할 수 있다.
- 외안근의 혈관에 대해 설명할 수 있다.
- 외안근의 신경지배에 대해 설명할 수 있다.

신용어미리보기

가쪽돌림 : 외전
가돌림신경 : 외전신경
가쪽곧은근 : 외직근
공동힘줄고리 : 총건륜
내림 : 하전
눈돌림신경 : 동안신경
눈동맥 : 안동맥
눈모음 : 폭주
눈벌림 : 개산
대항근 : 길항근
도르래신경 : 활차신경
동향근 : 공액근
시신경집 : 시신경
아래곧은근 : 하직근
아래빗근 : 하사근
아래쪽보기 : 하전
안쪽곧은근 : 내직근
안쪽돌림 : 내전
오른쪽보기 : 우전
올림 : 상전
왼쪽보기 : 좌전
위곧은근 : 상직근
위빗근 : 상사근
위쪽보기 : 상전
협력근 : 협동근

제5장 외안근(Extraocular muscle)

1. 외안근

눈의 근육은 두 가지의 종류로 불수의근(involuntary)인 내안근(intrinsic muscle)과 수의근(voluntary)인 외안근(extraocular muscle)으로 구분된다. 내안근은 섬모체근(ciliary muscle), 동공조임근(iris sphincter), 그리고 동공확대근(iris dilator)이고 이들 근육은 내부 눈 구조의 이동을 조정한다. 외안근은 6개의 외안근이 공막에 부착되어 있는데 눈알의 이동을 조정한다(그림 III-5-1).

외안근(extraocular muscle)은 혈관이 풍부하고 결합조직인 근육집(muscle sheath)이 섬세하며 탄력섬유가 풍부하다. 외안근은 밀도 높은 신경지배[1] 때문에 섬세한 운동 조절(control)과 빠르고 정확한 운동이 가능하다.

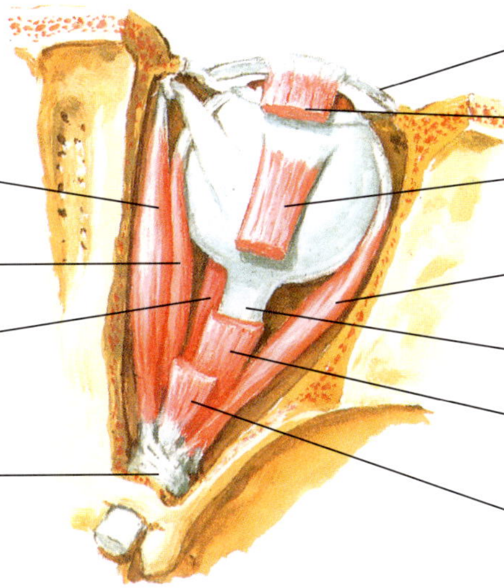

그림 III-5-1. 위쪽에서 본 외안근들

1) 외안근의 근육 속의 신경섬유와 근섬유의 비율은 1:3~1.5 정도로 신경공급이 풍부하여 다른 뼈대근에 비해 정확히 제어된다.

제5장 · 외안근

외안근은 섬유 크기가 다양한데 근육표면에 가까운 근섬유는 작은 직경(5~15㎛)을 가지며 안쪽 중심부의 섬유들은 보통 큰 직경(10~40㎛)을 갖는다. 외안근은 위치, 크기, 형태, 신경 근육 연결 형태, 생화학적 구성 등의 특성에 따라 여러 종류로 나뉜다.

2. 외안근의 구조

6개의 외안근은 4개의 곧은근(rectus muscle)과 2개의 빗근(oblique muscle)으로 나뉜다.

1) 곧은근의 시작부

4개의 곧은근은 공동힘줄고리(common tendinous ring, 진씨 고리)에서 시작된다. 타원형의 공동힘줄고리는 안와골막(periorbita)에서 연속되어 시신경구멍(optic foramen) 앞과 위안와틈새(superior orbital fissure) 안쪽면 안와의 꼭지에 위치한다. 위와 아래의 두꺼운 부위는 때로 위·아래 힘줄(upper and lower tendons)이라고 불린다. 안쪽곧은근(medial rectus muscle)과 가쪽곧은근(lateral rectus muscle)은 공동힘줄고리의 양쪽으로부터 시작된다. 위곧은근(superior rectus muscle)은 위쪽 가장자리에서, 아래곧은근(inferior rectus muscle)은 아래부분에서 시작된다. 안쪽곧은근과 위곧은근은 또한 시신경구멍의 경질막(dural sheath) 부근에서 시작된다(그림 Ⅲ-5-2).

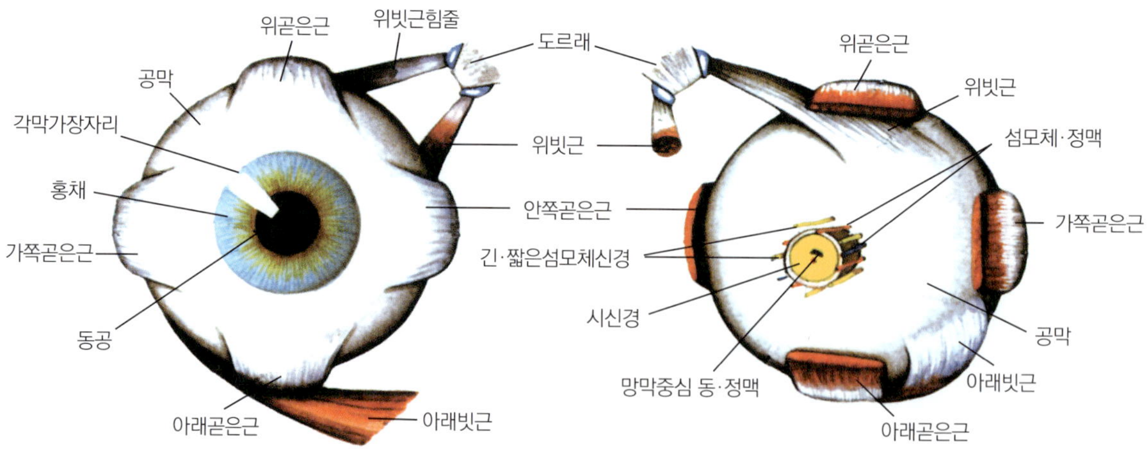

그림 Ⅲ-5-2. 외안근의 정지부 앞면과 뒷면

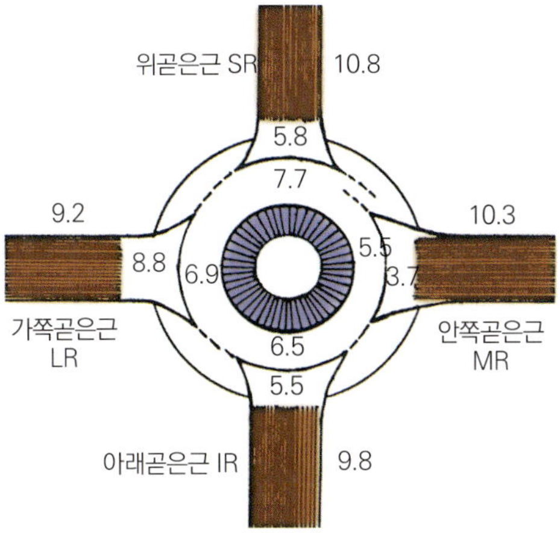

그림 Ⅲ-5-3. 곧은근의 정지부(Tillaux 나선)

표 Ⅲ-5-1. 곧은근의 정지부

(단위 : mm)

근육	힘줄의 길이	각막가장자리로부터의 길이	힘줄의 넓이
안쪽곧은근(MR)	3.7	5.5	10.3
가쪽곧은근(LR)	8.8	6.9	9.2
위곧은근(SR)	5.8	7.7	10.8
아래곧은근(IR)	5.5	6.5	9.8

2) 곧은근의 정지부

4개의 곧은근은 공막 적도부 앞에 정지한다. 곧은근의 정지점은 나선형(spiral)의 형태로 나타나는데, 안쪽곧은근의 정지점이 각막가장자리(limbus)에서 가장 가깝게 나타나고 그 다음은 아래곧은근, 가쪽곧은근 그리고 마지막으로 위곧은근 순서이다(그림 Ⅲ-5-3). 이와같이 곧은근의 정지점이 각막가장자리로부터 나선상으로 멀어진 형태를 띨로(Tillaux)나선이라 한다. 곧은근의 부착과 힘줄의 길이와 넓이는 표 Ⅲ-5-1과 같다.

3) 외안근의 종류

(1) 안쪽곧은근(Medial rectus muscle)

안쪽곧은근은 외안근 중에서 크기가 가장 큰 근육인데 아마도 눈모음(convergence, 폭주)을 하기 위해 자주 사용되기 때문으로 보인다. 안쪽곧은근의 시작은 공동힘줄고리의 안쪽이다. 안쪽곧은근은 눈알의 적도부 뒤에서 풀리(pulley)[2]를 통과할 때까지 안와의 안쪽벽과 평행하고 이후 정지부까지는 눈알의 만곡을 따라 놓인다. 안쪽곧은근의 정지는 각막가장자리로부터 5.5㎜정도이고 힘줄은 약 3.7㎜ 길이이다. 정지선은 수직으로 놓여 있고 눈의 수평면에서 거의 이등분이 된다(그림 III-5-4). 위빗근, 눈동맥(ophthalmic artery)과 코섬모체신경(nasociliary nerve)이 안쪽곧은근의 위에 놓인다. 안쪽곧은근은 제3번 뇌신경인 눈돌림신경(oculomotor nerve) 아래가지에 의해 신경지배(innervation)를 받는데 눈돌림신경은 근육의 바깥쪽 표면 위로 들어간다.

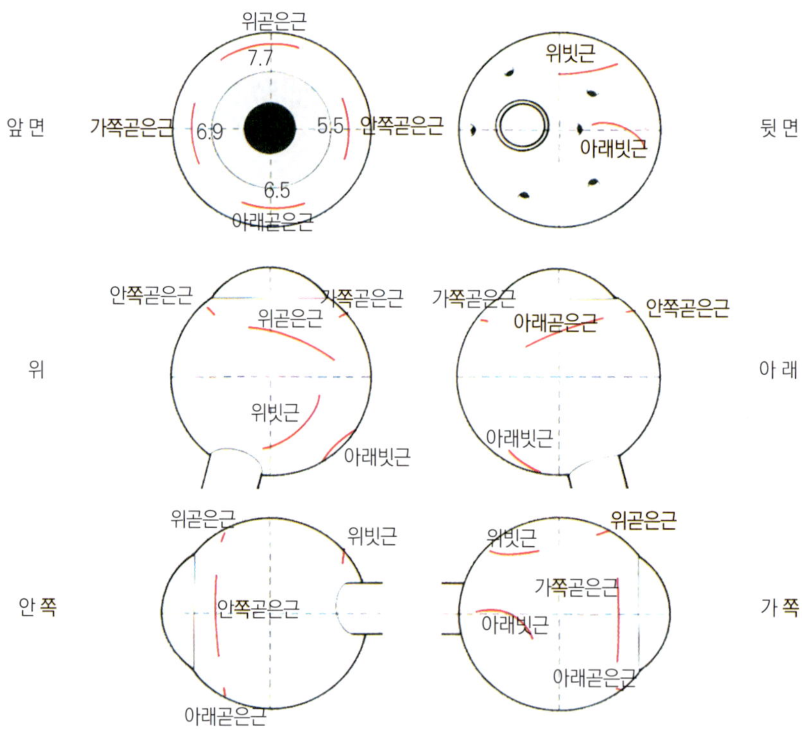

그림 Ⅲ-5-4. 외안근의 정지부

2) 풀리(pulley)는 곧은근에 존재하는 구조물로 도르래 비슷하게 외안근이 미끄러지는 것을 방지하는 고정띠의 역할을 하고 있다.

(2) 가쪽곧은근(Lateral rectus muscle)

가쪽곧은근의 시작은 공동힘줄고리의 바깥쪽에서 시작된다. 가쪽곧은근은 눈알의 적도부 뒤에서 풀리를 통과할 때까지 안와바깥벽과 평행하며 이후 정지부까지는 눈알의 만곡을 따라간다. 가쪽곧은근의 정지점은 각막가장자리로부터 6.9㎜이고, 힘줄의 길이는 약 8.8㎜이다.

눈물샘동맥(lacrimal artery)과 눈물샘신경(lacrimal nerve)이 가쪽곧은근의 위쪽을 지나가고 눈동맥(ophthalmic artery)은 가쪽곧은근의 안쪽과 시신경 사이에 놓인다. 가쪽곧은근은 제6번 뇌신경인 가돌림신경(abducens nerve)의 신경지배를 받는데 가쪽곧은근의 안쪽 위로 신경이 들어온다.

(3) 위곧은근(Superior rectus muscle)

위곧은근은 공동힘줄고리의 윗부분에서 시작된다. 위곧은근은 눈꺼풀올림근 아래에 밀착하여 놓여 있고, 근육집은 이 두 개의 근육을 서로 연결시켜 눈알 운동과 눈꺼풀 위치가 상호작용을 하도록 하여 눈꺼풀의 올림 작용을 하게 한다. 또한 위구석결막(superior conjunctival fornix)도 연결되어 올림 작용시에 위구석결막도 쉽게 올라갈 수 있다. 위곧은근은 눈알 적도부 뒤에서 풀리를 통과할 때까지 안와의 지붕(roof)과 평행하게 놓이고 이후 정지부까지는 눈알의 만곡을 따라간다.

위곧은근의 정지부는 각막가장자리로부터 약 7.7㎜ 거리에 있으며 약간 볼록하고 비스듬하다. 정지부는 귀방향보다 코방향이 좀 더 각막가장자리에 가깝게 비스듬히 정지한다(그림 Ⅲ-5-4). 힘줄의 길이는 약 5.8㎜이다. 근육의 시작부위로부터 정지부까지 광학축과 약 23° 각도를 형성한다.

이마신경(frontal nerve)이 위곧은근 위로 달리고 눈꺼풀올림근(levator muscles)과 코섬모체신경(nasociliary nerve), 눈동맥(ophthalmic artery)이 그 아래에 놓인다. 위빗근(superior oblique muscle)의 정지부 힘줄이 위곧은근의 안쪽 부위 아래로 달린다.

위곧은근은 눈돌림신경(oculomotor nerve)의 위가지에 의해 신경지배를 받는데 신경이 근육의 아랫부분으로 들어온다.

(4) 아래곧은근(Inferior rectus muscle)

아래곧은근은 공동힘줄고리의 가장자리의 아래에서 시작된다. 각막가장자리로부터 약 6.5㎜되는 곳에 정지하는데 정지부가 볼록하고 비스듬해서 코쪽이 각막가장자리에 더 가깝고 힘줄의 길이는 대략 5.5㎜이다. 아래곧은근은 거의 위곧은근과 평행하고 광학축과의 각도는 23°를 이룬다. 아래곧은근은 풀리에 도달할 때까지 안와바닥과 평행하고 이후는 눈알의 만곡을 따라가게 되며 이곳은 위곧은근의 정지부와 평행한 곳이다(그림 III-5-4).

아래곧은근 아래로 눈돌림신경이 들어오며 아래곧은근과 안와아래벽 사이에 아래빗근이 위치한다. 이들 두 아래 근육들의 근육집은 하나로 합쳐져서 록우드인대(ligament of Lockwood)를 만든다. 아래곧은근의 근육집과 걸이인대로부터 앞쪽으로 연장된 낭눈꺼풀근막(capsulopalpebral fasica)이 눈꺼풀판(tarsal plate)의 아래 가장자리 안으로 삽입되어 눈알운동과 눈꺼풀 위치의 연합작용을 하도록 하고 눈꺼풀이 아래방향으로 갈 수 있도록 만든다. 아래곧은근은 눈돌림신경 아래가지에 의해 신경지배를 받으며 신경이 근육의 위쪽 표면으로 들어간다.

(5) 위빗근(Superior oblique muscle)

위빗근은 나비뼈(sphenoid bone)의 작은날개(lesser wing)에서 시작되는데 이마벌집뼈 봉합(frontoethmoid suture)에 가까운 시신경관의 안쪽에 해당한다. 위빗근은 이마뼈(frontal bone)의 안와면에 부착되어 있는 U자 모양의 연골 조직인 도르래(trochlear)를 통과한다. 정상적으로 이들 두 구조 사이에 결합성 접착은 존재하지 않고 도르래를 통과하면서 힘줄이 쉽게 미끄러지도록 되어있다.

위빗근은 긴 힘줄(2.5㎝)의 삽입 때문에 외안근 중에서 가장 길고 가장 가늘다. 힘줄은 도르래를 통과한 뒤 방향을 바꾸어 뒤쪽으로 달리고 위곧은근의 아래에 놓이게 한다. 위빗근은 눈알의 가장 뒤쪽 바깥 사분면에 부착되고 부채모양으로 퍼져 오목한 쪽이 앞쪽을 향해 정지된다(그림 III-5-4).

도르래는 위빗근 운동의 생리적 또는 실제적인 시작부로 간주된다 왜냐하면 도르래는 위빗근의 풀리처럼 작용하여 근육의 운동방향을 바꾸기 때문이다. 따라서 위빗근의 기능을 보면 해부학적인 시작부 보다는 도르래부터 시작된다. 기능적 시작점인 도르래로 부터 광학축과의 각도는 약 51°이다.[3] 위빗근은 안쪽곧은근의 위에 놓이고 코섬모체신경(nasociliary nerve)과 눈동맥(ophthalmic artery) 사이에 놓인다. 신경지배는 제4번 뇌신경인 도르래신경(trochlear nerve)에 의해 받고 위빗근의 뒤쪽으로 들어간다.

(6) 아래빗근(Inferior oblique muscle)

아래빗근은 아래 안와면 테두리의 뒤쪽이자 코눈물관(nasolacrimal canal)의 바깥 위치인 위턱뼈(maxillary bone) 위에서 시작된다. 아래빗근은 해부학적으로 유일하게 안와(orbit) 안

3) 국외 전문서적에는 위빗근과 광학축과의 각도가 51~54°로 언급되기도 하였으나 다른 국내전문서적에는 51°로 나와있어 혼동을 피하기 위해 51°로 하였다.

표 Ⅲ-5-2. 외안근의 시작부와 정지부

근육	시작부	정지부
안쪽곧은근(MR)	공동힘줄고리 안쪽	눈알 안쪽 적도부 앞
가쪽곧은근(LR)	공동힘줄고리 바깥쪽	눈알 바깥쪽 적도부 앞
위곧은근(SR)	공동힘줄고리 위쪽	위, 눈알 위쪽 적도부 앞
아래곧은근(IR)	공동힘줄고리 아래쪽	아래, 눈알 아래쪽 적도부 앞
위빗근(SO)	해부학적 : 시신경관 안쪽 위 (생리적 : 도르래)	적도면 뒤의 위곧은근과 가쪽곧은근 사이
아래빗근(IO)	안와 아래 안쪽벽	적도면 뒤의 아래곧은근과 가쪽곧은근 사이

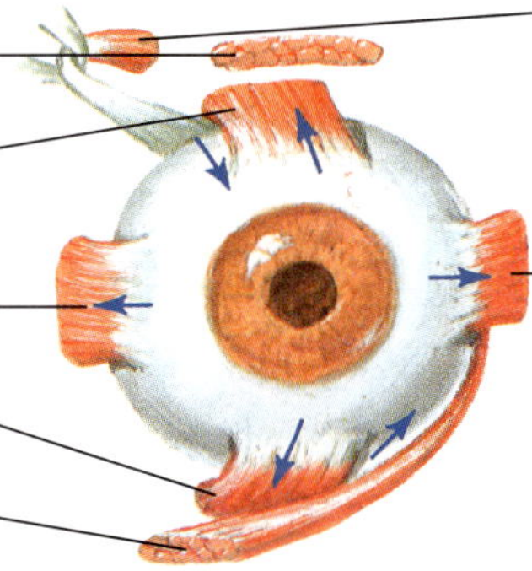

그림 Ⅲ-5-5. 외안근의 지배신경과 작용방향

벽에서 시작되는 외안근이다. 아래빗근은 안와의 안쪽 구석으로부터 눈알의 바깥면을 향해 달리고 길이는 거의 위빗근의 정지 힘줄과 비슷하다(표 Ⅲ-5-2).

아래빗근은 눈알의 뒤쪽영역 바깥면 위에서 정지한다. 정지부는 오목하게 아래방향으로 꺾어진다. 아래빗근은 광학축과 약 51° 각을 만든다. 아래빗근 위로 아래곧은근과 눈알이 놓이고 아래에는 안와의 바닥이 놓인다. 아래빗근은 눈돌림신경(oculomotor nerve)의 아래가지에 의해 신경지배를 받고 근육의 위표면 위에 신경이 들어온다(그림 Ⅲ-5-5).

3. 외안근의 운동

외안근은 Fick축을 중심으로 운동을 한다(그림 III-5-6). 외안근은 X축, Y축, 그리고 Z축에 의해 6가지의 작용을 하게 된다(표 III-5-3).

1) 곧은근의 수평운동

안쪽곧은근(medial rectus muscle/MR)은 광학축과 나란하고 수직축(vertical axis)과는 수직으로 놓여있어 한 가지 종류의 운동만 할 수 있다. 안쪽곧은근은 수직축을 중심으로 코방향으로 운동하는 안쪽돌림(adduction)을 한다. 가쪽곧은근(lateral rectus muscle, LR)은 광학축과 나란하고 수직축과 수직으로 놓여있어 반대로 수직축을 중심으로 귀방향으로 운동하는 가쪽돌림(abduction)을 한다.

2) 곧은근의 수직운동

위곧은근(superior rectus muscle/SR)은 광학축과의 각을 이루기 때문에 안쪽곧은근이나 가쪽곧은근 보다 더 복잡하게 운동한다. 위곧은근은 시작부위 보다 위쪽의 눈알 앞에 정지하여 수평축을 중심으로 올림(elevation)을 한다. 또 근육이 시작부로 부터 바깥쪽을 향해 정지하여 수직축을 중심으로 안쪽돌림을 하고 눈알의 위쪽 바깥으로 비스듬하게 정지하므로 내

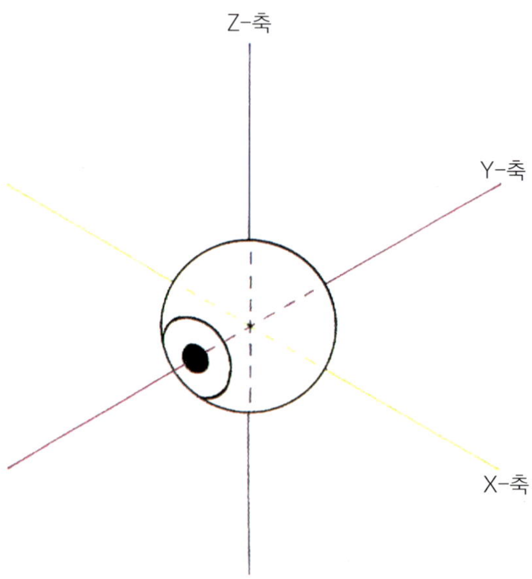

그림 Ⅲ-5-6. Fick축 : X축은 수평축, Y축은 광학축, Z축은 수직축

표 Ⅲ-5-3. 외안근의 작용과 신경지배

근육	주작용	보조작용	신경지배
안쪽곧은근(MR)	안쪽돌림	없음	눈돌림신경
가쪽곧은근(LR)	가쪽돌림	없음	가돌림신경
위곧은근(SR)	올림	내회선, 안쪽돌림	눈돌림신경
아래곧은근(IR)	내림	외회선, 안쪽돌림	눈돌림신경
위빗근(SO)	내회선	내림, 가쪽돌림	도르래신경
아래빗근(IO)	외회선	올림, 가쪽돌림	눈돌림신경

회선(intorsion)을 한다. 위곧은근의 주작용은 올림이고 내회선과 안쪽돌림(adduction)은 보조작용이다.

아래곧은근(inferior rectus muscle, IR)의 정지부는 시작부보다 아래쪽에 있고 눈알의 앞쪽에 정지하기 때문에 주작용은 내림(depression)이다. 보조작용은 삽입이 시작부위 바깥쪽에 있어 안쪽돌림을 하고 눈알의 아래 표면 위에 비스듬하게 삽입을 하기 때문에 외회선(extorsion)을 한다.

3) 빗근의 운동

위빗근(superior oblique muscle, SO)의 주작용은 내회선(intorsion)이다. 위빗근이 눈알 뒤쪽 상사분면 위에 정지되기 때문에 근육 수축시 눈이 광학축을 중심으로 내회선을 하게 한다. 보조작용은 내림(depression)과 가쪽돌림(abduction)이다. 내림은 기능적 시작부인 도르래보다 뒤와 아래에 정지되기 때문에 근육 수축시 눈을 뒤로 잡아당겨 올리면 앞극은 아래로 이동하게 된다. 정지부가 도르래 바깥에 삽입되기 때문에 위빗근의 수축은 눈알의 뒷부분을 안쪽으로 잡아당기게 하여 앞극이 바깥쪽으로 운동하게 한다.

아래빗근(inferior oblique muscle, IO)의 주작용은 외회선(extorsion)인데 근육이 눈알의 아래 부분을 감싸고 있고 정지가 시작부의 바깥에 있기 때문이다. 보조작용은 올림(elevation)과 가쪽돌림(abduction)이다. 정지부가 눈의 뒤에 있고 시작부 보다 위에 있기 때문에 근육 수축시 눈의 뒷부분을 아래로 잡아당기게 하여 눈이 올라가게 한다. 가쪽돌림은 정지가 눈의 뒤에서 이루어져 안쪽으로 잡아당겨지게 하여 앞극은 바깥쪽으로 운동하게 한다.

4. 눈알운동(Eye movement)

1) 한눈운동(Duction)

한 눈에서만 운동이 일어나는 것을 한눈운동(duction)이라고 한다(그림 III-5-7).

① 안쪽돌림(adduction) : 눈이 수직축을 중심으로 코 방향으로 운동

② 가쪽돌림(abduction) : 눈이 수직축을 중심으로 귀 방향으로 운동

③ 올림(elevation, supraduction) : 눈이 수평축을 중심으로 위로 운동

④ 내림(depression, infraduction) : 눈이 수평축을 중심으로 아래로 운동

⑤ 내회선(intorsion, incycloduction) : 눈이 광학축을 중심으로 12방향 위치에서 코방향으로 회선하는 운동

⑥ 외회선(extorsion, excycloduction) : 눈이 광학축을 중심으로 12방향 위치에서 귀 방향으로 회선하는 운동

회선 운동은 수평 망막솔기(retinal raphe)[4]를 수평선과 평행하게 유지하기 위한 노력으로 나타난다. 머리가 30° 기울어지면 한쪽 눈은 약 7° 정도 안쪽회선을 하고 반대쪽 눈은 약 8° 정도 바깥회선을 한다. 정상적인 눈에서 머리가 기울어지면 회선운동이 나타난다.

2) 두눈운동(Version and Vergence)

두눈운동은 두 눈에서 일어나는 동향운동(version)과 이향운동(vergence)으로 운동 방향에 따라 구분된다.

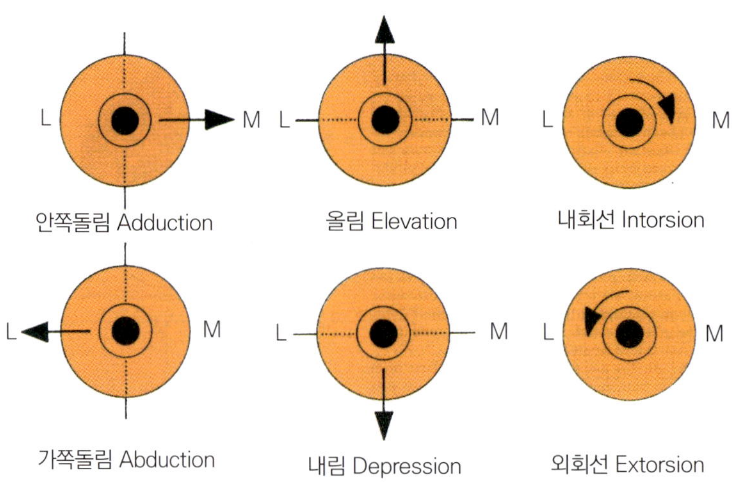

그림 Ⅲ-5-7. 눈의 한눈운동

4) 망막솔기는 귀쪽망막의 시신경섬유가 위아래로 곡선을 그리며 시신경유두로 진행하기 때문에 생기는 수평선이다.

(1) 동향운동(Version)

두 눈이 동일한 방향으로 움직일 때 나타나는 운동으로 동향운동(conjugate movement)이라고도 한다.

① 오른쪽보기(dextroversion) : 두 눈이 오른쪽으로 주시하는 운동
② 왼쪽보기(levoversion) : 두 눈이 왼쪽으로 주시하는 운동
③ 위쪽보기(supraversion) : 두 눈이 위로 올라가는 운동
④ 아래쪽보기(infraversion) : 두 눈이 아래로 내려가는 운동
⑤ 우회선(dextrocycloversion) : 두 눈이 오른쪽으로 회선하는 운동
⑥ 좌회선(levocycloversion) : 두 눈이 왼쪽으로 회선하는 운동

(2) 이향운동(Vergence)

두 눈이 서로 반대방향으로 운동하는 것으로 이를 이향운동(disjunctive movement)이라고 한다.

① 눈모음(convergence, 폭주) : 두 눈이 안쪽돌림을 한다
② 눈벌림(divergence, 개산) : 두 눈이 가쪽돌림을 한다.

3) 협동근과 대항근

외안근에서 한 근육이 단독으로 운동하는 경우는 없고 협동근(synergists)과 대항근(antagonist)이 서로 함께 운동한다. 모든 눈알의 한눈운동에는 쉐링톤의 법칙(Sherrington's law of reciprocal innervation)에 의해 한 근육이 수축(contraction)하면 동시에 대항근에서 동일한 크기의 이완(relaxation)이 동반된다. 안쪽곧은근의 수축이 증가하면 대항근인 가쪽곧은근의 이완 증가가 동반된다. 위곧은근과 아래빗근이 동시에 수축되면 위곧은근은 올림, 내회선, 안쪽돌림을 하고 아래빗근은 외회선, 올림, 가쪽돌림을 하므로 결과적인 눈의 운동은 올림이다. 왜냐하면 올림을 할 때 두 근육은 협동근이기 때문이다.

위빗근과 아래곧은근이 동시에 자극되면 눈은 즉시 아래로 움직인다. 위빗근과 아래곧은근은 내림시에 협동근이기 때문이다. 위빗근은 수직 운동과 회선 운동시에 아래빗근과 대항근이지만 가쪽돌림을 할 때는 협동근이 된다(표 Ⅲ-5-4).

4) 동향근

동향근(york muscle)은 동향운동에서 서로 협력하는 근이다. 헤링의 법칙(Hering's law of equal innervation)은 두 눈의 동향운동에서 근육에 대한 신경지배가 동시에 동일하게 일어난다는 것이다. 따라서 두 눈의 운동은 대칭적으로 일어난다. 오른쪽보기(dextroversion)를 할 때 동시에 동일한 강도의 수축성 흥분이 동향근에 전달된다. 예를 들어, 오른쪽 눈의 가쪽곧은근과 왼쪽 눈의 안쪽곧은근이 오른쪽보기를 한다면 동향근인 두 근육은 동시에 동일한 강도의 신경자극을 받게 된다.

표 Ⅲ-5-4. 외안근의 작용근, 협동근, 대항근

작용근	협동근	대항근
안쪽곧은근(MR)	위곧은근, 아래곧은근	가쪽곧은근, 위빗근, 아래빗근
가쪽곧은근(LR)	아래빗근, 위빗근	안쪽곧은근, 위곧은근, 아래곧은근
위곧은근(SR)	아래빗근, 안쪽곧은근	아래곧은근, 위빗근
아래곧은근(IR)	위빗근, 안쪽곧은근	위곧은근, 아래빗근
위빗근(SO)	아래곧은근, 가쪽곧은근	위곧은근, 아래빗근
아래빗근(IO)	위곧은근, 가쪽곧은근	위빗근, 아래곧은근

5. 안위(Eye position)

1) 제 1안위(Primary eye position)

머리를 똑바로 하고 정면 눈 높이에 있는 원거리 물체를 주시하고 있을 때의 눈의 위치로 눈알의 기본 자세이다.

2) 제 2안위(Secondary eye position)

위, 아래, 왼쪽, 오른쪽으로 이동하는 십자방향의 운동 위치이다. 이 동일한 방향의 두눈운동을 위보기, 아래보기, 왼쪽보기, 오른쪽보기라고 한다.

3) 제 3안위(Tertiary eye position)

오른쪽위, 오른쪽아래, 왼쪽위, 왼쪽아래로 이동하는 대각선 방향의 운동 위치이다. 눈의 움직임이 오른쪽위는 dextroelevation, 왼쪽위는 laevoelevation, 오른쪽아래는 dextrodepression, 왼쪽아래는 laevodepression이라고 한다.

4) 제 4안위(Cardinal eye position)

기본 주시안위와 십자 방향과 대각선 방향으로 이동하는 위치로 제 2안위와 제 3안위를 합친 운동 위치이다. 오른쪽위, 왼쪽위, 오른쪽아래, 왼쪽아래, 올림, 내림, 안쪽돌림, 가쪽돌림이다.

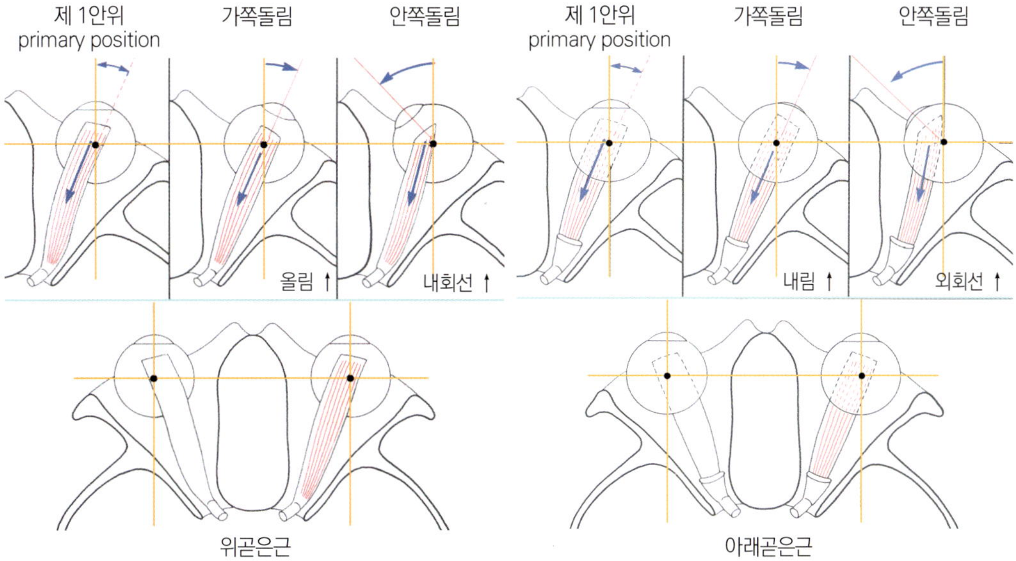

그림 Ⅲ-5-8. 가쪽돌림과 안쪽돌림 상태에서 위·아래곧은근의 작용

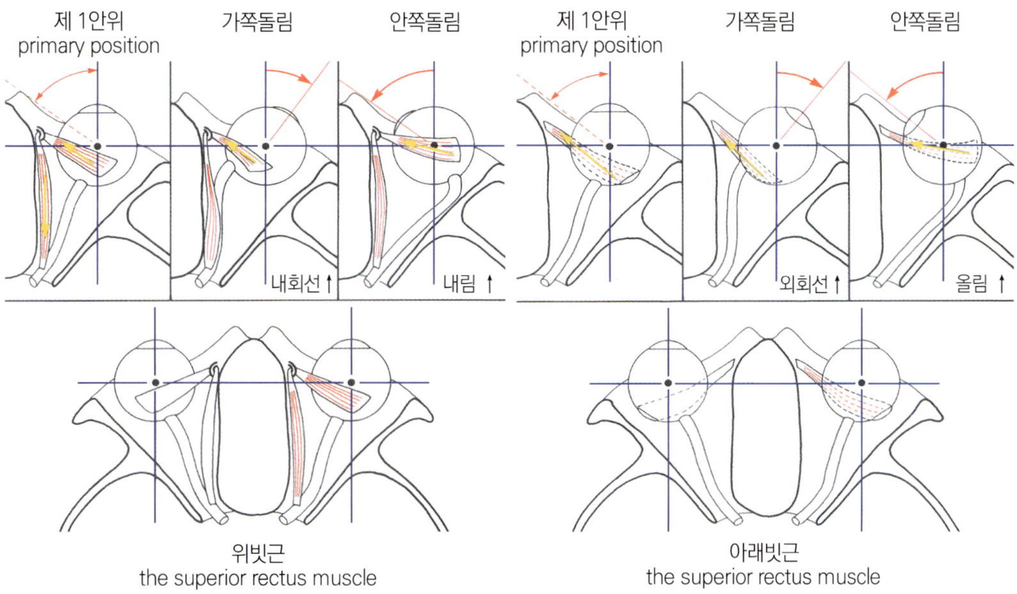

그림 Ⅲ-5-9. 가쪽돌림과 안쪽돌림 상태에서 위·아래빗근의 작용

가쪽돌림과 안쪽돌림을 한 상태에서 외안근의 작용은 그림 III-5-8과 그림 III-5-9에서와 같이 변하게 된다.

6. 외안근의 신경과 혈액공급

(1) 신경지배

안쪽곧은근, 아래곧은근, 아래빗근은 눈돌림신경(oculomotor nerve)의 아래가지에 의해 신경지배를 받는다. 위곧은근은 눈돌림신경의 위가지에 의해 신경지배를 받는다. 가쪽곧은근은 가돌림신경(abducens nerve)의 지배를 받는다. 위곧은근은 도르래신경(trochlear nerve)의 지배를 받는다.

(2) 혈액공급

외안근은 눈동맥(ophthalmic artery)으로부터 두 개의 근육성 가지에 의해 혈액을 공급받는다. 위가지는 위곧은근과 가쪽곧은근, 그리고 위빗근에 공급하고 아래가지는 아래곧은근, 안쪽곧은근, 그리고 아래빗근에 공급한다. 눈물샘동맥(lacrimal artery), 위안와동맥(supraorbital artery), 그리고 아래안와동맥(infraorbital artery)과 같은 다른 동맥들도 외안근에 혈액공급을 한다.

이것만은 꼭 알아둡시다.

1. 외안근의 종류와 해부학적 특성

근육	시작부	정지부
안쪽곧은근(MR)	공동힘줄고리 안쪽	눈알 안쪽 적도부 앞
가쪽곧은근(LR)	공동힘줄고리 바깥쪽	눈알 바깥쪽 적도부 앞
위곧은근(SR)	공동힘줄고리 위쪽	눈알 위쪽 적도부 앞
아래곧은근(IR)	공동힘줄고리 아래쪽	눈알 아래쪽 적도부 앞
위빗근(SO)	해부학적 : 시신경관 안쪽 위 (생리적 : 도르래)	적도면 뒤의 위곧은근과 가쪽곧은근 사이
아래빗근(IO)	안와 아래 안쪽벽	적도면 뒤의 아래곧은근과 가쪽곧은근 사이

2. 외안근의 작용과 신경지배

근육	주작용	보조작용	신경지배
안쪽곧은근(MR)	안쪽돌림	없음	눈돌림신경
가쪽곧은근(LR)	가쪽돌림	없음	가돌림신경
위곧은근(SR)	올림	내회선, 안쪽돌림	눈돌림신경
아래곧은근(IR)	내림	외회선, 안쪽돌림	눈돌림신경
위빗근(SO)	내회선	내림, 가쪽돌림	도르래신경
아래빗근(IO)	외회선	올림, 가쪽돌림	눈돌림신경

3. 눈알운동
 1) 한눈운동
  (1) 수평운동 : 안쪽돌림, 가쪽돌림
  (2) 수직운동 : 올림, 내림
  (3) 회선운동 : 내회선, 외회선
 2) 두눈운동
  (1) 동향운동 : 오른쪽보기, 왼쪽보기, 위쪽보기, 아래쪽보기, 우회선, 좌회선
  (2) 이향운동
   ① 눈모음
   ② 눈벌림

이것만은 꼭 알아둡시다.

4. 외안근의 혈액공급

근 육	혈액공급
안쪽곧은근(MR)	눈동맥의 아래가지
가쪽곧은근(LR)	눈동맥의 위가지
위곧은근(SR)	눈동맥의 위가지
아래곧은근(IR)	눈동맥의 아래가지
위빗근(SO)	눈동맥의 위가지
아래빗근(IO)	눈동맥의 아래가지

IV

시각경로

시신경(optic nerve), 시교차(optic chiasm), 시각로(optic tract), 가쪽무릎체(lateral geniculate nucleus), 시각로부챗살(optic radiations), 그리고 시피질(visual cortex)에 이르는 전체 경로를 시각경로(visual pathway)라고 한다.

학습목표

- 시각경로의 구조를 설명할 수 있다.
- 시각경로의 순서를 이해할 수 있다.
- 시각경로의 혈액공급을 이해할 수 있다.

Ⅳ·시각경로

신용어미리보기

관자엽 : 측두엽
가쪽무릎체 : 외측슬상체
덮개앞핵 : 시개전핵
뒤극 : 후극
뒤통수엽 : 후두엽

마루엽 : 두정엽
새발톱고랑 : 조거열
속목동맥 : 내경동맥
시각경로 : 시로
시각로 : 시색

시각로부챗살 : 시방사
시각피질 : 시피질
시교차 : 시신경교차
앞극 : 전극
이마엽 : 전두엽

1. 시각경로의 구조

시각경로(visual pathway)는 외부의 시각 정보를 뇌에 전달해주는 여러 가지 세포와 시냅스(synapes)로 구성된다(그림 Ⅳ-1).

1) 시신경(Optic nerve)

망막 신경섬유가 시신경유두(optic disc)에서 90°로 돌아 나오면 시신경이라고 한다. 시신경 섬유의 80%는 가쪽무릎체(lateral geniculate nucleus, LGN)에서 끝나게 될 것이다. 시신경

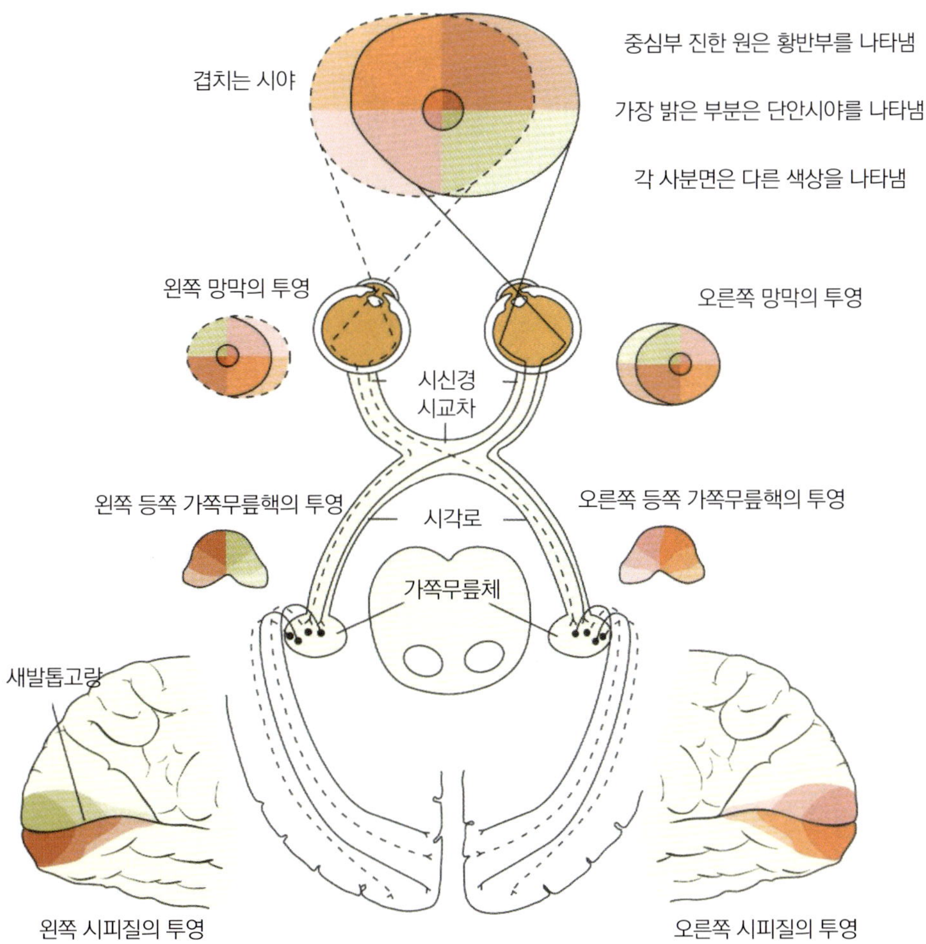

그림 Ⅳ-1. 시각경로

섬유의 약 20%는 동공반사를 조절하는데 관여한다.[1] 시신경섬유의 수는 100~222만개 정도로 다양하고 그 크기도 작은 것부터 큰 것들로 다양하다.

신경의 길이는 5~6㎝이고 위치에 따라 4개의 구역으로 나뉘는데 공막안(0.7~1㎜), 안와안(30㎜), 시신경관안(6~10㎜), 머리뼈안(10~16㎜)으로 구분한다.

(1) 공막안 시신경(Intraocular optic nerve)

시신경의 공막안 단면은 사상판(lamina cribrosa)에서 체판앞(prelaminar)과 층판(laminar)으로 나눌 수 있다. 체판앞 시신경은 신경교(glia) 조직이 섬세한 신경섬유 구조를 제공하고 작은 다발안의 시신경 별아교세포(astrocytes) 다발의 집(sheath)은 각 1,000여개의 섬유를 가진다. 시신경섬유는 신경교 조직에 의해 망막층으로부터 분리된다. 시신경섬유의 주행방향은 다음 그림 Ⅳ-2와 같다.

(2) 안와안 시신경(Intraorbital, Postlaminar optic nerve)

눈알에서부터 안와의 꼭지(apex)까지 30㎜ 정도로 시신경에서 가장 길다. 시신경이 약간 sine wave모양으로 곡선을 이뤄 신경이 뻗어나가지 않고도 완전한 진행을 할 수 있도록 한다. 안와 안에서 신경은 위곧은근(superior rectus muscle)과 안쪽곧은근(medial rectus muscle)의 집(sheath)이 시신경의 집(sheath)에 들러붙어 있다.

시신경은 머리뼈(cranial)의 내용물을 덮고 있는 뇌막에 연속되는 세 개의 수초(meningeal sheath)에 의해 둘러싸여져 있다.

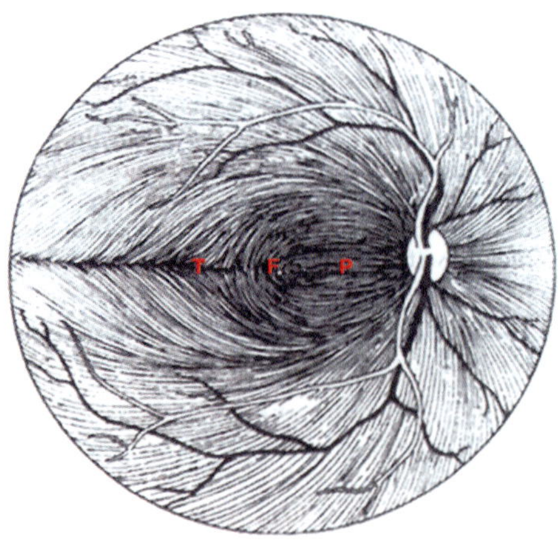

그림 Ⅳ-2. 시신경섬유의 주행방향

1) 최근 연구에서는 시신경 섬유의 90%가 시각에 관여하고, 10% 정도는 동공반사에 관여한다고 보고되고 있다.

① 경질막(dura mater) : 가장 바깥막으로 거칠고 농후한 결합조직으로 수많은 탄력섬유를 가진다.

② 거미막(arachnoid) : 중간막으로 얇은 콜라겐막이다. 섬유주의 섬세한 망상을 통과하여 거미막밑공간(subarachnoid space)을 지나 가장 안쪽 층인 연질막(pia mater)과 연결된다.

③ 연질막(pia mater) : 가장 안쪽막으로 느슨한 혈관성 결합조직 가지로 혈관과 결합조직 사이막을 시신경 안으로 보낸다.

경질막과 거미막 사이공간을 경질막밑공간(subdura space)이라고 하고 거미막과 연질막의 사이공간을 거미막밑공간(subarachnoid space)이라고 한다. 거미막밑공간은 시신경을 둘러싸고 머리뼈안(intracranial)의 거미막밑공간과 연속되고 뇌척수액(cerebrospinal fluid)을 함유한다.

이들 세 개의 층 모두 연합되고 공막과 안와골막(periorbita)과 함께 연속된다.

(3) 시신경관안 시신경(Intracanalicular optic nerve)

위안와틈새(superior orbital fissure)의 위코쪽으로 놓인다. 시신경관안에는 교감신경세포의 일부 축삭과 눈동맥이 있다.

(4) 머리뼈안 시신경(Intracranial optic nerve)

시교차(chiasm)에 도달하기 전까지 다양한 신경길이를 가진다. 무수초 망막섬유가 사상판(lamina cribrosa)의 공막 구멍을 지나감에 따라 비록 중추신경계에 존재하는 슈반세포(Schwann cells)가 없이도 희돌기교세포(oligodendrocytes)에 의해 수초화된다.

결합조직의 집은 연질막에서부터 가지를 내어 연질막과 함께 연속되고 사상판 뒤쪽으로 각 작은다발(fascicle)의 신경교(glial) 집에 추가적으로 수초를 씌우게 된다. 이들 추가적인 조직은 눈을 떠날 때의 시신경의 직경을 두 배로 만들게 되어 망막의 신경은 약 1.5㎜ 직경이었고 눈알을 나갈 때는 3㎜가 된다. 섬유의 작은다발을 분리하는 사이막은 시교차(chiasm) 근처에서 끝난다.

2) 시교차(Optic chiasm)

(1) 시교차의 구조

시교차는 거친 직사각형으로 수평 직경이 약 15㎜, 앞에서 뒤까지 8㎜, 높이 4㎜이다. 시신경처럼 시교차도 뇌막의 수초와 뇌척수액으로 에워싸여 있다. 해부학적으로 교차섬유(crossed retinal fibers)와 비교차섬유(uncrossed retinal fibers)의 비는 53:47 정도로 교차섬유가 많다. 두 눈의 코쪽망막에서 오는 섬유는 시교차에서 반대쪽 눈 시각로로 진행하는 교차섬유가 되고 귀쪽망막에서 오는 섬유는 같은 눈의 시각로로 진행하는 비교차 섬유가 된다(그림 IV-3).

(2) 시교차의 주변구조

시교차의 위에는 제3 뇌실(ventricle)의 바닥이 있고 시교차에서부터 약 1㎝ 아래에 뇌하수체(pituitary gland)가 있다(그림 IV-4). 터어키안(sella turcica) 위의 시교차의 위치는 달라질 수 있는데 터어키안 바로 위에 직접 있기도 하다(인구의 75% 정도). 시신경이 짧고 뇌하수체가 시교차의 뒷부분 아래에 놓이는 경우도 있고 시신경이 길고 뇌하수체가 시교차 앞쪽으로 위치하는 경우도 있다.[2] 시교차의 뒤는 뇌의 오른쪽과 왼쪽으로 시각경로가 연속된다.

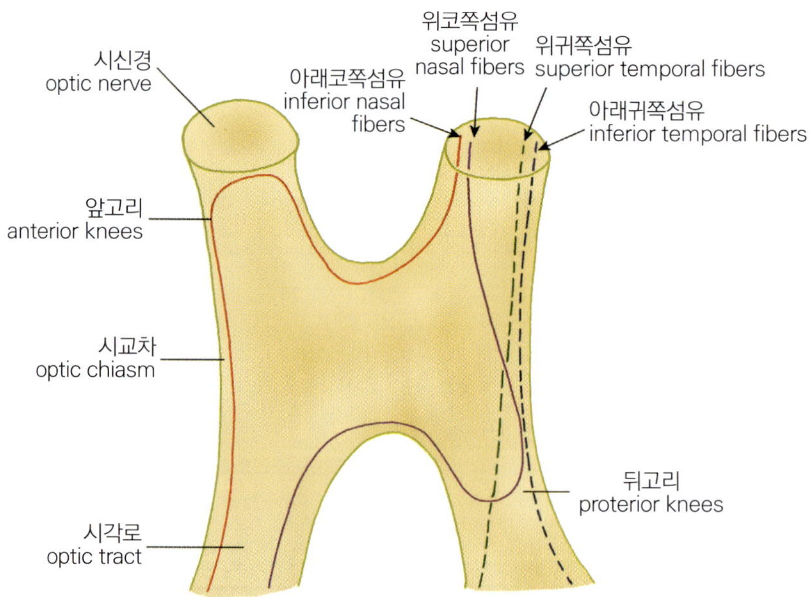

그림 Ⅳ-3. 시교차에서의 섬유의 주행방향

2) 시교차가 앞쪽으로 전위되어 있는 경우는 인구의 약 10%정도이고, 뒤쪽으로 전위되어 있는 경우는 약 15% 정도이다.

Ⅳ·시각경로

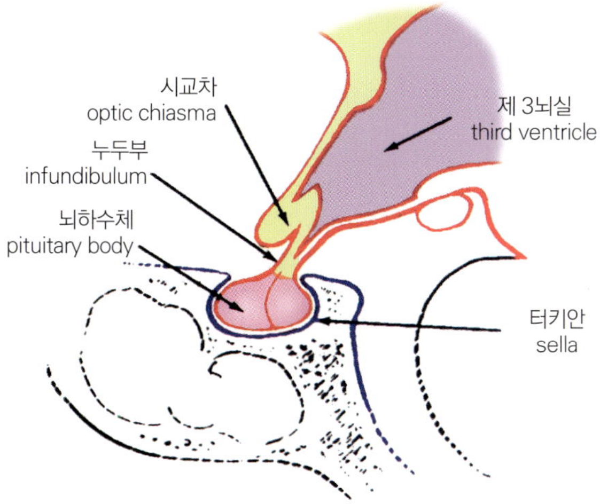

그림 Ⅳ-4. 시교차와 주변 기관의 시상 단면

3) 시각로(Optic tract)

(1) 시각로의 구조

시각로는 원주형의 약간 편평한 섬유다발로 약 3.5㎜ 높이에 5.1㎜ 길이를 갖고 시교차의 뒤바깥쪽 귀퉁이에서부터 가쪽무릎체방향으로 달린다. 섬유(망막신경절섬유의 축삭들)의 대부분은 가쪽무릎체에서 끝난다. 망막신경절세포로부터 온 섬유는 가지를 내고 동일한 세포는 다양한 목표 구조 방향으로 섬유를 보내거나 일부 축삭들은 특정 구조에서 멈춘다.

동공운동반사의 구심성섬유(afferent fibers)는 가쪽무릎체에 도달하기 전에 시각로를 떠나 위둔덕팔(superior branchium)을 지나 중간뇌(midbrain)에 덮개앞핵(pretectal nucleus) 방향으로 간다. 다른 섬유들은 시상하부(hypothalamus) 내의 여러 영역에 보내지고 위둔덕(superior colliculus)에서 끝난다. 시각로 핵은 안운동성안진(optokinetic nystagmus) 반응을 유발하고 망막신경절세포에 의해 정보를 가져오고 받아들인다.

(2) 시각로의 주변구조

시각로는 위쪽 안을 따라 놓여 있고 대뇌각(cerebral peduncle)의 바깥 표면과 뒤대뇌동맥과 평행하게 놓인다. 담창구(globus pallidus)가 위에 있고 안낭이 안쪽에 있고 해마(hippocampus)는 시각로 아래에 있다.

4) 가쪽무릎체(Lateral geniculate nucleus)

가쪽무릎체(lateral geniculate nucleus, LGN)는 뇌하수체의 뒤가쪽에 위치하고 비대칭 원뿔세포와 닮았고 꼭지가 둥글고 바깥쪽으로 방향을 둔다. 망막 축삭이 이곳에서 종결된다. 섬유의 대부분은 가쪽무릎체를 떠나 시각피질로 투영된다.

가쪽무릎체는 층 구조를 이루는데 각 층이 쌓여 올려진 것 같고 위로 올라갈수록 점점 커지는 형태로 일부 층은 분해되고 불규칙해지기도 한다. 층 안의 세포는 모두 동일하고 크기에 따라 세 가지 종류가 있다(그림 IV-5).

(1) 거대세포층(Magnocellular layer)

큰세포층이다. 1번과 2번으로 분류되고 아래에 위치한다.

(2) 소세포층(Parvocellular layer)

중간 크기 세포층이다. 3, 4, 5, 6번으로 분류되고 거대세포층 위에 위치한다.

(3) 먼지세포층(Konicellular layer)

6개의 각 층 아래에 놓인다. 이들 층에 각각 투영되는 망막신경절세포는 그 특성에 따라 다르다.

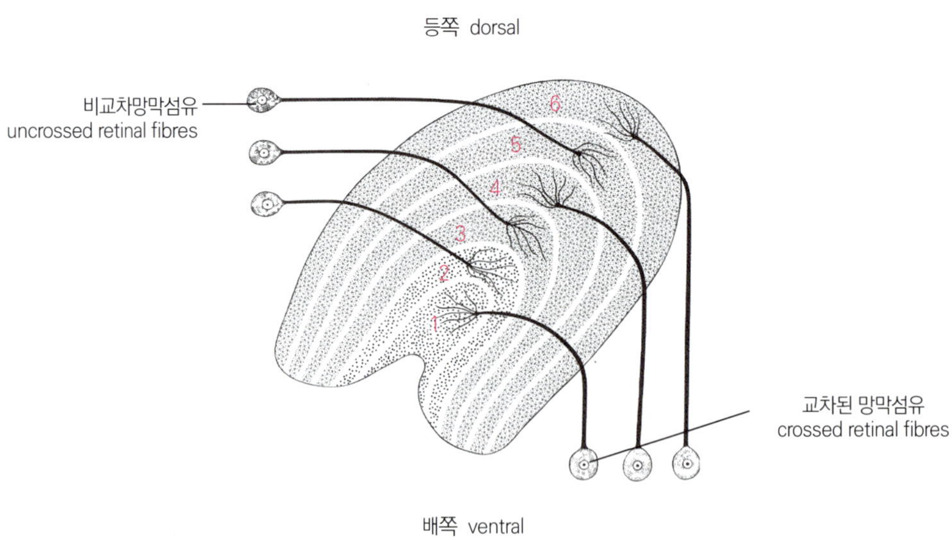

그림 Ⅳ-5. 오른쪽 가쪽무릎체의 횡단면

가쪽무릎체는 단순한 중계 영역이 아니고 피질과 피질아래(subcortical)로부터 정보를 받아들이기도 하고 시각피질로부터 상호신경지배를 하고 복합 과정의 중심이다. 시각 정보 흐름을 조절하고 중요한 정보를 피질로 보낸다. 축삭은 가쪽무릎체를 떠난 후 시각로부챗살(optic radiation)로 간다.

5) 시각로부챗살(Optic radiation)

시각로부챗살은 가쪽무릎체를 떠나면서 대뇌반구(cerebral hemispheres)의 백질(white matter) 깊은 곳에 광범위하게 바깥쪽 아래방향으로 가쪽 뇌실(lateral ventricle)의 귀쪽 각(lateral horn)의 앞쪽 끝 주위에서 광범위하게 부채모양으로 퍼져 있다(그림 Ⅳ-6).

마루엽(parietal lobe) 내에 섬유들은 시피질에서 끝나기 전에 바깥쪽 뇌실의 뒤통수각(occipital horn)의 바깥쪽으로 지난다. 황반에서 오는 섬유는 거의 고리를 형성하는데 이를 메이어고리(Meyer's loop)라고 한다. 가쪽무릎체 안쪽에서 오는 섬유는 위쪽망막에서 오는 흥분충동을 받지만 거의 바로 뒤쪽으로 달려 다른 섬유와 합치고 뒤통수엽(occipital lobe)으로 들어가는 섬유는 새발톱고랑(calcarine fissure)의 상순에서 끝난다.

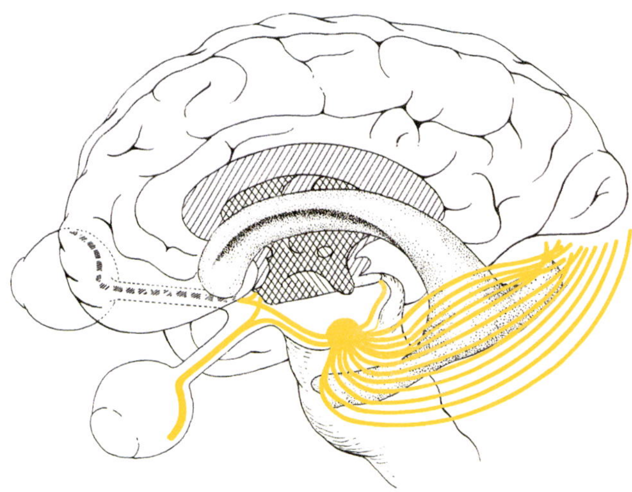

그림 Ⅳ-6. 망막에서부터 뒤통수엽의 새발톱고랑에 이르는 시각경로

Ⅳ·시각경로

6) 일차시각피질(Primary visual cortex, Striate cortex)

일차시각피질(브로드만 영역 17번 또는 V1)은 거의 전적으로 뒤통수엽(occipital lobe)의 안쪽 표면 위에 위치한다고 볼 수 있는데 극히 일부만(아마도 1㎝ 길이) 바깥 표면 위의 뒤극(poterior pole) 주위에 연장된다. 시각피질은 이 영역의 특성상 흰 수초화된 섬유 층이 보이기 때문에 또한 선조피질(striate cortex)이라고도 부른다. 새발톱고랑(calcarine fissure)이 마루뒤통수(parieto-occipital) 고랑(sulcus)으로부터 뒤극까지 연장되고 시각피질 윗부분은 쐐기이랑(ceneus gyrus)과 아랫부분은 혀이랑(lingual gyrus)으로 나뉘어진다. 대부분의 일차시각피질은 새발톱고랑 안에 있는 조직에서 파묻힌다.

(1) 일차시각피질의 구조

일차시각피질(primary visual cirtex)은 약 2㎜ 정도의 두께를 가지고 수평 층과 수직 기둥(columns)으로 구성된다.

① 1번층 : 대부분 바깥층(superficial layers)이고 소수 분산된 신경세포(neurons)를 가진다.

② 2번층 : 피질 깊은(deep)층에만 축삭(axon)을 보내는 신경세포를 가진다.

③ 3번층 : 가까이 있는 피질과 멀리 있는 피질 둘 다 교류할 수 있는 신경세포를 가진다.

④ 4번층 : 백색줄무늬(stria of Gennari)를 가지고 거대세포층(magnocellular layer)과 소세포층(parvocellular layer)으로 나뉜다. 표면(superficial) 시각피질로 축삭을 보낸다.

⑤ 5번층 : 축삭을 위둔덕(superior colliculus)과 다른 뇌줄기(barin stem)에 있는 영역으로 보낸다

⑥ 6번층 : 가쪽무릎체로 영상을 되돌려 보낸다.

(2) 일차시각피질의 작용

특정 피질 영역마다 고유의 자극에 활동이게 된다. 예를 들어, 운동영역은 운동 자극에 활동적이고 색각 영역은 색각 자극에 활동적으로 반응한다.

일차시각피질은 형태, 크기, 위치, 운동의 방향, 양안시차 등의 중요한 정보를 제공한다. 모든 이런 자극은 특정영역에서 담당하게 된다.

① 거대세포(magnocellular) 영역 : 운동감지(movement detection), 저공간주파(low-spatial-frequency) 대비감도(contrast sensitivity)

② 소세포(parvocellular) 영역 : 색, 고공간주파(high-spatial-frequency) 대비감도(contrast sensitivity)

(3) 일차시각피질과 눈알운동

선조피질은 위둔덕(superior colliculus)과 눈의 이마엽눈알중추(frontal eye field)와 함께 교통한다. 위둔덕은 반대쪽 시각 영역(contralateral field of vision)의 망막위상적 지도(retinotopic map)를 완전하게 만들고 시각로 뒤쪽을 나가는 섬유들로부터 교류를 받는다. 지각에 대한 감각적 정보의 분석은 없지만 시각적응(visual orientation), 중심주시, 그리고 홱보기운동(saccadic eye movement)의 조정을 위해 중요하다.

이마엽의 이마엽눈알중추(frontal eye field)는 동향운동(conjugate eye movemnt)의 조정에 기여하는 선조피질로부터 섬유를 받아들인다. 수의적 눈알운동과 반사적 눈알운동 모두 이 영역에서 중재되고 근거리 사물에 대한 동공반응을 한다.

(4) 이차시각피질(Secondary visual cortex)

선조피질은 가쪽무릎체로부터 전달된 시각정보를 결합하고 분석하고 이 정보를 고차원적 시각연합영역(visual association areas, the extrastriate cortex)으로 투영하여 통합적인 해석을 한다. 이 영역은 선조피질로 에워싸여져 있고 뒤통수피질(occipital cortex)의 가쪽면 위에 위치한다. 이곳이 브로드만 영역 18번과 19번이다(그림 Ⅳ-7). 이 영역은 여러 개로 구별되는 피질 영역(V2, V3, V4, V5)으로 알려져 있고 시각 과정이 일어나는 곳이다.

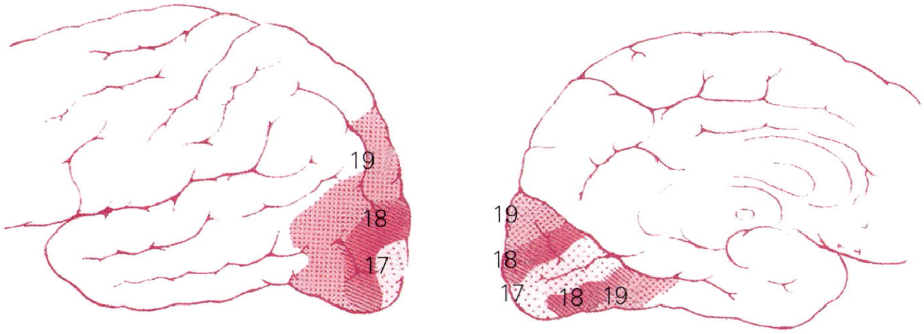

그림 Ⅳ-7. 시각피질의 1차영역과 2차영역

2. 시각경로의 혈액공급

1) 망막의 혈액공급

망막 바깥층은 맥락막(choroid)으로부터 영양공급을 받고 안쪽 망막은 망막중심동맥(central retinal artery)에 의해 공급된다. 짧은섬모체동맥(short ciliary artery) 가지의 집합 고리인 진씨 고리(circle of Zinn)와 유두주위(peripapillary) 혈관이 시신경유두(optic disc)에 공급한다.

2) 시신경의 혈액공급

경막질 혈관은 시신경을 따라 공급되고 안와안(intraorbital)은 눈동맥(ophthalmic artery)으로부터의 가지에 의해 공급되고 시신경관안(intracranial) 시신경은 눈동맥(ophthalmic artery)의 가지, 앞대뇌동맥(anterior cerebral artery), 앞교통동맥(anterior communicating artery), 그리고 속목동맥(internal carotid artery)에 의해 영양공급을 받는다(그림 Ⅳ-8).

3) 시교차의 혈액공급

시교차는 대뇌동맥고리(circle of Willis) 내에 놓여있고 혈관의 순환이 일반적인 동맥류(aneurysms)에 대한 위치이다. 대뇌동맥고리는 앞동맥과 뒤동맥의 합침이고 속목동맥(internal carotid artery)의 안쪽 순환과 뇌기저동맥(basilar artery)의 뒤쪽 순환을 연결하는 곳이다(그림 Ⅳ-9).

속목동맥은 대부분의 대뇌반구(cerebral hemispheres)와 안와와 눈알 구조를 포함하여 앞머리뼈(anterior cranial) 영역에 혈액공급을 한다. 뇌기저동맥의 척추 가지는 뇌줄기(brain stem), 뒤통수엽(occipital lobe)과 아래안쪽 관자엽(inferomedial temporal lobe)을 포함하여 뒷면에 혈액공급을 한다. 그래서 대부분의 눈돌림(ocular motor) 중심과 시피질(cortical visual) 영역의 혈액공급을 하게 된다. 앞대뇌동맥(anterior cerebral artery)과 앞교통동맥(anterior communicating artery)은 시교차의 앞부분에 있고 속목동맥(internal carotid artery)은 시교차의 각 바깥쪽에 놓인다.

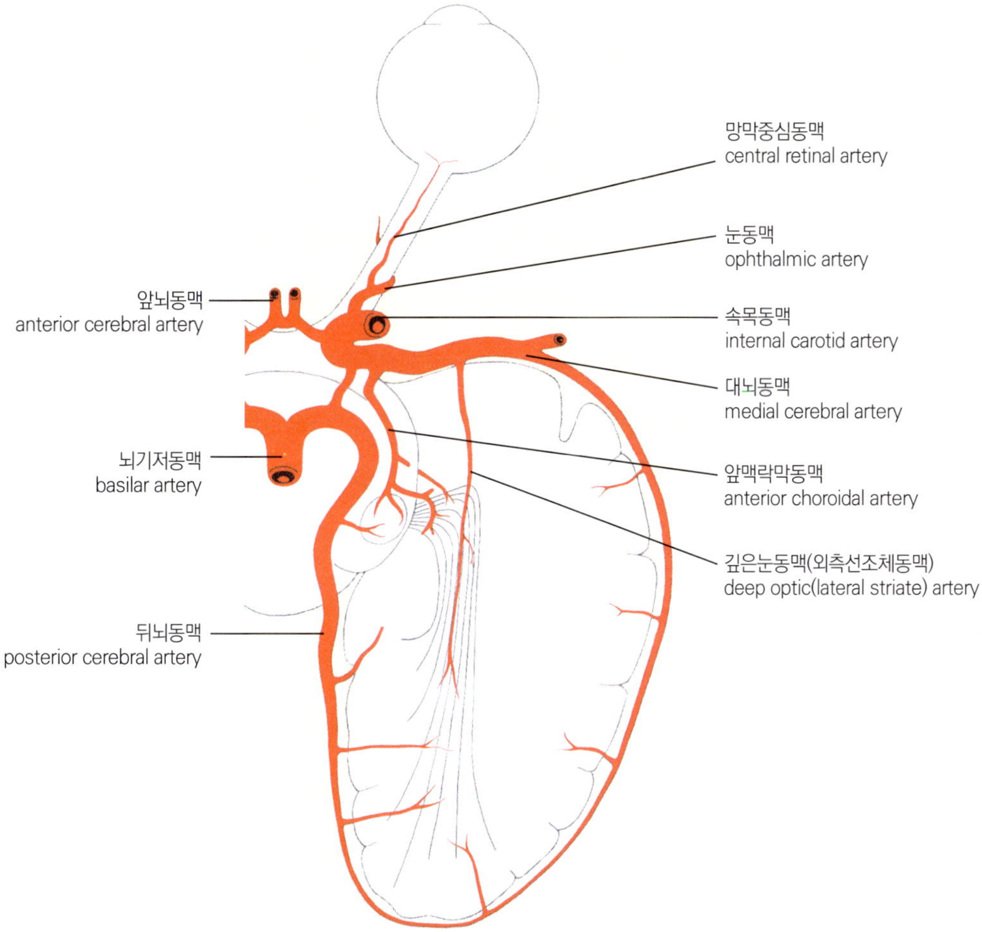

그림 Ⅳ-8. 시각경로의 혈액공급과 연관된 두개의 혈관

4) 시각로의 혈액공급

속목동맥(internal carotid)의 가지인 앞맥락막동맥(anterior choroidal artey)은 비록 중대뇌동맥(middle cerebral artery)으로부터 작은 가지들에 의해서도 공급되기는 하지만 시각로(optic tract)의 주요한 공급원이다.

5) 가쪽무릎체의 혈액공급

가쪽무릎체의 혈액공급은 앞맥락막동맥(anterior choroidal artery)과 뒤대뇌동맥(posterior cerebral artery)의 가쪽 맥락막가지(lateral choroidal branch)와 뒤맥락막(posterior choroidal) 가지로부터 받는다.

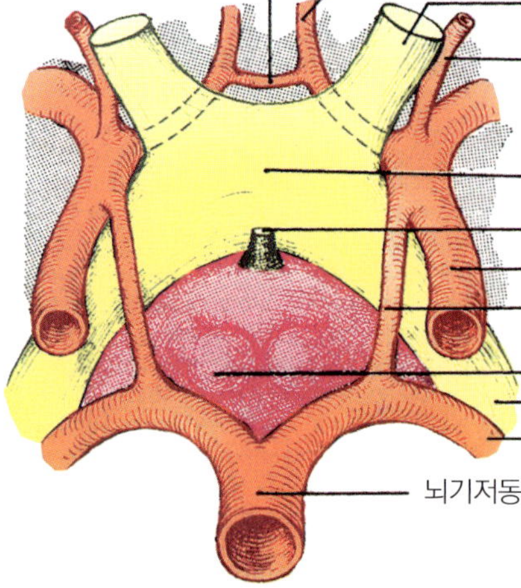

그림 Ⅳ-9. 시교차의 대뇌동맥고리의 혈관 관계

6) 시각로부챗살의 혈액공급

시각로부챗살(optic radiation)은 세 개의 부분으로 나눌 수 있다.

(1) 앞부챗살 : 뇌실(ventricle)의 아래각(inferior horn) 위에서 바깥쪽으로 지나가고 앞맥락막동맥과 중대뇌동맥에 의해 공급받는다.

(2) 중간그룹섬유들은 뇌실의 바깥쪽으로 지나고 중대뇌동맥(middle cerebral artery)의 깊은층 눈가지에 의해 공급된다.

(3) 새발톱 가지(calcarine branch)들을 포함한 뒤대뇌동맥(posterior cerebral artery)의 가지들은 뒤통수엽(occipital lobe)에서 퍼지는 것처럼 위부챗살(posterior radiation)에 공급한다. 중대뇌동맥으로부터의 가지들도 공급한다.

7) 시각피질의 혈액공급

위대뇌동맥(superior cerebral artery)의 새발톱 가지(calcarine branch)는 선조피질(striate cortex)의 주요한 혈액공급이고 종종 뒤귀쪽(posterior temporal) 또는 뒤대뇌동맥의 마루뒤통수(parieto-occipital)의 가지 또는 중대뇌동맥의 뒤통수 가지에 의해 공급된다.

3. 시각경로와 시야

1) 시신경의 손상

한쪽 눈 시신경의 완전한 손상은 그 눈의 절대맹(total blindness)을 가져온다(그림 Ⅳ-10).

2) 시교차의 손상

중심부 시교차의 손상은 양귀쪽반맹(bitemporal hemianopia)을 가져온다. 바깥쪽 시교차의 손상은 양코쪽반맹(binasal hemianopia)을 가져온다.

3) 시각로의 손상

한쪽 눈 시각로의 손상은 손상된 눈의 반맹과 반대쪽 눈의 반맹을 가져온다. 예를 들어, 왼쪽 눈 시각로가 손상되면 오른쪽 눈의 귀쪽 시야 절반과 왼쪽 눈 코쪽 시야 절반이 손상된다(오른쪽동측반맹).

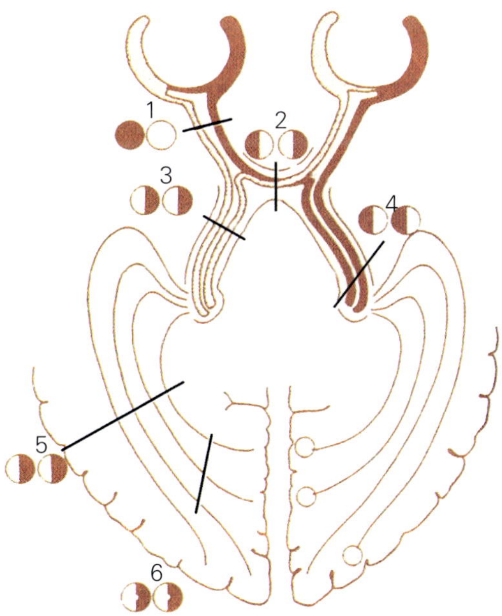

그림 Ⅳ-10. 시야손상

1. 왼쪽눈 절대맹, 2. 양귀쪽반맹, 3. 오른쪽동측반맹, 4. 왼쪽동측반맹,
5. 오른쪽동측반맹, 6. 오른쪽동측반맹

4) 가쪽무릎체의 손상

한쪽 눈 가쪽무릎체의 손상은 손상된 눈의 반맹과 반대쪽 눈의 반맹을 가져온다. 예를 들어, 오른쪽 눈 가쪽무릎체가 손상되면 오른쪽 눈의 코쪽 시야 절반과 왼쪽 눈 귀쪽 시야 절반이 손상된다(왼쪽동측반맹).

5) 시각로부챗살의 손상

한쪽 눈 사각로부챗살의 손상은 손상된 눈의 반맹과 반대쪽 눈의 반맹을 가져온다. 예를 들어, 왼쪽 눈 시각로부챗살이 손상되면 왼쪽 눈의 코쪽 시야 절반과 오른쪽 눈 귀쪽 시야 절반이 손상된다(오른쪽동측반맹).

6) 시각피질의 손상

한쪽 눈 시각피질의 손상은 손상된 눈의 반맹과 반대쪽 눈의 반맹을 가져온다. 예를 들어, 왼쪽 눈 시각피질이 손상되면 왼쪽 눈 코쪽 시야 절반과 오른쪽 눈 귀쪽 시야 절반이 손상된다(오른쪽동측반맹).

이것만은 꼭 알아둡시다.

1. 시각경로의 구조

1) 시신경

(1) 시신경의 네 개의 구역

① 공막안 시신경 - 길이 : 0.7~1㎜

② 안와안 시신경 - 길이 : 3㎝

③ 시신경관안 시신경 - 길이 : 6~10㎜

④ 머리뼈안 시신경 - 길이 : 10~16㎜

(2) 시신경섬유의 구조

① 연질막 - 가장 안쪽 막

② 지주막

③ 경질막 - 가장 바깥 막

2) 시교차 - 코쪽망막 섬유는 시교차에서 반대쪽 시각로로 들어감
- 귀쪽망막 섬유는 뒤쪽으로 달려 같은쪽 시각로로 들어감

3) 시각로 - 원기둥모양

4) 가쪽무릎체 - 6개의 구부러진 층 구조

5) 시각로부챗살 - 부챗살모양

6) 시각피질

① 일차시각피질(area 17) - 시각 정보

② 이차시각피질(are 18, area 19) - 시각 정보의 결합, 분석

2. 시각경로의 혈액공급

1) 시신경

(1) 공막안 시신경 - 눈동맥의 가지

(2) 안와안 시신경 - 눈동맥의 가지

(3) 시신경관안 시신경 - 눈동맥의 가지, 앞대뇌동맥, 앞교통동맥, 속목동맥

2) 시교차 - 위 : 앞대뇌동맥, 앞교통동맥
아래 : 속목동맥, 뒤대뇌동맥, 뒤교통동맥

3) 시각로 - 앞맥락막동맥

4) 가쪽무릎체 - 앞맥락막동맥, 뒤대뇌동맥의 가쪽 맥락막가지, 뒤맥락막가지

5) 시각로 부챗살

(1) 앞부챗살 - 앞맥락막동맥, 중대뇌동맥

(2) 중간그룹섬유들 - 중대뇌동맥의 심층 눈가지

(3) 위부챗살 - 뒤대뇌동맥 가지, 중대뇌동맥 가지

6) 시각피질 - 위대뇌동맥, 뒤대뇌동맥의 마루뒤통수의 가지, 중대뇌동맥의 뒤통수 가지

V

눈의 발생

눈의 발생을 보다 쉽게 이해하기 위해서는 먼저 인체의 배발생 과정에 대한 이해가 필요하다. 발생과정 중 눈의 발생이 언제 어디서 어떤 방식으로 이루어지는가를 통해서 눈의 특성을 보다 쉽게 이해할 수 있을 것으로 생각된다.

학습목표

- 배발생 과정의 개념을 이해한다.
- 눈소포와 눈술잔의 발생에 대해서 설명할 수 있다.
- 수정체 발생에 대해서 이해할 수 있다.
- 눈술잔으로부터 발생되는 눈조직에 대해서 설명할 수 있다.
- 눈의 각부의 발생과정을 이해할 수 있다.
- 눈의 태생학적 기원을 설명할 수 있다.

신용어미리보기

가쪽무릎체 : 외슬상체
간체세포 : 막대세포
기질 : 간질
끝뇌 : 종뇌
눈꺼풀 : 안검
눈소포 : 안포
눈소포자루 : 안포경
눈술잔 : 안배
눈술잔틈새 : 안배열
동공조임근 : 동공괄약근
동공확대근 : 동공산대근
두극세포 : 양극세포
뒤뇌 : 후뇌
뒷방 : 후안방
마름뇌 : 능뇌
말이집 : 수초
사이뇌 : 간뇌
섬모체 : 모양체
속눈썹 : 첩모
속핵층 : 내핵층
수정체소포 : 수정체포
수정체오목 : 수정체와
숨뇌 : 연수, 수뇌
시신경집 : 시신경
신경고랑 : 신경구
앞뇌 : 전뇌
앞방 : 전안방
원뿔세포 : 추체세포
중간뇌 : 중뇌
코눈물관 : 비루관
톱니둘레 : 거상연
홍채큰동맥고리 : 대홍채동맥륜

1. 배발생

정상적인 눈과 기형적인 눈의 여러 가지 측면을 가장 잘 이해하기 위해서는 배발생에 대한 지식이 필요하다. 본 장에서는 인체 발생과 눈의 발생에서 매우 기초적인 부분만을 다루기로 한다. 배발생 과정은 수정란의 초기 세포분열기(cell division stage), 배아기(embryo stage) 및 태아기(foetal stage)로 구분된다.

1) 세포 분열기

난관의 팽대부에서 난자와 정자의 ㅃ수정이 일어나 접합자(zygote, 수정란)가 형성된다. 접합자는 유사분열을 통해 수많은 세포 덩어리인 오디배(morula)를 형성한다. 세포분열이 계속되면 세포 덩어리 내에는 빈 공간(cavity)이 생기는데 이를 포배강(blastocele)이라하고 이때의 세포를 포배세포(blastocyst)라 한다. 약 1주 후 포배는 자궁내막에 도달하여 착상(implantation)이 이루어진다. 이후 포배의 외벽은 태반을 형성하고 내벽의 안쪽은 내세포괴와 양막(amnion), 난황낭(yolk sac) 등을 만든다(그림 Ⅴ-1).

2) 배아기

포배의 내세포괴는 2개의 층인 외배판과 하배판을 형성하여 이배반엽을 이루며 이들이 바로 외배엽(ectoderm)과 내배엽(endoderm)이다.

수정 후 3주경에 이들 두 배엽 사이에 중배엽(mesoderm)이 형성되어 삼배엽판(embryonic disc)으로 바뀌며 이 과정을 낭배형성과정(gastrulation)이라 한다. 신체에 있는 모든 조직들은 이 원기로부터 분화된다.

이후 배판(embryonic plate or disc)은 구부러지기 시작하여 몸줄기(body stalk)로 발달한다. 한 쪽 끝은 신속하게 성장하여 두꺼워져 4주경에는 머리와 비슷한 모습을 갖춘다. 반대편은 확장되어 꼬리와 같은 형태를 이룬다. 중요한 기관계는 임신 6주 동안 형성되며 배아기 이후에는 다소 인간의 형상을 나타내며 이 시기를 태아기(foetus)라 한다(그림 Ⅴ-2).

표 Ⅴ-1. 각 배엽에서 형성되는 기관

배엽	발생조직
외배엽	피부, 신경조직
중배엽	결합조직, 근육, 뼈, 혈관, 림프계
내배엽	소화기관의 상피와 관련구조들

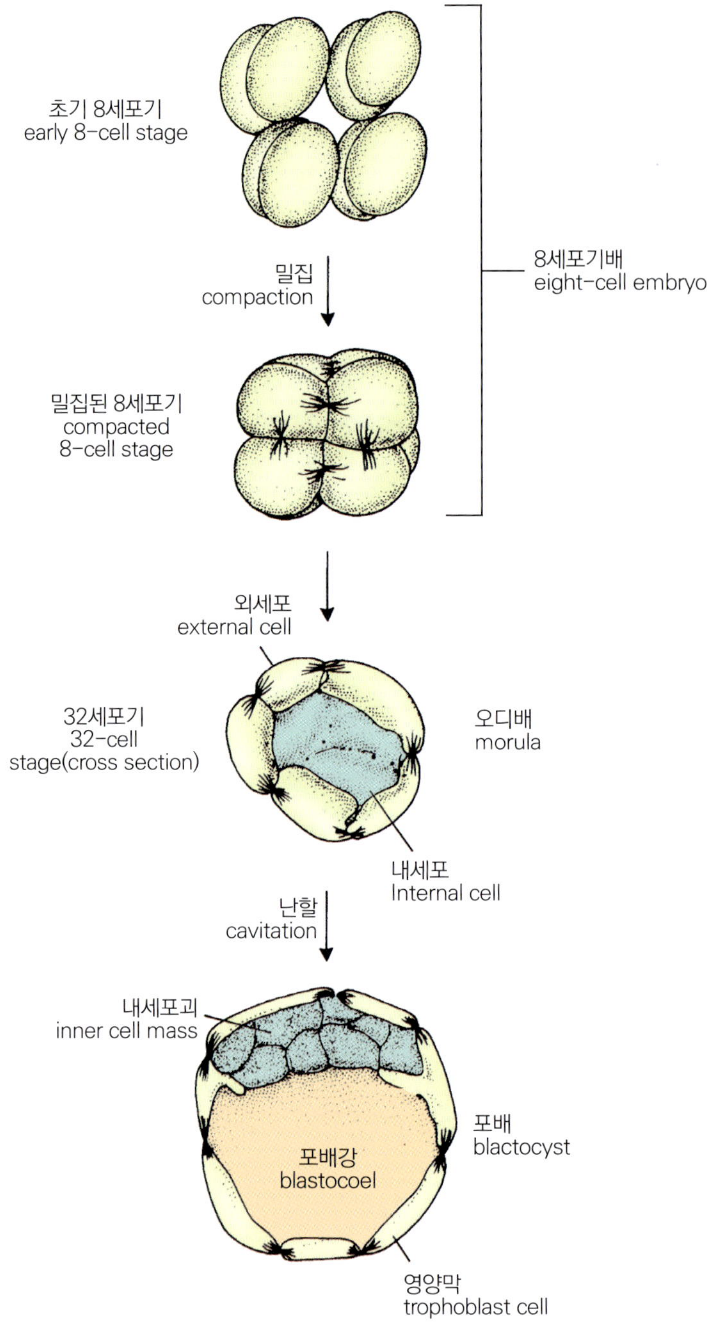
초기 8세포기
early 8-cell stage
밀집
compaction
밀집된 8세포기
compacted
8-cell stage
8세포기배
eight-cell embryo
외세포
external cell
32세포기
32-cell
stage(cross section)
오디배
morula
내세포
Internal cell
난할
cavitation
내세포괴
inner cell mass
포배강
blastocoel
포배
blactocyst
영양막
trophoblast cell

그림 V-1. 배발생 초기

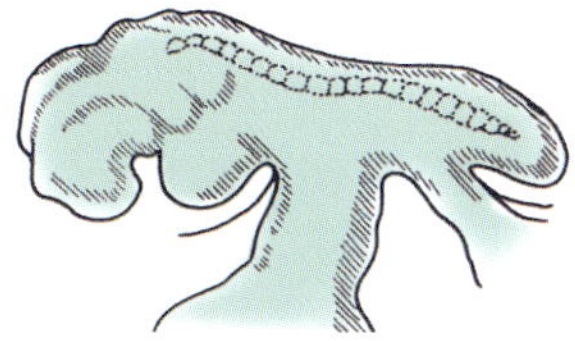

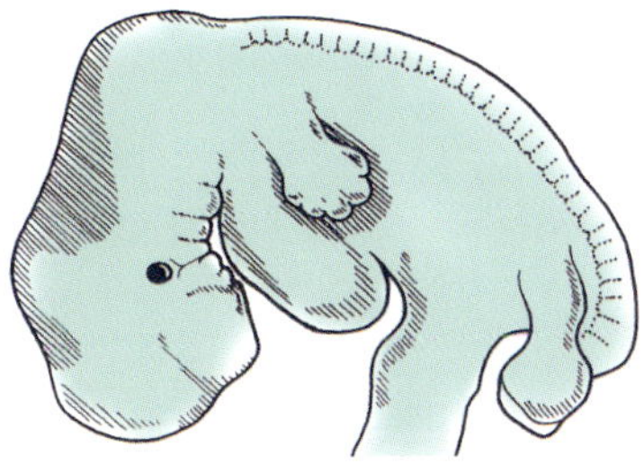

그림 Ⅴ-2. 배아시기

3) 태아기

태아기는 임신 6주에서 마지막 38주까지의 기간으로 3.5㎜이던 태아가 약 50㎝로 성장하고 기관의 분화와 성숙이 이루어진다. 약 35주 때 태아의 크기는 길이가 약 35㎝, 무게가 약 1Kg 정도이므로 이 정도로 성장된 시기라면 특별한 관리만 한다면 자궁 외에서도 생존 가능하다.

2. 눈의 발생

눈은 앞뇌의 신경외배엽(neural ectoderm)과 머리의 표면외배엽(surface ectoderm) 그리고 이들 외배엽간의 중배엽(mesoderm)과 신경능선세포(neural crest cell)에서 발생된다.

1) 눈소포(Optic vesicle)의 발생

수정 후 약 2주일이 지나면 수정낭은 약 2.5㎜의 크기가 되며 이때에 외배엽의 정중선상에 홈이 깊게 파여 신경고랑(neural groove)이 형성된다. 이 신경고랑의 가장자리는 점차 두터워져 신경능선(neural crest)이 되며 신경능선이 신경고랑의 위를 덮게 되어 결국은 신경관(neural tube)이 형성된다. 외배엽은 신경관을 둘러싼 신경외배엽과 배판의 가장 겉을 싸는 표면외배엽으로 구분된다. 또한 이들 배엽 사이에 중배엽이 나타난다(그림 Ⅴ-3).

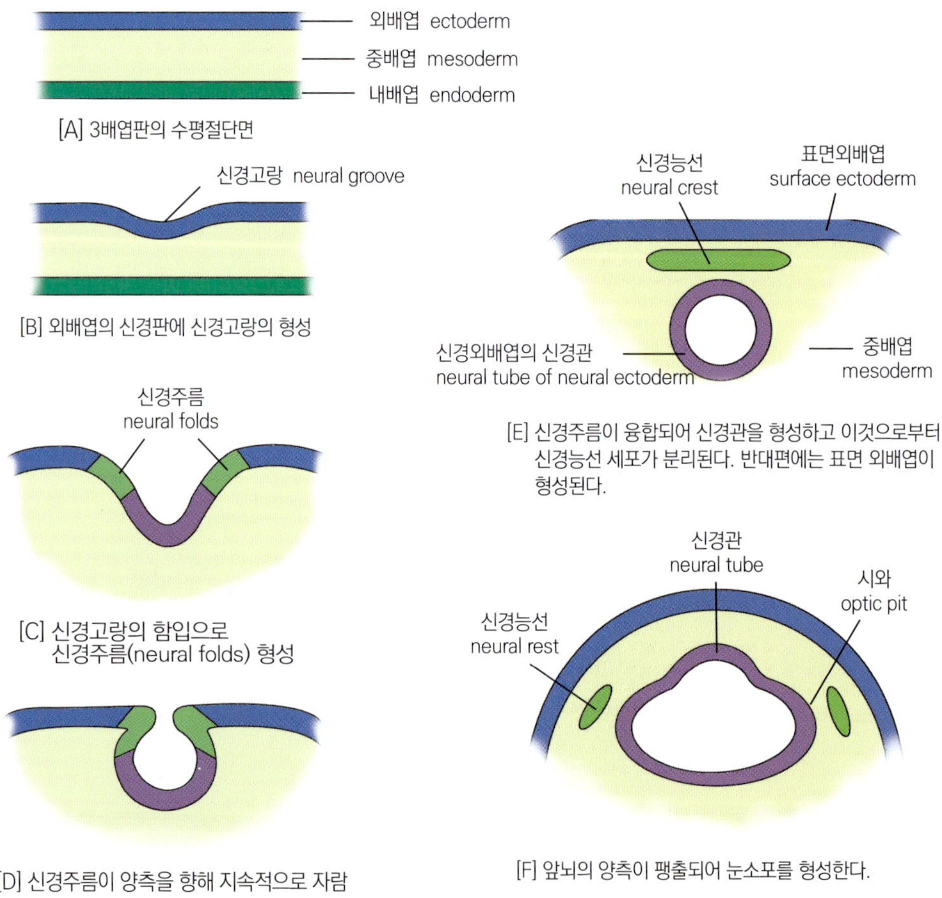

그림 Ⅴ-3. 신경관의 형성

표 V-2. 1차 뇌포에서 성숙뇌의 발생

1차뇌포	2차뇌포	성숙뇌포
마름뇌(rhombencephalon)	숨뇌(myelencephalon)	연수(medullaoblongata)
	뒤뇌(metencephalon)	교와 소뇌(pons and cerebellum)
중간뇌(mesencephalon)	중간뇌(mesencephalon)	중간뇌(midbrain)
앞뇌(prosencephalon)	사이뇌(diencephalon)	시상(thalamus), 시상상부(epithalamus), 시상하부(hypothalamus), 시상후부(metathalamus)
	끝뇌(telencephalon)	대뇌(cerebral system), 선조체(corpus striatum) 대뇌피질과 수질센타(cortex & medullary center)

신경관은 발달하여 뇌(brain)와 척수(spinal cord)를 형성한다. 배발생 4주말경에 신경관의 두부 끝 부분에서 앞뇌, 중간뇌, 마름뇌의 3개의 1차 뇌포가 출현하고 5주경에 5개의 2차 뇌포로 신속하게 발달한다. 2차 뇌포의 가장 앞 쪽이 대뇌(cerebrum), 다음이 사이뇌(diencephalon), 세 번째가 중간뇌(midbrain), 네 번째가 다리뇌와 소뇌(pons and cerebellum), 다섯 번째는 숨뇌(medulla oblongata)로 발달한다(표 V-2).

앞뇌 중 하나인 사이뇌의 양측으로 작은 포(vesicle)가 바깥쪽을 향해 발달하는데 이것이 눈이 될 최초의 소포이며 점차 근위부가 좁아져 눈소포(optic vesicle)와 눈소포자루(optic stalk)를 형성한다.

눈소포자루는 눈소포와 앞뇌를 이어주는 줄기이다. 동시에 눈소포의 표면에 위치한 표면 외배엽은 두꺼워져 수정체판(lens plate)을 형성하며 이 판은 앞을 향해 점차 함몰되어 수정체오목(lens pit)을 거쳐 수정체소포(lens vesicle)를 만든다(그림 V-4).

2) 눈술잔(Optic cup)의 발생

수정 후 약 4주가 지나면 눈소포의 앞쪽 벽이 두꺼워지며 점점 내부로 함몰되어 두 겹의 벽을 갖는 컵 모양의 눈술잔(optic cup)을 형성하게 된다. 눈소포의 앞쪽이 함몰될수록 눈소포의 내강은 점차 좁아져 잠재공간으로 남게 된다. 눈술잔의 함입과 동시에 수정체소포의 형성도 진행된다(그림 V-5).

눈소포의 아랫부분은 눈술잔틈새(choroidal fissure)를 형성한다. 이 눈술잔틈새를 따라 혈관이 많은 중배엽성 조직이 증가하여 유리체동맥과 유리체계를 형성한다. 눈술잔틈새는 점점 좁아져 약 6주경에는 뒤쪽에 유리체동맥이 지나가는 구멍만을 남기고 완전히 폐쇄되

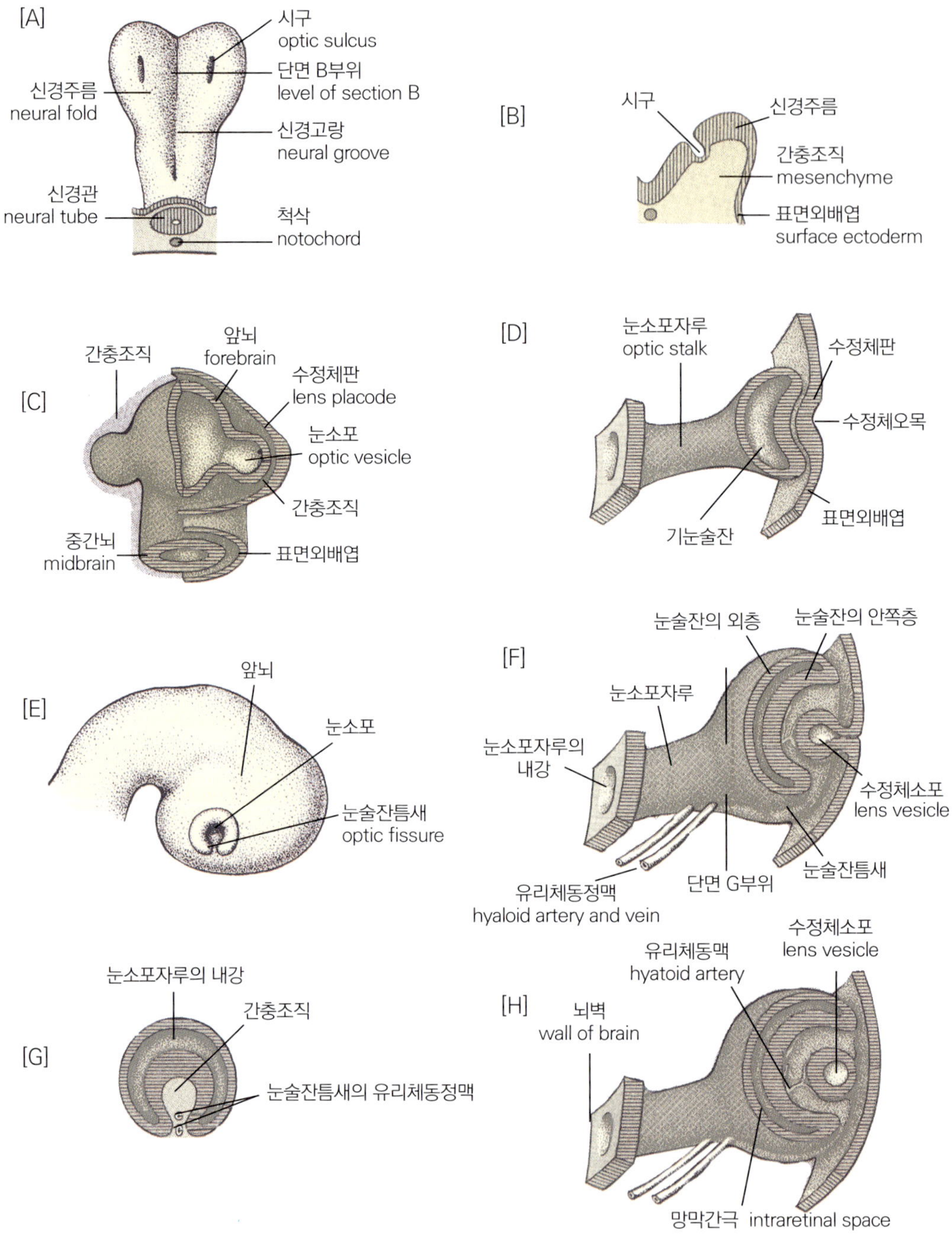

그림 V-4. 눈의 초기발생

[A] 배발생 22일, 뇌끝의 등쪽
[B] 신경주름의 횡단면
[C] 배발생 28일, 앞뇌의 눈소포발생
[E] 배발생 32일, 눈술잔의 외부형태
[G] 눈소포자루의 횡단면
[D], [F], [H] 발생중인 눈의 단면, 눈술잔과 수정체포

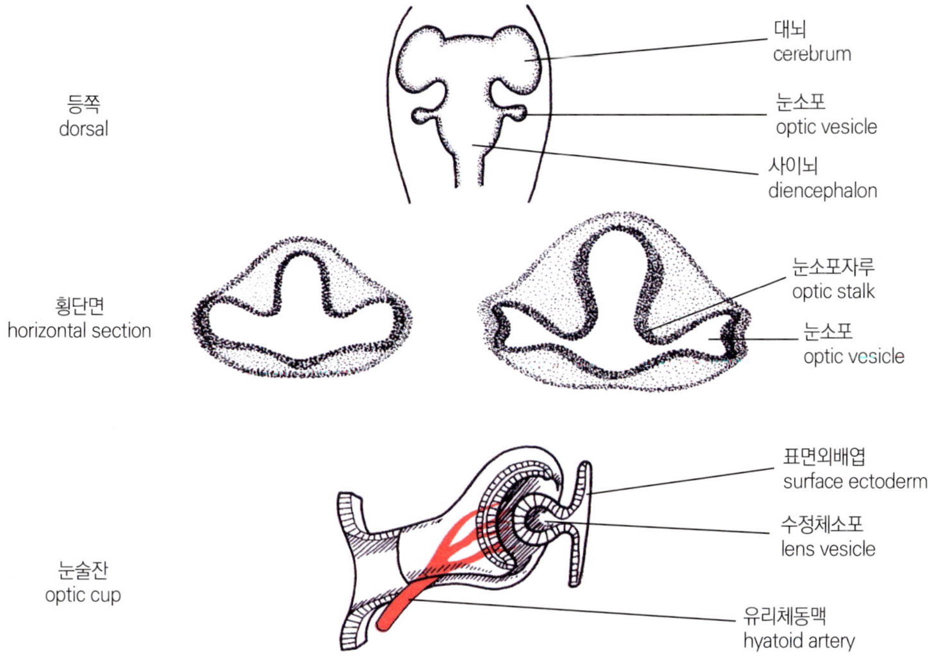

그림 Ⅴ-5. 눈소포와 눈술잔의 발달

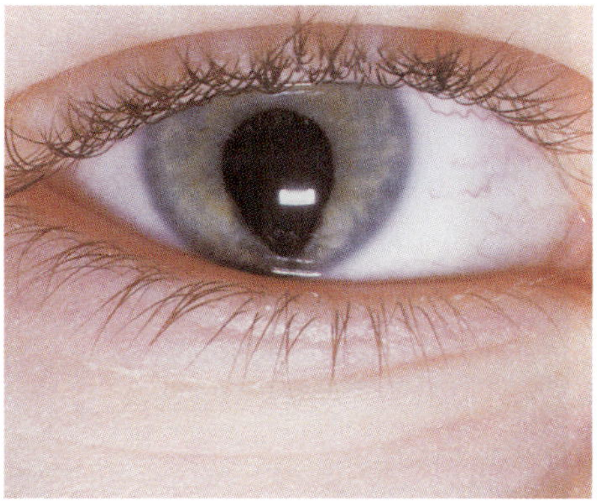

그림 Ⅴ-6. 홍채결손

며 눈술잔 앞쪽의 둥근 입구는 후에 동공이 된다. 약 4개월(100㎜) 경에는 이 구멍을 통해 망막중심동·정맥이 통과하게 된다. 만약 눈술잔틈새가 완전히 닫히지 않으면 눈술잔의 성장에 영향을 미쳐 시신경유두, 망막, 섬모체 및 홍채의 아랫부분이 결손되는데 이를 결손(coloboma)이라 한다(그림 Ⅴ-6).

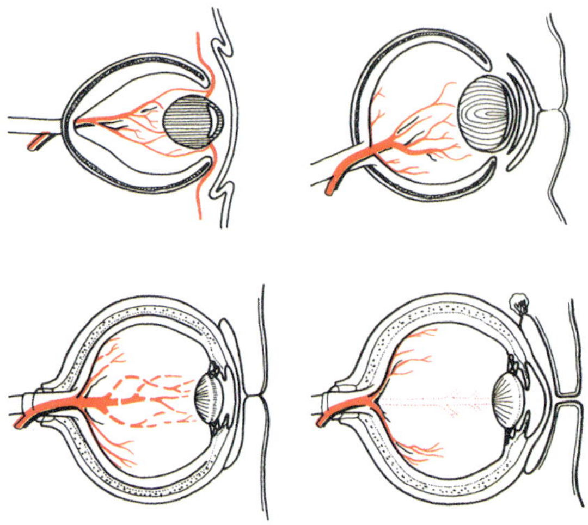

그림 Ⅴ-7. 눈의 발생단계

태생 4개월이면 눈의 기본적인 구조가 형성된다. 일반적으로 임신 초기에는 눈알 뒤쪽의 분화가 주로 이루어지며, 임신 후기에는 눈의 앞쪽의 변화가 훨씬 더 빠르게 이루어진다(그림 Ⅴ-7).

3) 눈 각 부위의 태생학적 기원

눈은 앞뇌의 신경외배엽과 머리의 표면외배엽 그리고 이들 외배엽 사이에서 분리되어지는 신경능선세포와 중배엽에서 발생된다. 신경능선세포와 중배엽은 공동으로 간충조직을 만든다. 대부분의 안와의 결합조직은 신경능선세포에서 기원하지만 중배엽과 신경능선세포의 세포학적 특성이 유사해 그 기원을 구분하기에 어려움이 있다(표 Ⅴ-4).

(1) 표면외배엽

수정체, 각막상피, 결막상피, 속눈썹, 마이봄샘, 몰샘, 짜이스샘, 눈물샘, 덧눈물샘, 눈물관의 상피 등이 여기에서 발생한다.

(2) 신경외배엽

신경망막, 망막색소상피, 섬모체상피, 홍채상피, 동공조임근, 동공확대근, 시신경섬유 등이 있다.

표 Ⅴ-3. 눈의 발생 중 중요 단계

단계	발생조직	발생완료 시기
1	초기 눈소포 생성 수정체소포 출현	3~4주
2	수정체소포 형성 눈술잔 형성 눈술잔 외층의 색소화	4주 말
3	눈술잔틈새 폐쇄 표면외배엽으로부터 수정체 분리 원시수정체섬유 출현 망막분화 시작 수정체 혈관망 출현	6주
4	이차수정체섬유의 개시 수정체혈관망 완성 원기상태의 눈꺼풀 주름 출현 홍채 외배엽 발달	3개월
5	수정체 혈관 퇴화 망막중심동맥 출현 섬모체와 섬모체근 출현 동공조임근과 동공확대근 출현 공막과 맥락막의 외층 출현	4개월
6	동공막의 소실 섬모체의 평면부 형성 시신경의 말이집화 시작	7개월
7	유리체동맥 퇴화와 소실 시신경 말이집의 사상판 도달	9개월
8	황반의 완성	생후 4~6개월

(3) 중배엽

외안근과 안와, 눈알의 혈관내피세포 등이 있다. 중배엽에 기원을 둔 많은 조직들을 신경능선세포 기원으로 분류하는 경향이 있다.

(4) 신경능선세포

신경외배엽의 신경주름 근처에 있는 표면 외배엽에서 발생하며 각막기질, 보우만층, 데스메막, 각막내피, 공막, 포도막의 기질, 섬유주, 섬모체근, 시신경집 등이 여기에서 발생한다.

표 Ⅴ-4. 눈의 태생학적 기원

표면외배엽 기원	신경외배엽	신경능선세포	중배엽
수정체	망막상피	각막기질, Bowmann 층	외안근
각막상피	신경망막	각막내피, Descemet막	안와
결막상피	시신경섬유	공막	혈관내피세포
눈물샘상피	신경교세포	섬유주	
눈꺼풀의 상피, 속눈썹	섬모체의 상피	섬모체근	
마이봄샘, Zeis 샘	홍채의 상피	포도막의 기질	
Moll샘, 코눈물관의 상피	동공조임근과 동근확대근	시신경집	

4) 눈의 각 부위의 발생

배아단계에서 기관이 발달하고 배아에 영양을 공급하고 보호하는 구조들이 형성된다. 발생이 진행되면서 배아의 부위에 따라 세포분열의 속도가 다르므로 조직이 복잡한 형상으로 변한다. 어떤 구조물은 특정한 시점에 인접한 다른 조직의 분화를 유도하는데 따라서 이 구조물의 분화가 없으면 다른 조직도 발달하지 않는다. 이렇게 발생과정 중 한 그룹의 특성화된 세포가 인접한 세포 그룹을 특성화시켜 점진적인 발생이 일어나도록 하는 현상을 유도작용(induction)이라 한다.

(1) 수정체

눈술잔과 수정체 사이에는 확실한 유도작용이 일어난다. 눈술잔의 함몰이 시작되는 시점(약 태생 27일)에 인접해 있는 표면외배엽이 두꺼워지기 시작해서 수정체의 원기인 수정체판이 형성된다. 수정체판은 눈술잔 안으로 함몰되어 들어가면서 수정체오목을 거쳐 수정체소포를 형성한다. 단층의 세포로 된 수정체소포는 태생 4주경에는 표면외배엽으로부터 완전히 분리되어 눈술잔 앞에 놓여 수정체가 된다(그림 Ⅴ-8).

수정체소포의 앞벽은 수정체앞면상피가 되고 뒷벽은 수정체섬유를 형성한다. 이때 뒷벽의 세포는 급속히 길어지고 핵이 소실되어 원시수정체섬유(primary lens fibers)를 형성한다. 이 원시수정체섬유의 성장으로 수정체소포의 내강은 서서히 폐쇄된다. 이후 만들어지는 수정체섬유는 이차수정체섬유라 하며 일생동안 생성된다. 이차수정체섬유는 적도근처의 앞면상피세포로부터 만들어 진다(그림 Ⅴ-9).

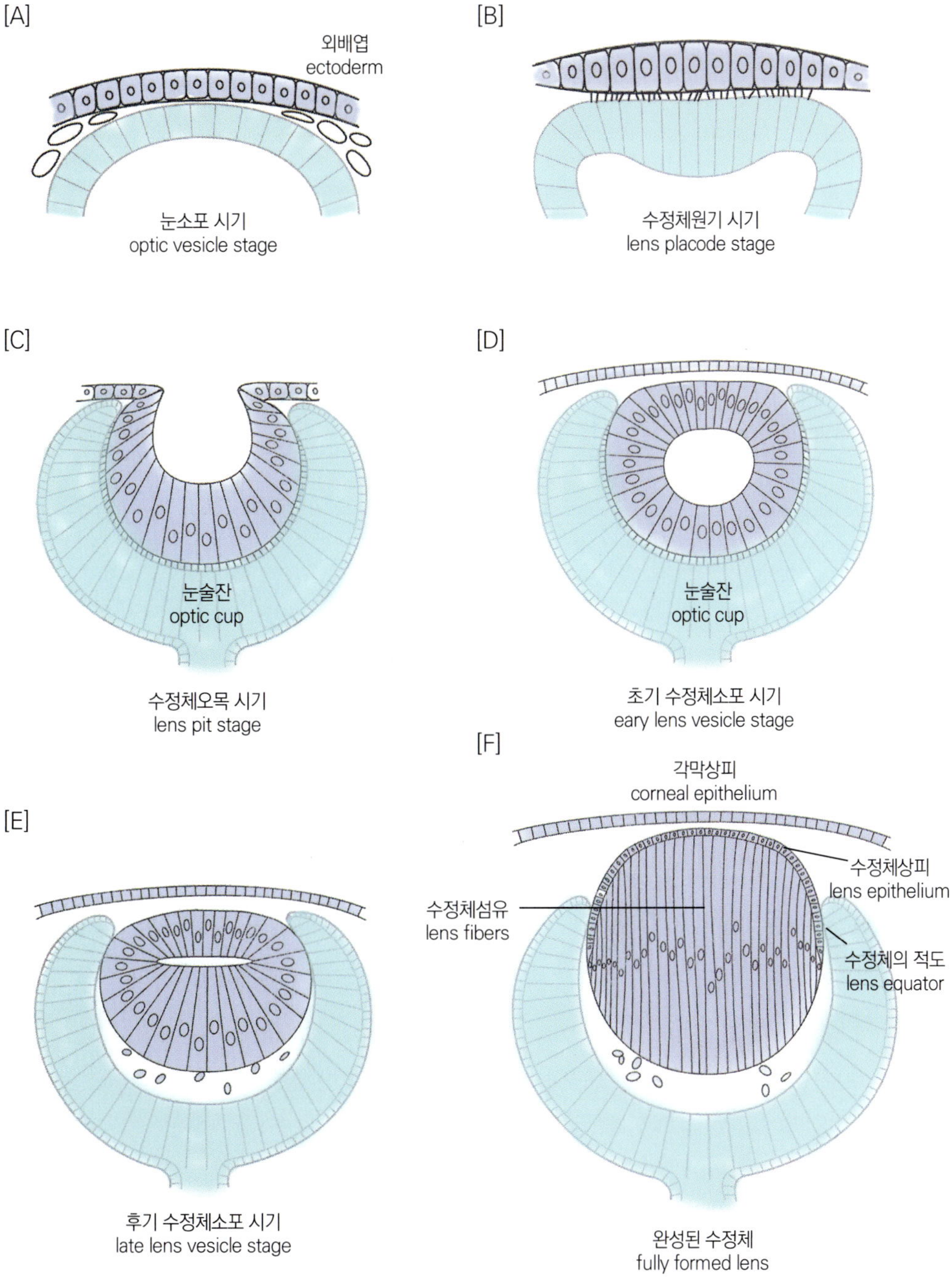

그림 V-8. 수정체의 발생단계

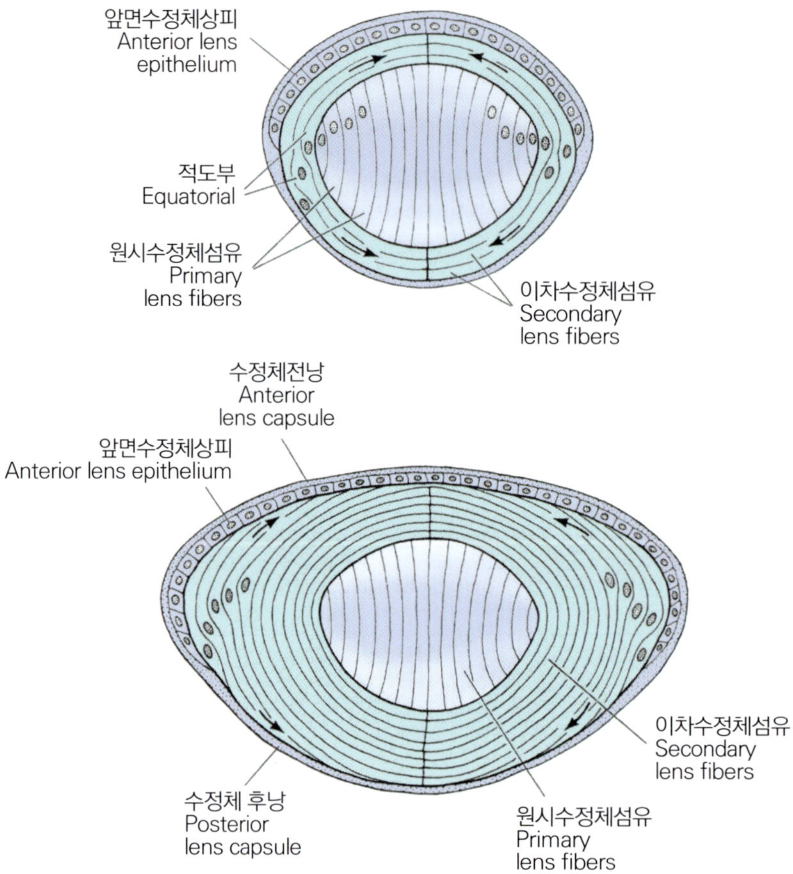

그림 V-9. 수정체섬유의 생성

① 봉합선

적도부의 앞면상피세포는 앞·뒤쪽을 향해 자라서 섬유의 끝 부분이 서로 만나 봉합선이 생성된다. 태아기에서 유년기 동안의 봉합선은 앞면은 Y형이고 뒷면은 역 Y형이다. 그러나 나이가 들면 불규칙적으로 봉합이 더해진다.

② 수정체의 성장

태아기 동안 수정체는 유리체동맥을 통한 능동적인 혈액 공급으로 인해 신속한 성장이 일어난다. 수정체는 점차 난원형을 띠게 되어 출생 시 광학축의 두께는 성인 수정체의 직경과 유사하지만 적도의 직경은 성인 크기의 2/3에 해당된다. 수정체낭은 중배엽으로부터 만들어 진다.

(2) 망막(Retina)

망막은 눈술잔으로부터 형성된다.

① 망막색소상피층의 형성

눈술잔의 바깥쪽에 태생 5주경 멜라닌 색소가 나타나면서 망막색소상피층이 형성된다. 망막색소상피층은 단층의 입방형 내지 원주형의 세포로 이루어져 있다.

② 신경망막층의 형성

눈술잔의 안쪽 층은 9층으로 이루어진 신경망막층을 형성한다. 신경층은 톱니둘레까지 뻗어 있으며 이 앞 부위는 신경세포는 분화되지 않고 두 층의 상피세포를 형성하여 섬모체와 홍채의 후면까지 싸게 된다. 신경절세포층이 가장 먼저 분화하고 바깥층에 있는 막대세포와 원뿔세포가 가장 늦게 분화한다(그림 V-10).

③ 황반의 형성

태생 6개월경의 황반부는 다른 망막지역에 비해 두꺼우며 태생 7개월경이 되어야 황반지역에 있는 속핵층의 세포들이 망막주변부로 이동한다. 또한 중심오목의 추체는 망막의 다른 부위보다 발달이 늦어 형태와 기능이 완전히 형성되는 시기는 생후 4~6개월경이다.

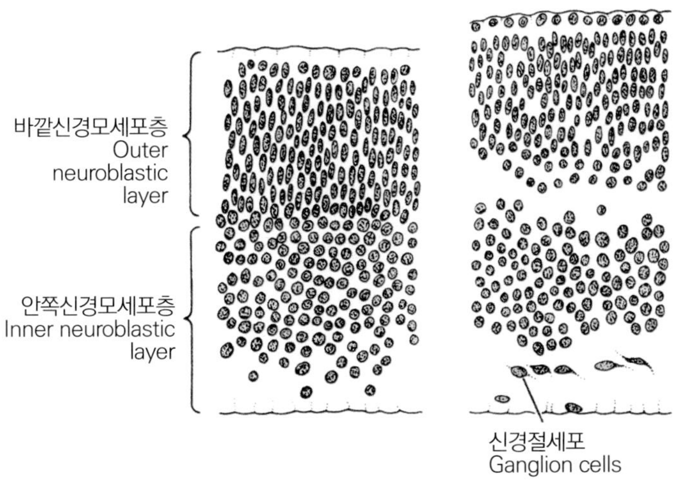

그림 V-10. 초기망막의 발생

(3) 시신경(Optic nerve)

망막의 신경절세포의 축삭은 눈소포자루 부위로 자라 들어가 시신경유두을 형성한다. 눈소포자루의 내강은 이 세포의 축삭이 점차 쌓이므로 소실되고 6~8주 사이에 시신경을 형성한다. 시신경섬유의 말이집화(myelination)는 가쪽무릎체에서 5개월경 시작되어 6개월경 시교차에 도달하고 출생 후 1개월경 사상판 부위에서 멈춘다. 눈소포자루 내의 유리체동맥과 정맥은 망막중심동맥과 정맥을 형성한다(그림 Ⅴ-11).

(4) 포도막(Uvea)

① 홍채(Iris)

3개월 말경 눈술잔의 끝부분이 신장되어 수정체와 각막 사이로 자라 들어가 홍채가 형성되기 시작한다. 눈술잔의 앞쪽 끝부분에 신경능선세포와 혈관이 많이 생겨서 홍채기질이 형성된다. 5개월경 동공조임근이 형성되고 6개월경 동공확대근이 발달한다. 이 동공근들은 중배엽에서 기원하는 눈의 다른 근육과 달리 신경외배엽에서 유래한다. 10주경이면 앞면상피와 후상피층에 색소화가 시작되어 7개월경 완성된다(그림 Ⅴ-12).

홍채 중앙의 개구부가 동공이 되며 수정체의 전면에 있는 중배엽은 농축되어 동공막을 형성한다. 태생 8개월부터 동공막은 변성을 시작해 결국 소실된다.

② 섬모체(Ciliary body)

3개월 말경 눈술잔의 바깥층이 섬모체의 외색소상피가 되며 내무색소층은 눈술잔의 안쪽층으로부터 만들어 진다. 섬모체의 상피는 성장하면서 주름져 약 70개의 섬모체돌기를 형성 한다. 4개월경 홍채큰동맥고리가 형성되고 5개월경 섬모체근의 발생이 시작된다. 4~6개월경 상피세포에서 방수의 생산이 시작된다(그림 Ⅴ-13).

③ 맥락막(Choroid)

맥락막은 눈술잔을 둘러싸는 혈관성중배엽으로부터 형성 된다. 태생 6주에는 신경외배엽의 바깥층이 부르크막(Bruch's membrane)을 만든다(그림 Ⅴ-14).

(5) 유리체 (Vitreous body)

① 일차유리체(Primary vitreous)

태생 3.5주경의 유리체는 수정체와 눈술잔 사이에서 발생하며 일차유리체는 눈술잔중배엽, 원시수정체, 유리체혈관에서 온 분비물로 이루어진다. 일차유리체는 점차 퇴화하여 태생 9개월에는 수정체 뒷면에 작은 흔적만 남기고 소실된다. 궁극적으로는 시신경유두에 남아 있던 유리체동맥과 연결되어 유리체관(Cloquet's canal)으로 남게 된다.

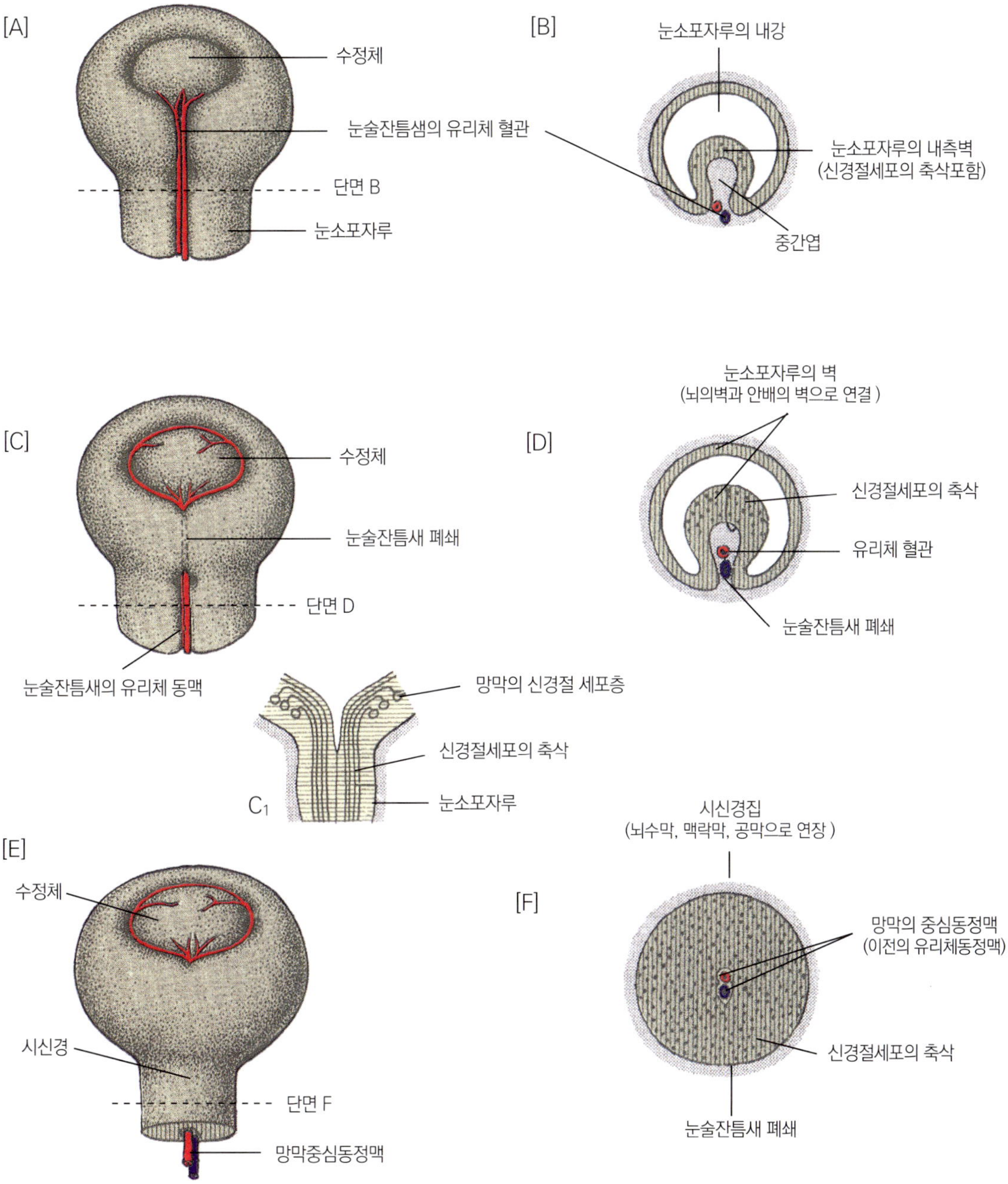

그림 V-11. 눈의 발생단계

[A], [C], [E] 눈술잔틈새의 폐쇄와 시신경의 형성　[B], [D], [F] 눈소포자루의 횡단면

[C_1] 눈술잔과 눈소포의 종주상 단면 – 뇌를 향해 성장하는 신경절세포의 축삭

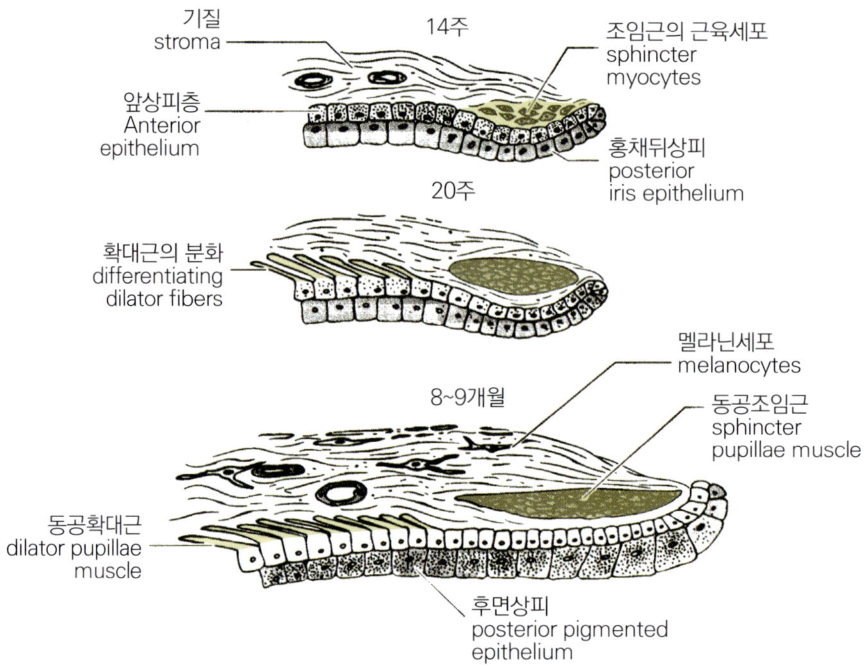

그림 Ⅴ-12. 홍채의 발생

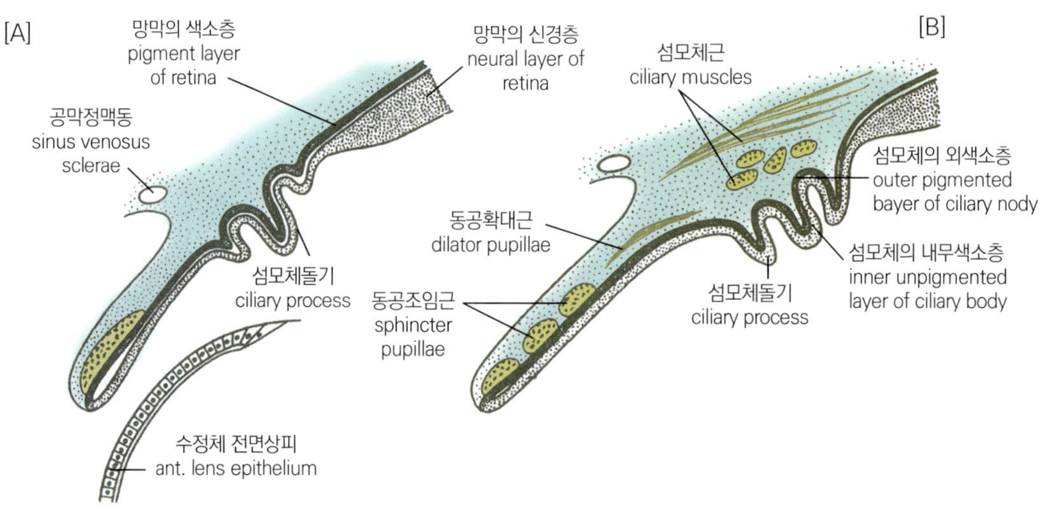

그림 Ⅴ-13. 홍채와 섬모체의 발생

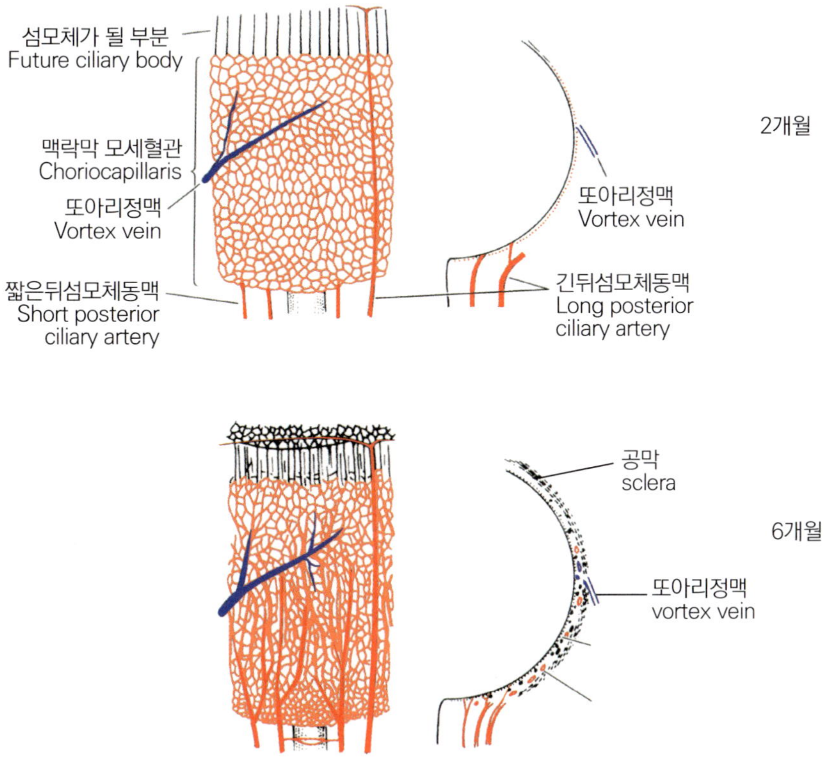

그림 Ⅴ-14. 맥락막

② 이차유리체(Secondary vitreous)

일차유리체가 형성된 후 태생 6주에서 10주 사이에 망막의 안쪽경계막은 유리체섬유들과 유착되어 유리체기저부를 만든다. 따라서 이차유리체는 주로 신경외배엽인 망막에서 유래된다. 유리체혈관들은 눈알 앞쪽으로 뻗어나가 수정체를 둘러싸는 혈관으로 발달되어 수정체혈관막(tunica vasculosa lentis)을 만든다. 이 수정체혈관막은 출생 시에는 소실되거나 작은 흔적으로 남는다. 유리체혈관주위에는 중배엽에서 유래하는 유리체세포(hyalocyte)들이 존재한다(그림 Ⅴ-15).

③ 삼차유리체(Tertiary vitreous)

태생 10주의 유리체섬유는 섬모체소대를 형성하여 섬모체돌기와 수정체낭 사이를 연결한다.

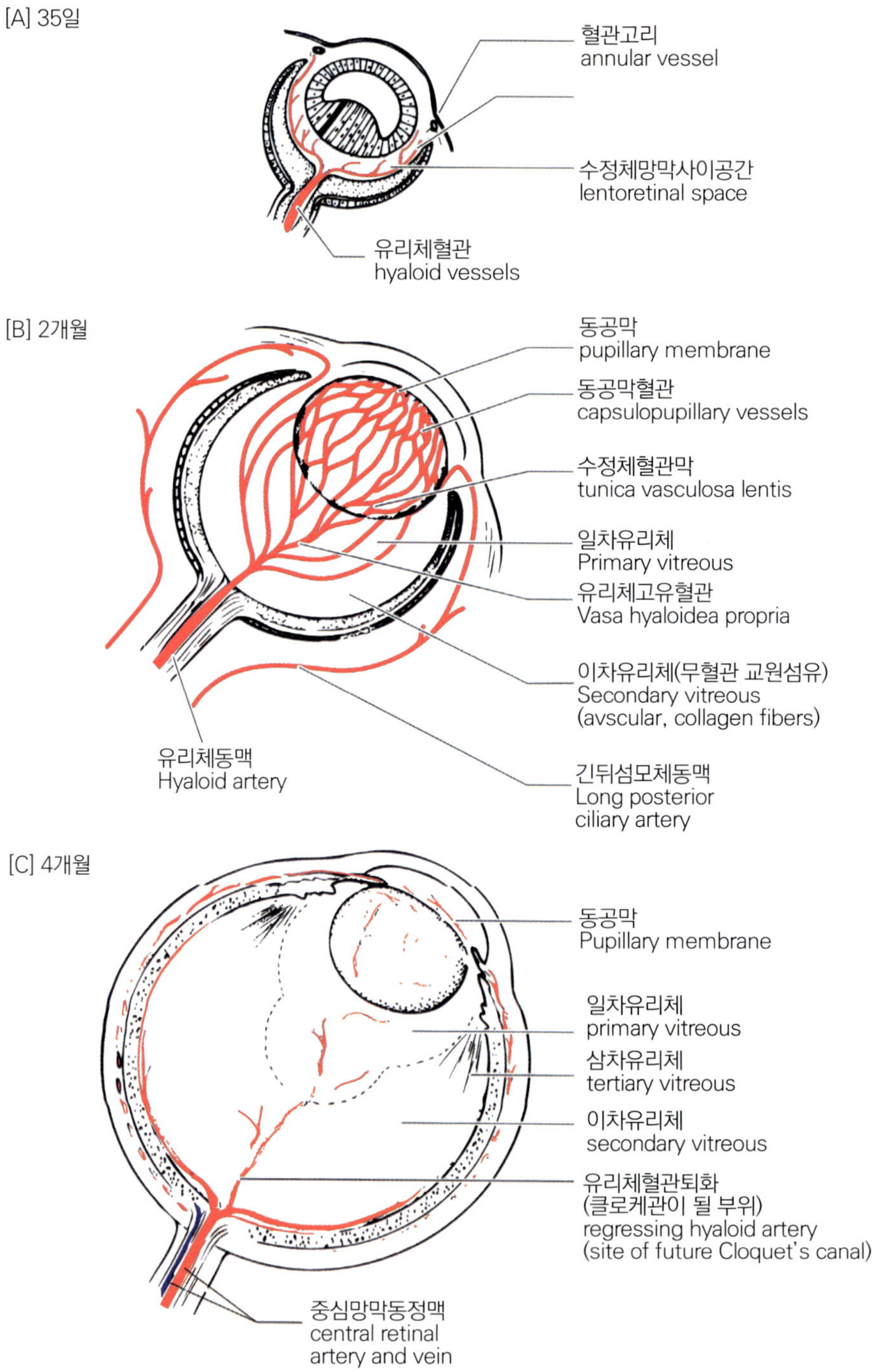

그림 V-15. 유리체의 혈관, 발달과 퇴화

(6) 혈관계(Blood vessel system)

혈관의 태생학적 기원은 중배엽이다. 원시 목동맥의 가지인 눈동맥은 유리체동맥을 형성하며 태생 6주경 유리체동맥으로부터 긴섬모체동맥이 분지한다. 이 긴섬모체동맥은 눈술잔의 가장자리까지 뻗어 태생 7주에는 홍채큰동맥고리를 형성하며 이 동맥의 분지가 홍채의 혈관계를 이루어 태생 7개월경 완성된다.

유리체동맥은 일차유리체와 수정체혈관망 등을 만든 후 점차 퇴화한다. 4개월경 퇴화가 더욱 뚜렷해지면서 시신경유두로부터 망막의 동맥과 정맥이 자라오기 시작한다. 망막혈관의 분지는 8개월경 코쪽 톱니둘레에 도달하고 10개월경 귀쪽 톱니둘레에 도달한다. 일반적으로 망막의 혈관은 계속 발달하여 출생 후 약 3개월경이 되어야 완성된다.

(7) 각막(Cornea)

각막은 수정체와 눈술잔에 의해 유도되는데 수정체소포가 표면외배엽으로부터 분리되는 시기에 시작된다. 각막상피는 표면외배엽으로부터 만들어 지고 나머지 층은 모두 신경능선세포에서 유래한다. 태생 3개월경의 각막은 보우만막(Bowman's membrane)을 제외한 모든 층이 존재하며 보우만막은 각막기질에서 유래한다. 데스메막(Descemet's membrane)은 각막내피에서 만들어진다. 각막가장자리는 4개월경 현저해진다(그림 Ⅴ-16).

(8) 앞방과 뒷방(Anterior and posterior chamber)

앞방은 태생 7주경에 표면외배엽과 발생 중인 홍채 사이에서 발생한다. 홍채는 발생 초기에는 앞쪽에 위치하지만 앞방각이 발달하면서 점차 뒤쪽으로 밀려난다. 앞방은 출생 시까지는 매우 얕다. 쉴렘관은 태생 9주경에 출현하며 초기에는 혈액으로 가득 차 있다. 섬유주는 신경능선세포로부터 만들어진다.

뒷방은 홍채와 수정체 사이에 있는 중배엽의 간극에서 발생한다. 동공막이 소실되어 동공이 형성되면 앞방과 뒷방은 서로 연락된다. 방수유출로는 출생 전에 완성된다.

(9) 공막(Sclera)

공막은 중배엽과 신경능선세포에 의해서 형성되며 외부의 테논낭은 외안근의 부착지점에서부터 발생하여 태생 5개월경 완성된다.

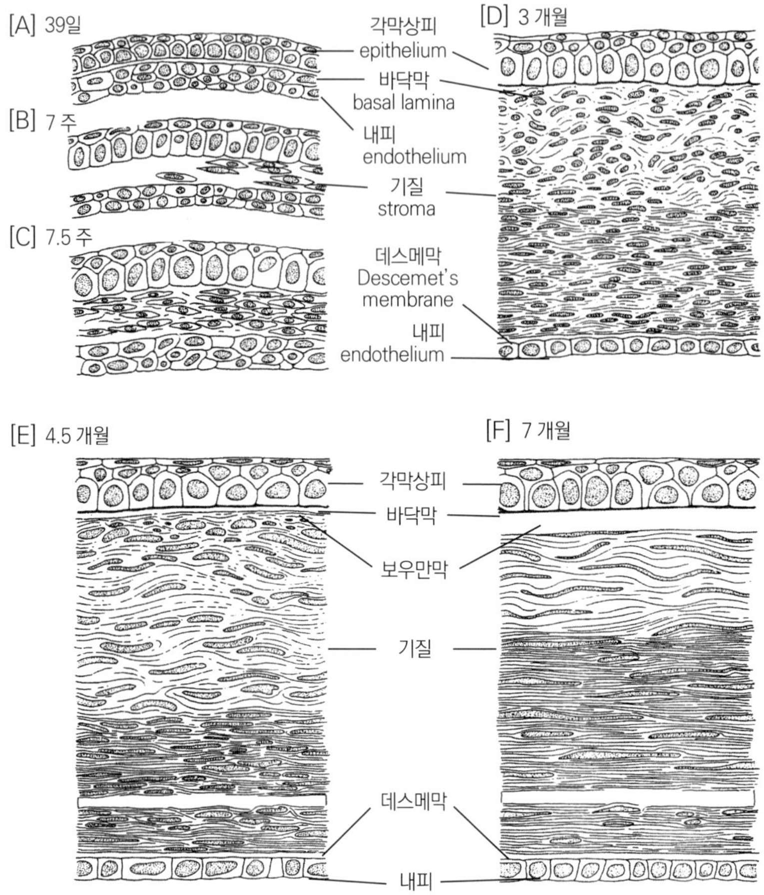

그림 V-16. 발생 중인 각막의 중앙부

[A] 태생 39일. 바닥막 위에 2층의 상피가 있고 이것은 좁은 세포간극에 의해 2~3층의 내피와 분리된다.
[B] 태생 7주. 상피와 내피 사이로 장차 기질이 될 주변부의 간충조직이 이동한다.
[C] 7.5주. 간충조직이 4~5층의 불완전한 층을 이루며 이들 사이에 소량의 아교섬유가 나타난다.
[D] 태생 3개월. 상피는 2~3층의 세포를 이루며 기질은 약 25~30층의 섬유아세포(fibroblast, keratoblasts)를 이루는데 뒤 1/2이 더 규칙적이다. 기질의 가장 뒤 섬유아세포층과 단층의 내피 사이에 얇고 균일하지 않은 데스메막이 존재한다.
[E] 4.5개월. 상피의 바닥부위 위에 날개세포가 형성되고 아래에 불명확하고 무세포성의 보우만층이 나타난다. 데스메막은 잘 발달되어 있다.
[F] 7개월. 성인의 각막 구조를 이룬다.

(10) 외안근(Extra ocular muscle)

4개의 곧은근과 2개의 빗근은 중배엽으로부터 만들어진다. 그러나 결합조직 성분들은 신경능선세포로부터 형성된다. 외래근은 처음에는 중배엽의 덩어리지만 나중에는 각각의 근육으로 나누어져 분화한다. 외안근은 발생도중 제 III, IV, VI 뇌신경과 동반하게 된다. 눈꺼풀올림근은 중배엽으로부터 가장 늦게 형성된다.

(11) 눈꺼풀(Eyelids)

눈꺼풀의 표피와 결막상피세포는 표면외배엽성이지만 그 외의 눈꺼풀조직은 중배엽에서 발생한다. 눈꺼풀은 태생 6주경 발생 중인 각막의 위쪽과 아래쪽에 있는 표면외배엽이 위쪽과 아래쪽으로 주름지면서 만들어진다(그림 V-17).

· 태생 3개월경 - 위·아래 유합

· 태생 5개월경 - 다시 분리 시작

· 태생 7개월경 - 눈꺼풀의 분리가 완성

눈꺼풀이 유합되어 있을 때 각막의 앞면에는 맹낭인 결막주머니가 있고 눈꺼풀의 내부구조들이 만들어진다. 눈꺼풀의 중배엽 중심으로부터 결합조직과 눈꺼풀판이 만들어지고 눈둘레근도 중배엽으로부터 형성되어 제7뇌신경의 지배를 받는다.

속눈썹은 표면외배엽에서 형성되며 먼저 윗눈꺼풀에서 만들어지고 2~3줄로 배열된다. 몰샘과 짜이스샘은 속눈썹의 털낭으로부터 발생하고 눈꺼풀판샘은 외배엽 세포에서 형성된다.

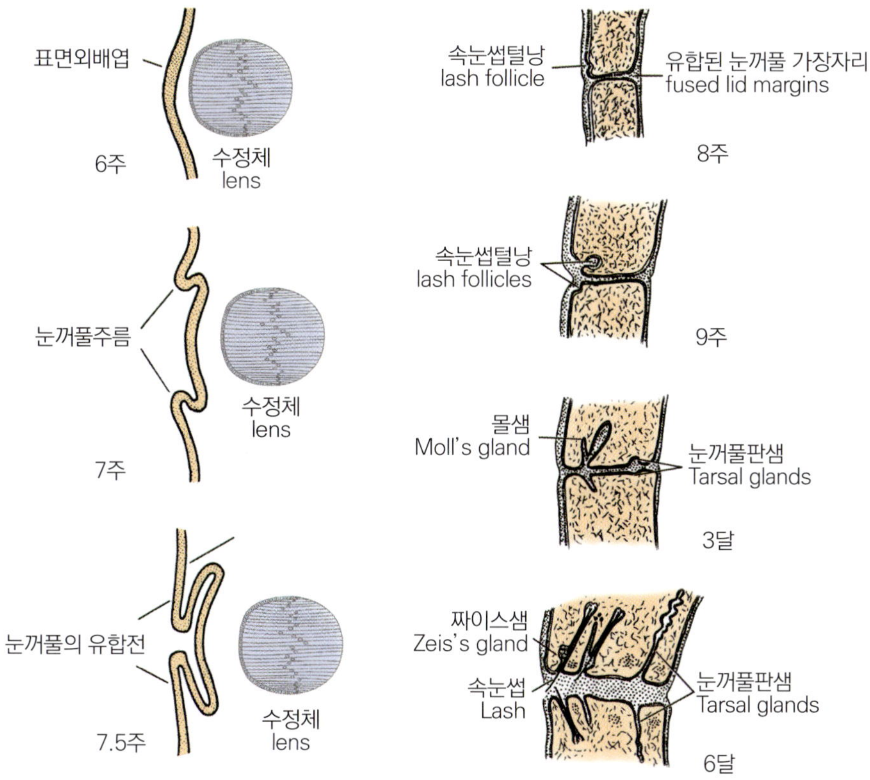

그림 V-17. 눈꺼풀의 형성

(12) 눈물기관(Lacrimal apparatus)

눈물샘은 표면외배엽에서 발생한다. 눈물샘은 출생 후에도 계속 발달해서 3~4세가 되어야 완전히 발달된다. 신생아는 부교감신경 지배가 완전하게 발달 되지 않았기 때문에 감정적인 눈물분비가 거의 없고 각·결막에 대한 자극이나 맛, 냄새 등에 대한 자극을 거의 못 느끼므로 반사적 눈물분비도 거의 없다. 따라서 생후 3개월은 지나야 진정한 의미의 눈물을 생산할 수 있다(그림 Ⅴ-19).

눈물길은 외배엽성의 단단한 상피대(epithelial cord)에 의해 형성된다. 이 상피대로부터 눈물소관, 눈물주머니 및 코눈물관이 분화한다. 눈물길은 출생 직전에 관이 되는데 정상 유아에서도 소관의 불완전한 형성이 자주 관찰된다(그림 Ⅴ-18).

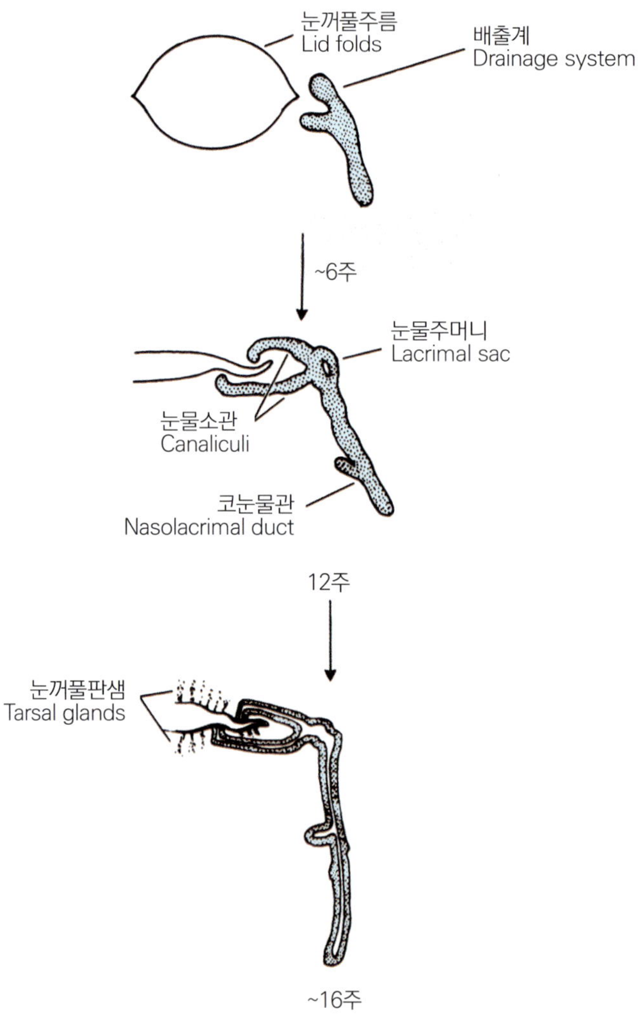

그림 Ⅴ-18. 눈물길의 발달

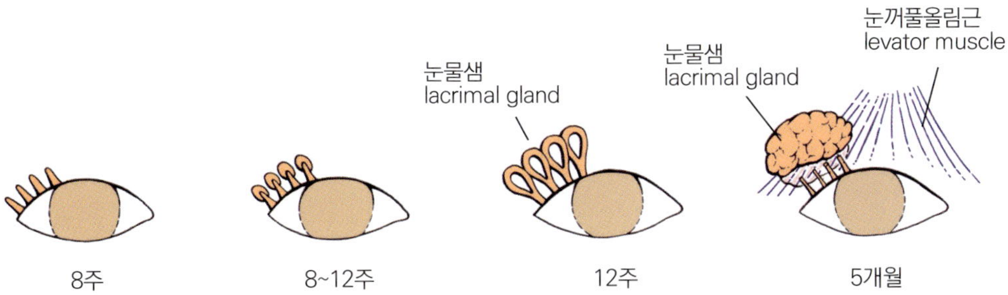

그림 Ⅴ-19. 눈물샘의 발생

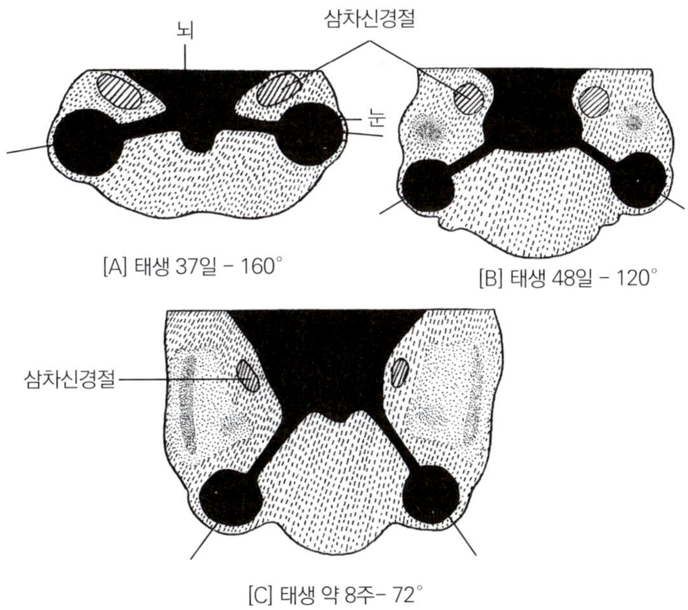

그림 Ⅴ-20. 발생중인 눈의 단면(눈소포자루 사이의 각이 시간이 경과하면서 작아진다.)

(13) 안와(Orbit)

안와는 발생 2개월 초 눈소포를 싸고 있는 중배엽으로부터 형성된다. 안와의 지방과 결합조직은 신경능선세포로부터 형성된다. 눈알 발달이 초기에는 안와보다 빠르게 진행되어서 태생 6개월에 눈알의 앞쪽 1/2에 해당하는 전안부가 안와 앞쪽 개구부로 돌출된다.

대부분의 안와 뼈의 화골작용과 융합은 6~7개월 사이에 이루어진다. 양 안와 사이의 각은 초기에는 거의 180°에 가까우나 차츰 줄어들어 출생 시에는 71° 정도를 이룬다(그림 15). 눈알은 3세경이면 성인과 유사한 크기에 도달하지만 안와는 16세경이 되어야 성인 크기에 도달한다(그림 Ⅴ-20).

3. 출생 후 눈알의 성장과 발달

출생 시의 눈은 형태적으로는 성인과 유사하나 아직 충분히 발달되어 있지 않으므로 출생 후에도 계속 변화한다. 출생 후 1년 동안은 빠른 성장을 보이나 그 이후는 느리다가 다시 사춘기 무렵 큰 변화를 나타낸다.

1) 눈알의 전후경

신생아의 눈알은 성인에 비해 상대적으로 크다. 눈알의 전후경은 출생 시 약 16.8㎜로 대부분 원시 경향을 나타내며 3년간 약 4㎜ 정도 증가하고 그 후 매년 0.1㎜ 증가하여 약 14세경이면 성인의 크기에 도달한다.

2) 각막

신생아의 각막은 성인에 비해 상대적으로 크며 2세쯤에는 성인의 크기에 도달한다. 신생아는 각막은 성인 보다 편평하고 만곡은 성인과 달리 중심보다 주변부가 크다.

3) 홍채

홍채기질의 색소 침착은 생후 1년 동안 일어나며 이 시기에 일정한 홍채의 색이 자리 잡게 된다.

4) 수정체

출생 직후의 수정체는 성인에 비해 구형이어서 굴절력이 크다. 이러한 수정체의 특징은 출생 시의 짧은 전후경을 보상해 주는 효과를 나타낸다. 수정체는 출생 후 빠르게 성장하고 일생을 통해 지속적으로 성장하지만 나이가 들면 성장 속도가 느려진다. 또한 수정체섬유의 증가로 편평해지고 딱딱해지며 이러한 수정체의 경화는 조절력 저하를 유발시켜 노시안(presbyopia)을 초래한다. 성장에 따라 안축장이 길어지면 근시로 되기 쉬운데 이러한 경향은 수정체의 편평화로 상쇄된다.

5) 굴절상태

출생 시 눈알 전후경이 짧아 약 80%에서 1~3D의 원시(hyperopia)를 나타내며 사춘기 이전에 차츰 줄어든다. 반면 근시(myopia)는 학령기인 7~8세부터 증가하기 시작해 16세경 이후에는 많이 줄어들고 20~30세 사이에 안정되어진다. 조절력 저하에 따른 노안은 42~46세경에 나타난다.

6) 눈알 운동

눈운동은 약 3개월경까지는 불규칙적이고 비공동적이지만 생후 4주경에는 동향주시반사가 충분히 발달되어 천천히 움직이는 빛을 두눈이 함께 따라 보게 되고 4~6개월 사이에는 정상이 된다. 만약 생후 6개월 후에도 눈알의 편위(deviation)가 지속되면 정밀검사가 필요하다.

7) 눈물기관

신생아에서 눈물샘은 성인 크기의 1/4~2/3 크기로 빨리 성장하지만 3~4세경이 되면 완전하게 성인 크기가 된다. 신생아는 처음 몇 주간은 눈물분비가 없으나 3개월이 지나도 눈물분비가 없으면 눈물샘의 이상을 확인할 필요가 있다.

코눈물관은 출생 시 작용 가능하도록 관이 열려서 출생하지만 신생아의 약 6.25%가 이 관이 폐쇄된 상태로 태어난다.

8) 망막

유아의 안저(fundus)는 창백하고 주변부는 회색이지만 2세경이 되면 정상 성인의 색인 붉은 빛을 띤다. 출생 직후 안저검사 시 중심오목반사(foveal light reflection)가 없으나 생후 3~4개월경에는 중심오목반사가 뚜렷해지며 생후 6개월경 황반의 구조 및 기능이 완성된다.

이것만은 꼭 알아둡시다.

1. 배발생 과정
수정란 →오디배 →포배기 → 낭배기→ 삼배엽형성

2. 눈의 초기 발생 단계
앞뇌 → 눈소포 → 눈술잔 → 망막 등 각 조직 분화
수정체판 → 수정체오목 → 수정체소포 → 수정체

3. 눈의 태생학적 기원
1) 표면외배엽
수정체, 각막상피, 결막상피, 속눈썹, 마이봄샘, 몰샘, 짜이스샘, 눈물샘, 덧눈물샘, 눈물관의 상피
2) 신경외배엽
신경망막, 망막색소상피, 섬모체상피, 홍채상피, 동공조임근, 동공확대근, 시신경섬유
3) 중배엽
외안근과 안와, 눈알의 혈관내피세포
4) 신경능선세포
각막기질, 보우만층, 데스메막, 각막내피, 공막, 포도막의 기질, 섬유주, 섬모체근, 시신경집

4. 눈꺼풀의 발생 과정
태생 3개월경 - 위·아래 유합
태생 5개월경 - 다시 분리 시작
태생 7개월경 - 눈꺼풀의 분리가 완성

참고문헌

1. 구자영, 김진숙, 이인모, <시기해부학>, 청구문화사, 1995.
2. 김덕훈 외 4인, <시기해부학>, 정문각, 2002.
3. 김덕훈 외, <시기생리학>, 현문사, 2009.
4. 김재민, 김상문, 김창식, <시기해부학>, 현문사, 2000.
5. 김재민, 박현주, 김순애, <눈의 생리학>, 현문사, 2003.
6. 김재호, 김홍복, <각막>, 일조각, 1999.
7. 김진숙, 이옥진, 신진아, <시기해부학>, 청구문화사, 2005.
8. 안경광학과 교수협의회, <안경광학과 학습목표>, 대학서림, 2009.
9. 이진학, 이하범, 허원, 홍영재, <안과학>, 제8판, 일조각, 2008.
10. 장봉린, <신경안과학>, 일조각, 2004.
11. 정영태 외 9인, <새 의학용어 사람해부학>, 청구문화사, 2009.
12. Coakes R.L. and Sellors P.H., <Outline of Ophthalmology>, 2nd ed., Butterworth-Heinemann Ltd. 1995.
13. Fletcher R. and Saude T., <Ocular anatomy and physiology>, Blackwell Science, 2000.
14. Forrester J., Dick A., McMenamim P. and Lee W., <The eye>, WB Saunders, 1999.
15. Gilbert S.F., <Developmental Biology>, 2nd. ed., Sinauer Associates, Inc., 1988.
16. Lens A., Nemeth S.C. and Ledford J.K., <Ocular anatomy and physiology>, 2nd ed. Slack Inc., 2008.
17. Oyster, C.W., <The Human Eye : Structure and Function>, Sinauer Associates, Inc., 1999.
18. Remington L.A., <Clinical Anatomy of the Visual System>2nd ed., Elsevier, 2005.
19. von Noorden, G.K. and Campos, E.C., <Binocular Vision and Ocular Motility : Theory and Management of Strabismus>, 6th ed. Mosby, 2002.
20. Yanoff M. and Duker J.S., <Ophthalmology>, 3rd ed., Mosby Elsevier, 2009.

찾아보기

INDEX

저자소개

김진숙(김천대학교)
신진아(여주대학교)
이옥진(동남보건대학교)

눈의 해부학

2011년 8월 30일 초판발행
2019년 3월 30일 초판2쇄발행
2023년 3월 10일 초판3쇄발행

지은이 : 김진숙, 신진아, 이옥진
펴낸이 : 이상태
펴낸곳 : 청구문화사
(03706) 서울특별시 서대문구 성산로11길 15
전 화 : 02-332-0541(代) 팩 스 : 02-337-9577
등 록 : 1990년 11월 2일 제9-247호

가격 30,000원

ISBN 978-89-5616-461-8 93510